国家卫生和计划生育委员会"十二五"规划教材
全国中医药高职高专院校教材
全国高等医药教材建设研究会规划教材
供康复治疗技术专业用

言语治疗技术

—— 第 2 版 ——

主 编　田　莉

副主编　李玉强　江　琼

编　委　（按姓氏笔画为序）

　　　　王如蜜（中南大学湘雅二医院）

　　　　田　莉（湖南中医药高等专科学校）

　　　　刘　芳（江西中医药高等专科学校）

　　　　江　琼（江西中医药高等专科学校）

　　　　李玉强（黑龙江中医药大学佳木斯学院）

　　　　金　星（上海中医药大学）

　　　　金安平（安徽中医药高等专科学校）

U0316752

人民卫生出版社

图书在版编目（CIP）数据

言语治疗技术 / 田莉主编 . —2 版 . —北京：人民卫生出版社，2014

ISBN 978-7-117-18970-5

Ⅰ . ①言…　Ⅱ . ①田…　Ⅲ . ①言语障碍 – 治疗 – 高等职业教育 – 教材　Ⅳ . ① R767.92

中国版本图书馆 CIP 数据核字（2014）第 091554 号

人卫社官网　www.pmph.com	出版物查询，在线购书
人卫医学网　www.ipmph.com	医学考试辅导，医学数据库服务，医学教育资源，大众健康资讯

言语治疗技术

第 2 版

主　　编：田　莉

出版发行：人民卫生出版社（中继线 010-59780011）

地　　址：北京市朝阳区潘家园南里 19 号

邮　　编：100021

E - mail：pmph @ pmph.com

购书热线：010-59787592　010-59787584　010-65264830

印　　刷：三河市尚艺印装有限公司

经　　销：新华书店

开　　本：787×1092　1/16　　印张：16

字　　数：399 千字

版　　次：2010 年 5 月第 1 版　　2014 年 7 月第 2 版
　　　　　2017 年 2 月第 2 版第 4 次印刷（总第 6 次印刷）

标准书号：ISBN 978-7-117-18970-5/R・18971

定　　价：31.00 元

《言语治疗技术》网络增值服务编委会名单

主　编　田　莉

副主编　金安平　王如蜜　金　星

编　委　(按姓氏笔画为序)

王如蜜 (中南大学湘雅二医院)

田　莉 (湖南中医药高等专科学校)

刘　芳 (江西中医药高等专科学校)

江　琼 (江西中医药高等专科学校)

李玉强 (黑龙江中医药大学佳木斯学院)

金　星 (上海中医药大学)

金安平 (安徽中医药高等专科学校)

全国中医药高职高专国家卫生和计划生育委员会规划教材
第三轮修订说明

全国中医药高职高专卫生部规划教材第1版（6个专业63种教材）2005年6月正式出版发行，是以安徽、湖北、山东、湖南、江西、重庆、黑龙江等7个省市的中医药高等专科学校为主体，全国20余所中医药院校专家教授共同编写。该套教材首版以来及时缓解了中医药高职高专教材缺乏的状况，适应了中医药高职高专教学需求，对中医药高职高专教育的发展起到了重要的促进作用。

为了进一步适应中医药高等职业教育的快速发展，第2版教材于2010年7月正式出版发行，新版教材整合了中医学、中药、针灸推拿、中医骨伤、护理等5个专业，其中将中医护理学专业名称改为护理；新增了医疗美容技术、康复治疗技术2个新专业的教材。全套教材共86种，其中38种教材被教育部确定为普通高等教育"十一五"国家级规划教材。第2版教材由全国30余所中医药院校专家教授共同参与编写，整个教材编写工作彰显了中医药特色，突出了职业教育的特点，为我国中医药高等职业教育的人才培养作出了重要贡献。

在国家大力推进医药卫生体制改革，发展中医药事业和高等中医药职业教育教学改革的新形势下，为了更好地贯彻落实《国家中长期教育改革和发展规划纲要（2010-2020）》和《医药卫生中长期人才发展规划（2011-2020）》，推动中医药高职高专教育的发展，2013年6月，全国高等医药教材建设研究会、人民卫生出版社在教育部、国家卫生和计划生育委员会、国家中医药管理局的领导下，全面组织和规划了全国中医药高职高专第三轮规划教材（国家卫生和计划生育委员会"十二五"规划教材）的编写和修订工作。

为做好本轮教材的出版工作，成立了第三届中医药高职高专教育教材建设指导委员会和各专业教材评审委员会，以指导和组织教材的编写和评审工作，确保教材编写质量；在充分调研的基础上，广泛听取了一线教师对前两版教材的使用意见，汲取前两版教材建设的成功经验，分析教材中存在的问题，力求在新版教材中有所创新，有所突破。新版教材仍设置中医学、中药、针灸推拿、中医骨伤、护理、医疗美容技术、康复治疗技术7个专业，并将中医药领域成熟的新理论、新知识、新技术、新成果根据需要吸收到教材中来，新增5种新教材，共91种教材。

新版教材具有以下特色：

1. 定位准确，特色鲜明　本套教材遵循各专业培养目标的要求，力求体现"专科特色、技能特点、时代特征"，既体现职业性，又体现其高等教育性，注意与本科教材、中专教材的区别，同时体现了明显的中医药特色。

2. 谨守大纲，重点突出　坚持"教材编写以教学计划为基本依据"的原则，本次教材修订的编写大纲，符合高职高专相关专业的培养目标与要求，以培养目标为导向、职业岗位能力需求为前提、综合职业能力培养为根本，注重基本理论、基本知识和基本技能的培养和全面素质的提高。体现职业教育对人才的要求,突出教学重点、知识点明确,有与之匹配的教学大纲。

3. 整体优化,有机衔接 本套教材编写从人才培养目标着眼,各门教材是为整个专业培养目标所设定的课程服务,淡化了各自学科的独立完整性和系统性意识。基础课教材内容服务于专业课教材,以"必需、够用"为度,强调基本技能的培养;专业课教材紧密围绕专业培养目标的需要进行选材。全套教材有机衔接,使之成为完成专业培养目标服务的有机整体。

4. 淡化理论,强化实用 本套教材的编写结合职业岗位的任职要求,编写内容对接岗位要求,以适应职业教育快速发展。严格把握教材内容的深度、广度和侧重点,突出应用型、技能型教育内容。避免理论与实际脱节,教育与实践脱节,人才培养与社会需求脱节的倾向。

5. 内容形式,服务学生 本套教材的编写体现以学生为中心的编写理念。教材内容的增减、结构的设置、编写风格等都有助于实现和满足学生的发展需求。为了解决调研过程中教材编写形式存在的问题,本套教材设有"学习要点"、"知识链接"、"知识拓展"、"病案分析(案例分析)"、"课堂讨论"、"操作要点"、"复习思考题"等模块,以增强学生学习的目的性和主动性及教材的可读性,强化知识的应用和实践技能的培养,提高学生分析问题、解决问题的能力。

6. 针对岗位,学考结合 本套教材编写要按照职业教育培养目标,将国家职业技能的相关标准和要求融入教材中。充分考虑学生考取相关职业资格证书、岗位证书的需要,与职业岗位证书相关的教材,其内容和实训项目的选取涵盖相关的考试内容,做到学考结合,体现了职业教育的特点。

7. 增值服务,丰富资源 新版教材最大的亮点之一就是建设集纸质教材和网络增值服务的立体化教材服务体系。以本套教材编写指导思想和整体规划为核心,并结合网络增值服务特点进行本套教材网络增值服务内容规划。本套教材的网络增值服务内容以精品化、多媒体化、立体化为特点,实现与教学要求匹配、与岗位需求对接、与执业考试接轨,打造优质、生动、立体的网络学习内容,为向读者和作者提供优质的教育服务、紧跟教育信息化发展趋势并提升教材的核心竞争力。

新版教材的编写,得到全国40余家中医药高职高专院校、本科院校及部分西医院校的专家和教师的积极支持和参与,他们从事高职高专教育工作多年,具有丰富的教学经验,并对编写本学科教材提出很多独到的见解。新版教材的编写,在中医药高职高专教育教材建设指导委员会和各专业教材评审委员会指导下,经过调研会议、论证会议、主编人会议、各专业编写会议、审定稿会议,确保了教材的科学性、先进性和实用性。在此,谨向有关单位和个人表示衷心的感谢!

希望本套教材能够对全国中医药高职高专人才的培养和教育教学改革产生积极的推动作用,同时希望各位专家、学者及读者朋友提出宝贵意见或建议,以便不断完善和提高。

全国高等医药教材建设研究会
第三届全国中医药高职高专教育教材建设指导委员会
人民卫生出版社
2014 年 4 月

全国中医药高职高专第三轮规划教材书目

中医学专业

中医骨伤专业

中药专业

46	人体解剖生理学（第3版）	刘春波	48	中药储存与养护技术	沈力
47	分析化学（第3版）	潘国石 陈哲洪			

针灸推拿专业

49	针灸治疗（第3版）	刘宝林	52	推拿治疗（第3版）	梅利民
50	针法灸法（第3版）★	刘 茜	53	推拿手法（第3版）	那继文
51	小儿推拿（第3版）	佘建华	54	经络与腧穴（第3版）★	王德敬

医疗美容技术专业

55	医学美学（第2版）	沙 涛	61	美容实用技术（第2版）	张丽宏
56	美容辨证调护技术（第2版）	陈美仁	62	美容皮肤科学（第2版）	陈丽娟
57	美容中药方剂学（第2版）★	黄丽萍	63	美容礼仪（第2版）	位汶军
58	美容业经营管理学（第2版）	梁 娟	64	美容解剖学与组织学（第2版）	杨海旺
59	美容心理学（第2版）★	陈 敏 汪启荣	65	美容保健技术（第2版）	陈景华
60	美容手术概论（第2版）	李全兴	66	化妆品与调配技术（第2版）	谷建梅

康复治疗技术专业

67	康复评定（第2版）	孙 权	72	临床康复学（第2版）	邓 倩
68	物理治疗技术（第2版）	林成杰	73	临床医学概要（第2版）	周建军
69	作业治疗技术（第2版）	吴淑娥			符逢春
70	言语治疗技术（第2版）	田 莉	74	康复医学导论（第2版）	谭 工
71	中医养生康复技术（第2版）	王德瑜 邓 沂			

护 理 专 业

75	中医护理（第2版）★	杨 洪	83	精神科护理（第2版）	井霖源
76	内科护理（第2版）	刘 杰 吕云玲	84	健康评估（第2版）	刘惠莲
			85	眼耳鼻咽喉口腔科护理（第2版）	肖跃群
77	外科护理（第2版）	江跃华 刘伟道	86	基础护理技术（第2版）	张少羽
			87	护士人文修养（第2版）	胡爱明
78	妇产科护理（第2版）	林 萍	88	护理药理学（第2版）★	姜国贤
79	儿科护理（第2版）	艾学云	89	护理学导论（第2版）	陈香娟
80	社区护理（第2版）	张先庚			曾晓英
81	急救护理（第2版）	李延玲	90	传染病护理（第2版）	王美芝
82	老年护理（第2版）	唐凤平	91	康复护理	黄学英

★为"十二五"职业教育国家规划教材。

第三届全国中医药高职高专教育教材建设指导委员会名单

顾　问

刘德培　于文明　王　晨　洪　净　文历阳　沈　彬　周　杰
王永炎　石学敏　张伯礼　邓铁涛　吴恒亚

主任委员

赵国胜　方家选

副主任委员（按姓氏笔画为序）

王义祁　王之虹　吕文亮　李　丽　李　铭　李建民　何文彬
何正显　张立祥　张同君　金鲁明　周建军　胡志方　侯再金
郭争鸣

委　员（按姓氏笔画为序）

王文政　王书林　王秀兰　王洪全　刘福昌　李灿东　李治田
李榆梅　杨思进　宋立华　张宏伟　张俊龙　张美林　张登山
陈文松　金玉忠　金安娜　周英信　周忠民　屈玉明　徐家正
董维春　董辉光　潘年松

秘　书

汪荣斌　王春成　马光宇

第三届全国中医药高职高专院校康复治疗技术专业教材评审委员会名单

主任委员

周建军

副主任委员

侯再金

委　员（按姓氏笔画为序）

王德敬　刘　茜　那继文　孙　权　张建忠　袁荣高　符逢春

为了更好地贯彻落实《国家中长期教育改革和发展规划纲要》和《医药卫生中长期人才发展规划（2011-2020年）》，推动中医药高职高专教育的发展，培养中医药类高级技能型人才，在总结汲取前一版教材成功经验的基础上，在全国高等医药教材建设研究会、全国中医药高职高专教材建设指导委员会的组织规划下，按照全国中医药高职高专院校各专业的培养目标，确立本课程的教学内容并编写了本教材。

《言语治疗技术》是康复治疗技术专业的主干课程之一，是全面掌握康复治疗技术的专业核心课程之一。言语治疗学是康复医学的重要组成部分，是对言语、语言、听力、吞咽障碍进行评定、诊断、治疗和研究的一门新兴学科。

本次教材的修订更侧重于治疗技术的编写，将评定与治疗紧密结合，力求突出实用性和应用性，以有利于提高学生的操作技能和实践能力。与第1版教材相比，新版教材主要对六个方面的内容进行了更新。一是改写了引论部分，纳入了近年国内临床广泛应用的言语治疗辅助设备的编写，适当增加了言语器官的解剖生理学基础知识；二是根据国际言语听觉专业的课程编排原则增设了嗓音（发声）障碍章节；三是在听力障碍、儿童语言发育迟缓、吞咽障碍等章节大幅度增加了目前国内外先进的言语评定及治疗技术，图文并茂；四是在除引论章节外，每个章节增加了案例分析，有助于培养学生的临床思维能力；五是在出版社网站提供了网络增值服务，使教师能更好地教，学生更容易地学；六是针对实训教学编写了配套教材《言语治疗技术实训教程》，大量详实的评定量表、评定方法及治疗技术更有利于提高学生的实际操作能力。

全书经过编者互审，提出意见，多次修改，力求承前启后，使新版更加适应教学改革的需求，感谢李胜利教授、黄昭鸣教授的悉心指导与厚爱，感谢《言语治疗技术》编委们辛勤与不懈的努力。

尽管全体编写人员努力进行了整合和审定，但由于水平、时间有限，如存有不足之处，我们诚挚地恳请广大读者和同道们批评指正，以便再版时进一步完善。

《言语治疗技术》编委会
2014年5月

目　录

第一章 引 论

 学习要点

　　言语和语言、听力和听觉的概念;与言语相关的神经系统;言语听觉功能的中枢神经定位;言语听觉功能的神经系统传导通路;言语器官的解剖与生理;听觉器官的解剖与生理;吞咽器官的解剖与生理;现代汉语特征;言语治疗方法及治疗过程。

　　言语治疗学是康复医学的重要组成部分,是对各种言语障碍和交流障碍进行评定、诊断、治疗和研究的学科,是集临床医学、听力学、语言学、教育学、心理学、言语病理学及电声学等多学科为一体的综合性学科。在临床实践中人们认识到,许多疾病都可能引起各种不同程度的言语障碍,单纯临床治疗对伴有言语障碍患者的功能恢复存在很大的局限性,只有使用专门的技术,进行必要的言语功能训练或替代交流训练,才能使患者得到最大限度的康复。

第一节 概 述

一、基本概念

　　言语和语言、听力和听觉是人类交流思想的工具,在人们平时的交往中,言语和语言两词往往混用,并不会影响意思的理解,但从言语病理学的角度来说,这两个词又有所区别。只有分清了这些概念,才能在言语治疗工作中做到有的放矢。

　　(一)言语和语言

　　1. **语言与语言障碍**　语言(language)是人类社会中约定俗成的符号系统,人们通过应用这些符号达到交流的目的。其表现包括对符号运用(表达)和接受(理解),符号包括口头语言、书面语言、姿势语言(手势、面部表情)及哑语等。不同国家、地区、民族的语言不同,应用的符号系统和符号组合的规则也不同。代表性的语言障碍是失语症、儿童语言发育迟缓等。

　　2. **言语与言语障碍**　言语(speech)是表达语言思维的一种方式,是音声语言(口语)形成的机械过程,其表现即口语表达,是以语音为代码的语言。口语表达声音响亮、发音清晰与神经和肌肉组织的参与有密切关系。总的来说,言语是人类发音器官发出来的、具有一定意义、能起社会交际作用的声音,是人们最常用、最快捷、最基本的交流工具。代表性的言语障碍为构音障碍、口吃等。

　　言语和语言的区分主要是为了使专业人员正确理解言语和语言障碍,本书当中,在失语症和语言发育迟缓中区别使用"言语"和"语言",在其他章节中除特别需要,均用"言语"一词代表"言语"和"语言"。

(二)听力和听觉

在人类的交流过程中,听力和听觉都起着极其重要的作用,但听力和听觉是两个不同的概念。

1. 听力　听力是人们听声音的能力。

2. 听觉　听觉是人们听清、听懂声音的能力,是人们对所听到的声音,进行理解、记忆、选择后形成声音概念的能力。

听力主要依赖完整的听觉传导通路,听觉是在具备听音能力基础上,协调地运用多种感觉器官功能、认知功能等,在大脑皮质高级中枢的参与下对声音进行综合处理的过程。听力是先天所具有的,听觉是需要后天的不断学习才能日渐成熟和完善。在语言发育和交流的过程中,听力是听觉的必要基础和前提,因此,只有听得到声音才能有听清、听懂声音。

二、言语的产生与感知

人们在产生和运用言语的过程中常常是无意识的,意识不到哪些言语器官如何进行活动,如我们说话时不去想嘴巴怎样张开和闭合,舌头怎样运动,呼吸如何配合等,但实际上人脑产生和运用言语的过程是非常复杂的。在言语的产生和感知过程中,说话人"头脑"和听话人"头脑"的、依次发生的一系列生理学、心理学、物理学事件,连接这一系列事件的链条称为言语听觉链(speech hearing chain)。在言语听觉链中包括语言编码、发出言语、言语传递、接受言语和语言解码几个过程,为便于理解将其分为三个水平(图1-1)。

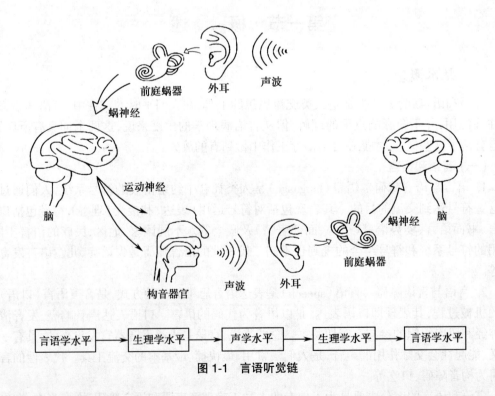

图 1-1 言语听觉链

(一)言语学水平

主要是语言的整合,是在大脑的听觉语言中枢内完成的。说话人首先产生一种交流的愿望和表达的意识,然后利用大脑语音库中储存的信号进行编码,形成要说的内容,即内部语言。听话人将听觉神经传入的生物电化学信号不断的传到大脑的听觉语言中枢,听觉语言中枢对语音信号进行解码,形成声音的概念,从而理解了说话人表达的内容。无论是汉语、英语,还是其他语种,言语都是以所规定的符号为基础,用语言学概念将要说的内容组合起来,例如小单位是由一个个的音排列成单词,大单位是依照语法结构排列成句子和文章等。

知识链接

语 言 库

人脑的语言库中储存有两种信息:一种是音义结合的语言实体,即作为客观事物存在的字、词等语言单位;一种是把语言实体组成使用单位的规则,表现为一些具体的手段、方式。人脑在进行语言编码时,利用具体的手段、方式把一个个语言实体符号组织起来,以表达自己的想法。

(二)生理学水平

说话人的听觉语言中枢进行语言编码形成了内部语言后,将内部语言信号传给运动中枢,运动中枢发出神经冲动,经运动神经传给呼吸、发声、共鸣、构音等器官,通过这些器官的协调运动,内部语言物化成语音,即外部语言。内部语言是大脑中带有意义的声音的心理印象,外部语言是把这些声音的心理印象转换为可听见的声音——振动的空气波。振动的空气波在空间传播,经听话人、说话人的外耳、中耳、内耳、听神经传到两者的听觉中枢。换句话说,说话人发出的声音不仅听话人在听,其本人也在监听。在监听过程中,说话人不断将实际听到的声音与想要发出的声音进行比较,随时做出相应的调整,使说话的效果符合自己的预想。

(三)声学水平

语音以振动的空气波为载体在空间传播,传至听话人和说话人的耳朵的过程就是言语的声学水平。语音的声学特征包括音长、音调、音强、音色等 4 个属性。听觉言语器官先天或后天的障碍在声学水平阶段可以出现各种各样的变化,如音调的单一、音强的提高等。

(四)言语听觉链是连续和复杂的活动

在交流中言语听觉链的形式是循环往复的。听话人接受语音并对语音进行解码后会产生一种冲动,触发表达和交流的意愿,于是听话人转为说话人,在大脑里开始编码语言,经过下一个言语听觉链传至原先说话人或其他听话人的听觉语言中枢。当然,这个循环只是言语听觉链各个环节的循环,而言语的内容是不重复的。

言语处理过程中的每一水平都很复杂,而且要表达的意图,内容的组合,发声构音器官的协调运动等,是随着其年龄的变化而发生改变。如果言语学水平出现损伤,会导致失语症、儿童语言发育迟缓等语言障碍;如果生理学水平出现损伤,则出现构音障碍、嗓音障碍以及听力障碍等。

三、言语治疗的发展史

关于言语治疗的起源可追溯至 19 世纪,美国的雄辩运动、达尔文的《物种起源》以及 Paul Broca 和 Carl Wernicke 关于人脑的研究等对言语治疗技术的产生奠定了重要的理论基础。20 世纪以后,言语治疗的实践活动比 19 世纪更加广泛,此后言语治疗的发展可分为四个阶段,每个阶段都有其特点。

第一阶段:从 1900 年左右到二战结束,这一时期是言语治疗科学、学术和实践的萌芽时期。

第二阶段:从 1945 年到 1966 年,这一时期是心理治疗技术的发展时期。

第三阶段:从 1950 年到 1975 年,这一时期被称为言语学时代,开始以言语学的本质为出发点进行治疗。

第四阶段:从 1975 年到 2000 年,这一时期被称为语用学时代,开始对包括会话、语言、文化及日常生活等方面的实践活动进行再思考和再构造。

言语治疗在发达国家起步较早,1925 年,美国成立了美国言语治疗学会(American Academy of Speech Correction),之后,加拿大、德国、澳大利亚等相继成立了言语病理学专业。目前,在美国、加拿大等发达国家,言语治疗师的正式名称是言语 - 语言病理学家(speech-language pathologist,SLP),大多要求取得硕士学位和临床资格后才能从业。

我国古代医学文献中多有记载言语障碍问题及治疗方法的书籍,如殷商时代的甲骨文中就已有"疾言""疾音"的记载;《难经》对构音器官、共鸣器官的解剖结构有详尽的记载;《黄帝内经》有对"五音疗疾"理论的记载;《梦溪笔谈》中有对言语治疗辅助工具的记载等。

虽然我国几千年的医学史册上早已有众多言语治疗的记载,但言语治疗学作为一门系统的、科学的、独立的综合学科,在我国的发展始于 20 世纪 80 年代末,国外的一些语言治疗专家到国内教学,同时国内的一些从事医学专业的人员到国外去进修学习,从而将语言治疗的知识和技术引进国内。他们根据国外学到的理论结合我国的语言特色和文化习惯研制了各种言语障碍的评价方法,并采取国外现代的治疗技术与我国传统医学相结合的方法进行治疗。1981 年 7 月,25 个省市从事嗓音医学、言语医学的工作者参加了在大连举办的全国首届嗓音言语医学学习班,随后,华中科技大学同济医学院、广州中山医科大学、中国康复研究中心、中国聋儿康复研究中心等单位陆续开展言语治疗、教学和科研工作。1997 年,华东师范大学设立我国大陆地区第一个特殊教育学系,1998 年 7 月,中国残疾人联合会与北京联合大学联合创办了北京听力语言康复技术学院,1998 年 10 月,北京同仁医院临床听力学中心成立。近年来,我国语言康复事业飞速发展,但是,总体上与发达国家相比仍存在较大差距。目前,我国从事言语治疗的专业人员十分匮乏,在数量及水平上远不能满足患者的需求。因此,不断壮大言语治疗人员的队伍和提高从业人员的专业水平是当前的紧要任务。

第二节　言语器官的解剖生理学基础

语言交流和思维是人类特有的能力,人类的言语听觉功能是长期进化的结果,其主要的物质基础包括专司言语听觉功能的中央及周围神经系统、言语器官(呼吸、发声、共鸣构音系统)和听觉器官。本节重点介绍与言语、语言、听觉、吞咽功能有关的解剖与生理学知识。

一、与言语相关的神经系统

(一)言语听觉活动的脑神经支配

从脑桥及延髓发出的脑神经和脊神经,包括与之联接的感觉器官,共同组成了周围神系统。支配言语听觉活动的主要是脑神经,在 12 对脑神经中,与言语听觉功能有着直接或间接关系的脑神经有 8 对,见表 1-1。

表 1-1 与言语听觉功能有关的脑神经

脑神经名称	与言语、语言、听觉、吞咽功能有关的解剖与生理学
视神经(第Ⅱ对脑神经)	由特殊躯体感觉纤维组成,传导视觉冲动,起于眼球视网膜,由眶内经视神经管入颅中窝,续于视交叉。在阅读理解、朗读等方面发挥重要的作用。
三叉神经(第Ⅴ对脑神经)	自脑桥发出,其主要的运动纤维支配咀嚼肌;影响嗓音的感觉因素是鼻与口腔黏膜的触觉。
面神经(第Ⅶ对脑神经)	面神经从脑桥的下方发出,其运动支支配面肌;其感觉支主司舌前三分之二以及软腭的感觉功能。
位听神经(第Ⅷ对脑神经)	其蜗支终于延髓上部蜗神经腹侧和背侧核;然后由蜗核发出神经纤维,在各级中间神经元处进行换元,最后形成听辐射,止于大脑皮质的听区颞横回。
舌咽神经(第Ⅸ对脑神经)	传导舌后 1/3 黏膜和味蕾的一般感觉和味觉,以及咽峡、扁桃体、咽腔以及软腭的感觉功能。运动支主要支配咽上缩肌和茎突咽肌的收缩运动。
迷走神经(第Ⅹ对脑神经)	喉上神经:内支是感觉支,支配声门上方咽部的感觉;外支在咽下缩肌侧面,支配环甲肌,使声带紧张。 喉返神经:主要是运动神经,支配环甲肌以外的喉内各肌。
副神经(第Ⅺ对脑神经)	包括两种成分:颅内分支以及脊支。颅内分支起自疑核,从延髓一侧连续发出五个细小分支。支配腭帆提肌和悬雍垂。脊支纤维起自脊柱的上角,并向下行走,支配颈部的主要肌群,如胸锁乳突肌以及斜方肌。 副神经损伤将致颈部呼吸辅助肌群瘫痪,引起言语共鸣障碍。
舌下神经(第Ⅻ对脑神经)	支配的肌群:肩胛舌骨肌、胸骨甲状肌、茎突舌骨肌、舌骨舌肌、颏舌肌、颏舌骨肌、胸骨舌骨肌、所有舌内部肌群。 舌下神经主要负责喉腔的位置运动,如整个喉部位置的下降与抬高,有助于舌部的所有内部运动。它对嗓音造成的影响主要在于共振与音质的效应方面。

总之,上运动神经元的活动起自大脑皮层,止于疑核;下运动神经元的活动起自疑核,向下经过脊髓,止于底部脊髓核。从功能的角度看,上运动神经元受损的症状表现为痉挛,如脑血管意外的患者可能会出现偏瘫(单侧极重度的痉挛性麻痹);下神经元损伤如喉返神经不慎被切断,会导致同侧声带瘫痪。

(二)言语听觉的大脑皮层功能定位

言语听觉功能直接受到大脑皮层的控制,大脑皮层是由数百万神经元所组成的六层结构组织,神经元间通过轴突与树突互相连结。大脑表层为皮层灰质结构,大约为 1/4 英寸厚,并且不同的皮层区域有着特定的功能。涉及语言活动的脑区一般都在左半球,只有大约三分之一的左利手人,其语言中枢的各区位于右半球。一般而言,语言活动大多发生在左脑,但隐喻、声调、表情以及体态等非言语性概念活动则产生于右脑,对于语言中枢位于右脑的左利手人则恰好相反。语言加工中枢分布在一个较大面积的皮质区域上(图 1-2,图 1-3)。

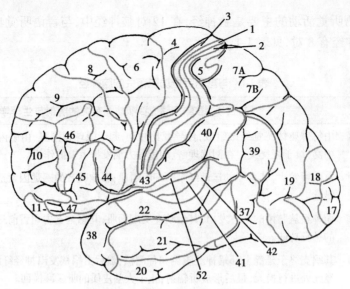

图 1-2 大脑皮质分区（外侧面）

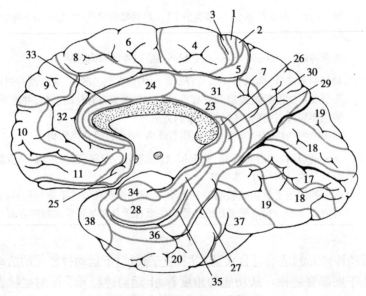

图 1-3 大脑皮质分区（内侧面）

1. 初级运动区 位于中央前回和中央旁小叶的前部 Brodmann 4 区和 6 区；功能是将从布洛卡（Broca）区传来的信息转变成言语运动。顶叶运动区 Brodmann 4 区和运动前区 Brodmann 6 区涉及所有言语相关器官（口、唇、舌、软腭及手）的运动。

2. 布洛卡（Broca）区 也称运动性言语中枢。位于左侧第三额下回后部 Brodmann 44 区、45 区。Broca 区将来自 Wernicke 区的信息处理成相应的言语运动程序，然后传到与头面部运动有关的皮质（初级运动中枢），启动唇、舌、喉肌的运动而形成言语。Broca 区不仅负责说话，还控制书写和其他动作语言的产生。

3. 初级听觉区 是听觉的最高中枢，位于颞上横回后部 Brodmann 41 区、42 区，接收和分析听觉信息。

4. 听觉联合区　也称听觉性语言中枢,位于颞上横回后部 Brodmann 22 区,分析来自初级听觉区的传入信号,将这些信号与贮存在记忆库中的信息进行匹配,并解码翻译。它能调节自身语言和听到并理解他人的语言。

5. 初级视觉区和视觉联合区　初级视觉区 Brodmann17 区、视觉联合区 Brodmann18 区、19 区,产生视觉(不完善),并对初级视觉信号进行分析。

6. 视觉性语言中枢　又称阅读中枢,在顶小叶下的角回 Brodmann39 区,靠近视觉中枢(初级视觉区和视觉联合区);该区储存以视觉为基础的语言记忆痕迹,是识别文字的基本结构,其损害表现为视觉没有障碍,但不能理解文字符号的意义。

7. 韦尼克(Wernicke)区　颞上回后部 Brodmann 41 区、42 区以及部分邻近的 22 区;听觉性语言中枢和视觉性语言中枢之间没有明显界限,有学者将它们统称为韦尼克区,该区包括颞上回、颞中回后部、缘上回以及角回。它主要司语言的听觉功能,其中储存大量的听语记忆痕迹,该区的损害主要表现为语言的听理解障碍。

8. 书写中枢　又称视运动性语言中枢,位于额中回后部 Brodmann 8 区;储存对侧手书写文字的记忆痕迹,此处受损写字、绘画等精细运动发生障碍,临床上称为失写症。

9. 弓状纤维　属于联系同侧半球内各部分皮质的纤维——联络纤维,弓状纤维是联络纤维中的白色短纤维,它连接 Broca 区和 Wernicke 区等相邻脑回,并将信息从 Wernicke 区传向 Broca 区(图 1-4)。

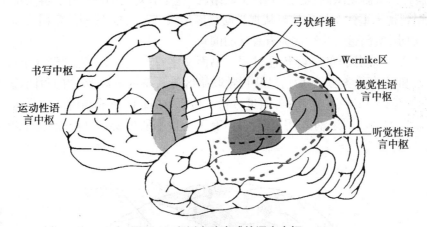

图 1-4　左侧大脑半球的语言中枢

10. 外侧裂周区　环绕外侧裂周围的区域,包括 Broca 区、弓状纤维和 Wernicke 区。

11. 分水岭区或交界区　大脑前动脉与大脑中动脉分布交界区,或者大脑中动脉与大脑后动脉分布交界区,此区受损可以引起经皮性失语。

12. 第二联合区　位于优势半球顶下小叶,包括角回和缘上回 Brodmann 39 区和 40 区,它是人类某些特有高级中枢功能的整合中枢,使得各种感觉之间的联系更为密切,上升为完整的知觉。

13. 胼胝体　属于大脑半球的连合纤维,胼胝体位于大脑纵裂底,由连接左右半球新皮质的纤维构成,广泛联系额、顶、枕、颞叶,联系每一半球的相同区域。

(三)言语听觉功能的神经系统传导通路(传递过程)

与语言功能有关的各脑区之间在解剖上并非是完全独立的,在功能上也是相互联系相

互协同的。言语听觉活动表现为复杂的神经传递过程,与之相关的听、说、读、写四大重要组成部分的神经传递过程介绍如下:

1. 听觉理解的神经传递过程　语音信号(声波信号)由听觉器官传到听神经末梢(耳蜗毛细胞),通过听神经传到双侧脑干延髓的蜗上级核,再经过上橄榄体、中脑膝状体、丘脑到达颞叶外侧沟下壁的颞横回初级听觉区,再通过胼胝体到达双侧大脑皮层的感觉性语言中枢,再由初级听觉区传入 Wernicke 区的颞上回后部,进行译释,进一步理解为有意义的词句。

2. 口语表达的传递过程　来自 Wernicke 区的信息通过弓状束传入 Broca 区,形成相应的言语运动程序后,再传入大脑皮层运动区,通过锥体束、锥体外束支配口咽肌的协调性运动形成口语。

3. 跟读(复述)的神经传递过程　语音信号通过听神经传到双侧脑干延髓;再由脑干延髓到颞横回初级听觉区;再通过胼胝体到达双侧大脑皮层的感觉性语言中枢(初级听觉区);再由初级听觉区传入 Wernicke 区中的听觉性语言中枢进行译释;然后通过弓状束传入 Broca 区,形成相应的言语运动程序后;再传入大脑的大脑皮层运动区通过锥体束、锥体外束支配口咽肌的协调性运动形成口语;也可以手势、表情以及姿势来协助口语表达(图 1-5)。

4. 阅读理解的神经传递过程　书面文字符号转换为时空构型的冲动频率,由视神经纤维从视网膜传入大脑皮层的视觉区和视觉联络区。这里有对几何图形作特异反应的神经元,视觉图像得到初步重建。然后信息从视觉联络区传入 Wernicke 区中的角回,并转换为文字形象,进行初步译释,进一步理解为有意义的词句。

5. 有声阅读(朗读)的神经传递过程　书面文字符号信息,由视神经纤维传入大脑皮层的视觉区和视觉联络区;然后信息从视觉联络区传入 Wernicke 区中的角回,进行初步译释,进一步理解为有意义的词句;再通过弓状束传至 Broca 区形成相应的言语运动程序;最后把信号传到大脑皮层运动区,引起与言语有关的口咽肌的协调性收缩,完成有声地阅读(图 1-5)。

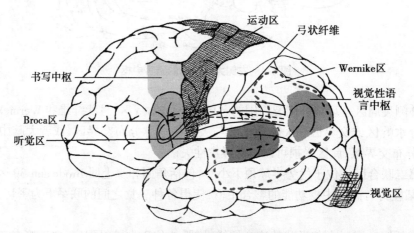

图 1-5　跟读与有声地阅读的神经传递过程

6. 书写的神经传导途径　声波信号(或视觉信号)分别传到大脑皮层的初级听觉区(或初级视觉区),再由初级听觉区传入 Wernicke 区中的听觉性语言中枢,进行译释;而光线则通过初级视觉区到达 Wernicke 区的角回及缘上回,形成视觉忆痕,再到达额中回后部的书写中枢;书写中枢则通过锥体束及锥体外束,支配手部等小肌肉群,完成书写功能。

二、构音器官的解剖与生理

言语的产生通过呼吸系统、发声(嗓音)系统、共鸣构音系统的协调活动来实现。贮存在肺、气管与支气管内的气体随着呼气运动有规律地排出、形成气流,到达声门处,转变成一系列的脉冲信号(声门波);然后通过声道的共鸣作用,形成具有适当形态的声波,最终由口和鼻发出言语声波信号(图 1-6)。

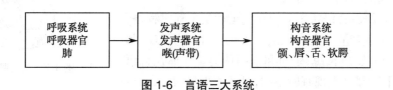

图 1-6 言语三大系统

(一)呼吸与言语

发音的动力是呼吸时肺所产生的气流。肺自身不能自动扩张或收缩,要依靠胸廓、膈、肋间肌和腹肌的活动。

1. 肺和胸膜 肺部呈两个锥形结构,几乎占据整个胸腔。左肺分为两叶,右肺分为三叶。气管上段直通喉部,下段在胸腔内分叉,形成左右支气管,经多次分支后,形成无数的细支气管,肺泡位于每根细支气管的终末分支(肺泡管)末端。肺表面覆盖着平滑的胸膜(脏胸膜),通过该弹性纤维与胸廓肋骨相连(壁胸膜),使肺在呼吸时既能直接受到来自胸壁的压力,又能活动自如,避免摩擦和不适感。当胸腔扩张时,肺部被牵动扩张,内部压力降低,低于外界的大气压,使空气进入肺内。肺部充满空气后,其中被拉长的弹性纤维产生呼气所需的弹性回缩力,该力连同施加于胸壁的肌张力和其他压力促使胸廓缩小,导致胸膜腔压力增加,气体从肺内排出。

2. 呼吸肌群 分为吸气肌群和呼气肌群两组。吸气肌群扩张胸腔容积以吸入空气;呼气肌群缩小胸腔容积以排出气体。

(1)吸气肌群:由膈肌和肋间外肌组成。膈肌是肌肉-腱膜结构,呈扁平状,与胸廓肋骨部的下缘相连,膈肌收缩时,使胸腔在垂直方向进行扩张,并使下部肋骨上提并向外移。肋间外肌起于上肋骨下缘,止于下肋骨上缘。11 对肋间外肌覆盖于 12 对肋骨外面,它们向第 1 肋骨方向向上做整体提升运动。

(2)呼气肌群:主要由肋间内肌和腹肌组成。肋间内肌起自 11 对肋骨的下缘,止于相邻的上一肋骨。其作用是使肋骨下降,缩小胸腔容积。腹肌使腹壁紧张,增加腹腔内压,间接地使横膈上升,促进呼气。

3. 呼吸过程

(1)平静呼吸:平静呼吸时呼吸运动平稳均匀,呼吸频率约 12~18 次/分钟。吸气是主动的,主要由膈肌收缩引起;呼气是被动的,由吸气肌舒张产生。

平静吸气时,自呼吸中枢延髓发出神经冲动,经脊髓到达相关的胸腔肌肉,通过膈神经将神经冲动传至膈肌,使膈肌收缩。膈肌隆起的中心部分下移,增大了胸腔的上下径,胸腔和肺容积扩大,腹腔内器官因受压迫而使腹壁突出,腹腔容积的变化量等同于膈肌收缩时胸腔增加的容积。与此同时,膈肌协助肋骨上提,促进肋间外肌上抬肋骨。膈肌舒张时,腹腔内脏恢复原位。由膈肌舒缩引起呼吸运动伴以腹壁的起伏,这种呼吸称为腹式呼吸(图1-7)。

当肋间外肌收缩时,肋骨和胸骨都向上提,增大了胸腔的前后径和左右径。由肋间肌舒缩使肋骨和胸骨运动所产生的呼吸运动,称为胸式呼吸。腹式呼吸和胸式呼吸同时存在,称为胸-腹式呼吸。相比而言,腹式呼吸是一种轻松自然、经济有效的呼吸方式。

（2）言语呼吸:言语状态下的呼气运动是主动过程,所需腹部肌群收缩力量的大小取决于言语产生时所需的肺容量、响度水平、发声长短、张力和语调种类。人体在言语和平静状态下其呼吸表现有所不同,具体表现见表1-2。

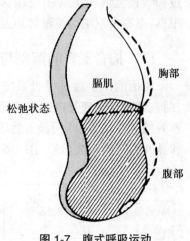

图 1-7 腹式呼吸运动

表 1-2 平静呼吸与言语呼吸的比较

项目	安静状态	言语状态
呼吸量	约为 500ml,压力变化仅为 1~2cmH2O	增加 35%~60%,以便有足够的气流量来支持持续的言语活动
吸气与呼气时间比	吸气和呼气时间占总呼吸时间的 40% 和 60%	吸气和呼气时间占呼吸时间的 10% 和 90%。吸气迅速短促,呼气延长,呼气期的长短随句子长度和语意发生变化
呼吸的规律性	成年人每分钟呼吸 12~18 次左右,呼吸较有规律	单位时间内的呼吸次数减少且不规则
呼吸肌群的运动	膈肌和胸腹部呼吸肌群的松弛对于平静呼气来说已足够	为维持充分的发音时长,腹部肌群需要主动收缩,以抵抗腹肌的弹性回缩力,使气流有控制地平稳呼出

虽然没有肺的呼吸作用就不可能有语音,但是肺对语音所起的作用只限于提供呼吸动力。呼气量的大小与语音的强弱密切相关,但语音的其他性质和肺的活动无直接关系。

（二）发声与言语

喉是呼吸的管道,又是发音的器官,主要由喉软骨和喉肌构成。

1. 喉软骨 喉的支架是由甲状软骨、环状软骨、会厌软骨和成对的杓状软骨等喉软骨构成。

（1）甲状软骨:是最大的一块喉软骨,构成喉的前壁和侧壁,甲状软骨切迹亦称喉结,在成年男子尤为明显。

（2）环状软骨:喉软骨中唯一完整的软骨环,位于甲状软骨的下方。作用是支撑呼吸道,保持其畅通,损伤则能产生喉狭窄。

（3）会厌软骨:位于舌骨体后方,上宽下窄呈叶状。会厌软骨被覆黏膜构成会厌,吞咽时喉随咽上提并向前移,会厌封闭喉口,引导食团进咽。

（4）杓状软骨:位于环状软骨板上缘两侧,左右各一块,形似三角锥体。向前伸出的突起为声带突,声带后端附着于此;向外侧伸出的突起为肌突,部分控制声带开闭的肌肉附着于此。

2. 喉关节 喉软骨形成两对关节,即环杓关节和环甲关节,声带的运动主要通过这两对关节的活动来完成。

(1)环杓关节:由环状软骨板和杓状软骨底的关节面构成。杓状软骨旋内使声带突互相靠近,缩小声门;旋外则作用相反,开大声门。

(2)环甲关节:由环状软骨的甲关节面和甲状软骨下角构成,属联动关节。甲状软骨前倾可使甲状软骨前角与杓状软骨间距变大、声带紧张;复位时,两者间距变小、声带松弛。

3. 喉部肌群 喉外肌群能抬高或降低喉腔。这种运动的结果是改变了软骨之间的角度和距离,从而也改变了喉内肌的自然长度。喉内肌群均附着在喉软骨上。喉内肌群可分为声门开肌、声门关肌及声门张肌三部分(图1-8,表1-3)。总之,喉内肌群的作用主要为:①开闭声门;②改变喉软骨的相对位置;③改变声带的长宽和物理特性(长度、紧张度、每单位长度的质量、顺应性、弹性);④改变声带间的空间大小,克服声门间的阻力。

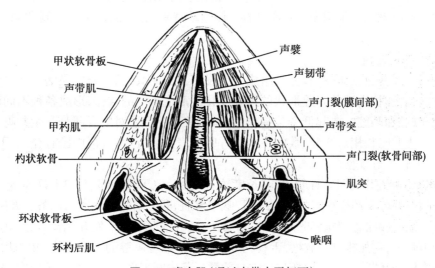

图 1-8 喉内肌(通过声带水平切面)

表 1-3 喉内肌群

肌肉名称		作　用
声门开肌	环杓后肌	开大声门裂、紧张声带
声门关肌	杓横肌	缩小喉口和喉前庭,紧张声带
	杓斜肌	缩小喉口和声门裂
	环杓侧肌	使声门裂变窄
声门张肌	环甲肌	紧张声带,增加声带张力,调控音调
	甲杓肌	内侧部使声带松弛,外侧部使声门裂变窄

4. 声带 是发声器官的主要组成部分。声带的固有膜是致密结缔组织,在皱襞的边缘有强韧的弹性纤维和横纹肌,弹性大。

两侧声带及杓状软骨底之间的裂隙称为声门裂，是喉腔最狭窄的部位。声带和声门裂合称为声门。发声时，两侧声带拉紧、声门裂变窄、甚至几乎关闭，从气管和肺冲出的气流不断冲击声带，引起振动而发声，故声带的长短、松紧和声门裂的大小，均能影响声调高低。成年男子声带长而宽，女子声带短而狭，所以女子比男子声调高。青少年 14 岁开始变音，一般要持续半年左右。声带振动是一种复杂的三维运动，既有轻微的开闭运动，又有垂直和水平方向的黏膜波动。

5. 喉腔 是由喉软骨、韧带、纤维膜、喉肌和喉黏膜等共同围成的管腔。上起自喉口，与咽相通；下通气管，与肺相连。喉腔侧壁有上、下两对黏膜皱襞，上方为前庭襞，下方为声襞。借上述两对皱襞将喉腔分为前庭襞上方的喉前庭，声襞下方的声门下腔，前庭襞和声襞之间的喉中间腔。

6. 喉的神经支配 迷走神经的重要分支分别支配喉内肌和喉部感受器。喉上神经外支支配环甲肌的运动，其内支则作为来自喉感受器的感觉支。喉返神经控制着其他喉内肌的运动，并且传递来自机械感受器（位于喉肌和黏膜内）所感受的信息。这些神经肌肉的小锤体通常围绕在喉肌的肌腱处，对肌肉的拉伸运动特别敏感，能够主动控制和调整肌肉的活动。

（三）共鸣与言语

胸腔、喉腔、咽腔、口唇腔和鼻腔组成人类发声器官的共鸣腔，非常灵活、富于变化。声带音通过共鸣腔时，由于共鸣腔形状的种种变化而产生不同的共振，形成各种不同的声音。其中胸腔、喉腔和咽腔主要起低音共鸣作用，口唇腔系统主要对中音部分产生共鸣作用，鼻腔对高音产生共鸣作用。胸腔、喉腔在本节呼吸与言语、发声与言语中已有介绍，下面主要介绍咽腔、口唇腔与鼻腔。

1. 咽腔 咽腔作为肌腱性管道，其长度约为 12cm，位于颅底部，并向下延伸，包括鼻咽、口咽与喉咽三部分。环绕咽腔的咽上缩肌、咽中缩肌、咽下缩肌对声道的调整起着决定性作用。当咽下缩肌收缩时，喉咽部分的宽度将减小，这种情况多见于发开元音时。咽中缩肌的起点位于舌骨上，它如能自动放松，舌骨的运动将不会改变咽腔的大小和体积。咽上缩肌在言语过程中较为活跃。鼻通道关闭时，它与软腭一起协同工作。根据发音的内容，鼻咽和口咽之间的鼻通道形状发生相应的变化：发闭元音和辅音时，该通道处于关闭状态；发开元音时，该通道处于半开放位置；发鼻音时完全开放。

2. 口唇腔 口腔在两侧以脸颊为界，上为腭部，下为口腔底部，前方经口裂与外界相通，后方以咽峡与咽腔相连。唇腔是牙列与嘴唇之间的腔隙。口唇腔是人类发音器官中最重要的部分，因为发音器官中可以活动的器官几乎都集中在口唇腔里，如唇、舌、软腭。发音活动的复杂变化是在口唇腔里进行的，通过改变口腔的形状、容积和气流的通路，使声带音产生种种不同的共振。

3. 鼻腔 鼻腔和鼻窦在鼻腔共鸣方面起主要作用。

鼻腔由鼻中隔分为左右对称的两个部分，前鼻孔与外界相通，后鼻孔与鼻咽腔相通。鼻腔被覆黏膜，丰富的鼻管构成鼻甲海绵体丛。在各种刺激或心理因素的影响下，海绵体丛因充血而肿胀，使鼻腔变窄，影响说话时声音的共鸣效果。鼻窦为鼻腔周围的骨内含气空腔，包括额窦、筛窦、上颌窦及蝶窦。

鼻腔与鼻窦因有固定不变的体积，其共鸣作用主要由软腭进行调控。音调升高时，软腭与腭垂逐步升高隔开鼻腔与口腔，改变共鸣方式。

（四）构音与言语

下颌、唇、舌及软腭等发声器官是可以自由活动的,它们可以改变口腔、咽腔、鼻腔的形状、容积和气流的通路,使声带音产生种种不同的共振;也可以和固定部位接触,形成种种不同的阻碍,使气流不能顺利通过,产生声源。

1. 下颌 下颌是一块质密、坚硬的 U 形骨,主要由下颌骨体和两个下颌支组成,并在颞骨两侧通过颞颌关节与颅骨连接,参与构音运动。参与下颌构音运动的肌肉有下颌提肌与下颌牵肌两群。下颌提肌(咀嚼肌)共有颞肌、翼外肌、翼内肌、咬肌四块,下颌牵肌(舌骨上肌群)有胸骨舌骨肌、下颌舌骨肌、颏舌骨肌、二腹肌四块。具体见表 1-4。

2. 唇 嘴唇的生理功能是防止食物和唾液流出,并参与面部表情的形成和构音运动。口轮匝肌是唇部最重要的一块肌肉,它环绕在口腔周围。在收缩期间,它使分开的嘴唇关闭,并使唇部皱缩。拮抗嘴唇闭合运动是唇外肌,有三组,分别是:①唇横肌:将唇角向两侧外拉,使唇部抵在牙背上;②唇角肌:将上唇向上提,将下唇向外下方牵拉;③唇直肌:使嘴角收缩。

3. 舌 舌是最重要的构音器官,由大量的肌束构成(图 1-9)。舌体能够灵活地改变其形状和大小,并且能以较快的速度向口腔的任意方向移动,它的生理功能是发音、咀嚼和吞咽。舌部肌群可分为成对的舌内肌和舌外肌。

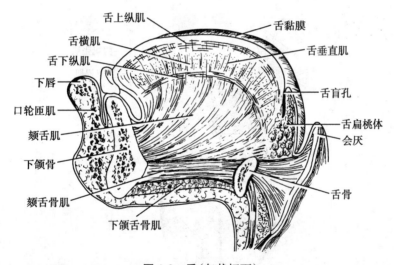

图 1-9 舌(矢状切面)

（1）舌内肌和舌外肌:舌内肌包括舌纵肌、舌横肌和舌垂直肌,收缩时可改变舌部的形状和大小。舌外肌能移动舌部,改变舌部与声道或颅骨的相对位置(图 1-10)。舌内肌与舌外肌的功能具体见表 1-4。

（2）元音构音中舌的运动:舌前后运动最为重要。颏舌肌的收缩能使舌部向前运动,将舌体向前拉伸;拮抗肌,即茎突舌肌的收缩可使舌部向后和向上拉向软腭。当构建前元音和腭/齿辅音时,舌面向上抬起,抵住硬腭。而舌面的抬升运动主要是通过舌上纵肌的收缩来完成,使舌尖向上举起,此时舌横肌也有轻微的收缩,致舌部狭窄、拉长。而颏舌肌收缩时主要将舌体向前拉伸。

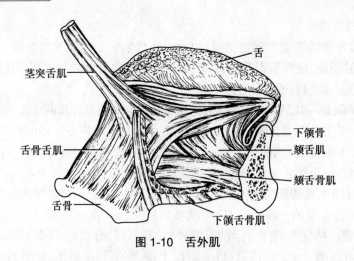

图 1-10　舌外肌

（标注：茎突舌肌、舌骨舌肌、舌骨、舌、下颌骨、颏舌肌、颏舌骨肌、下颌舌骨肌）

4. 软腭　位于口腔和鼻腔之间，像瓣膜组织，主要由肌、肌腱和黏膜构成，使鼻腔和口咽腔的声学偶合得到调整。软腭在静止状态时垂向下方，当吞咽或说话时，软腭上提，贴近咽后壁，从而将鼻咽与口咽隔离开来。软腭肌均为骨骼肌，有腭帆张肌、腭帆提肌、腭垂肌、腭咽肌和腭舌肌（图 1-11）。

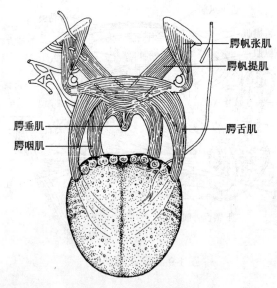

图 1-11　腭肌模式图

（标注：腭帆张肌、腭帆提肌、腭垂肌、腭咽肌、腭舌肌）

三、听觉器官的解剖与生理

听觉系统由听觉器官、听神经、各级听觉中枢及他们间的连接网络组成，听觉器官统称为耳。分为外耳、中耳和内耳（图 1-12）。

（一）外耳的解剖与生理

1. 外耳的解剖　外耳包括耳郭、外耳道和鼓膜（图 1-13）。耳郭的形状有利于声波能量的聚集、收集声音，还可以判断声源的位置。外耳道是声波传导的通道，一端开口于耳郭中心，一端终止于鼓膜，长约 25mm，同时它也是一个有效的共鸣腔，能使较弱的声波振动得到

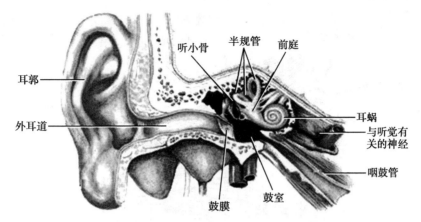

图 1-12 耳的结构解剖

加强,并引起鼓膜振动。鼓膜为介于外耳道与鼓室之间的椭圆形半透明薄膜,鼓膜能随声波振动而振动,故能把声波刺激传到中耳。

2. 外耳的生理 主要是收集声源和传递声波。

(1)收集声音:一般耳郭可收集音频范围在 20Hz~20kHz 的声音,所以收集的声音具有极强的方向性。

(2)声源定义:根据生源到达两耳的时间差、强度差在大脑中形成定位差。

(3)扩大声能:对频率 2~5kHz 的声音,耳郭能扩大其声能。

(4)频谱调制:限定了声音可收到范围,及扩大言语的频率范围。

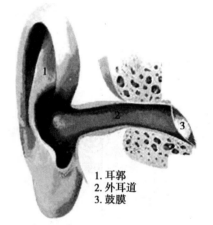

1. 耳郭
2. 外耳道
3. 鼓膜

图 1-13 外耳的构造

(5)传导声音:将由耳郭收集的声音传至中耳(气导形式)。

(6)共振效应:外耳道对 3~4kHz 的声波能产生共振效应,可得到 10dB 左右的声音增强。

(二)中耳的解剖与生理

1. 中耳的解剖 中耳包括鼓室、咽鼓管、鼓窦和乳突四部分。

鼓室为鼓膜和内耳外侧壁之间的空腔。鼓室分为三部,为上鼓室(鼓上隐窝)、下鼓室、中鼓室,上鼓室内外径约 6mm,中鼓室的最短内外径约 2mm,下鼓室的内外径约 4mm。鼓室内有听骨、肌肉、韧带和神经,见图 1-14。

咽鼓管是沟通鼻咽腔和鼓室的管道(图 1-15)。是中耳通气引流之唯一通道,是中耳感染的主要途径。成人全长约 35mm,内 1/3 为骨部,外 2/3 为软骨部,骨段与软骨段交界处狭窄,两端呈喇叭状。咽鼓管的鼻咽端开口在静止状态时是闭合的,当张口、吞咽、歌唱或哈欠等动作时开放,空气乘机进入鼓室,以保持鼓室内外的气压平衡。司咽鼓管开放的肌肉是腭帆张肌,由三叉神经的下颌支支配。成人咽鼓管的鼻咽端开口较鼓室口低 15~25mm,婴儿和儿童的咽鼓管较成人短而平直,口径相对较大,当鼻及鼻咽部感染时较成人易患中耳炎。

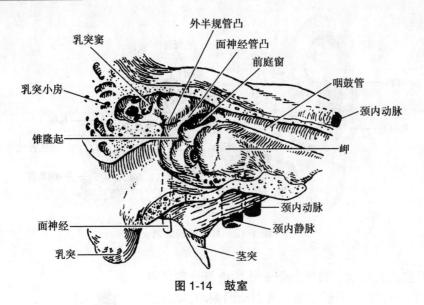

图 1-14　鼓室

外半规管凸
乳突窦
面神经管凸
前庭窗
咽鼓管
乳突小房
颈内动脉
锥隆起
岬
面神经
颈内动脉
颈内静脉
乳突
茎突

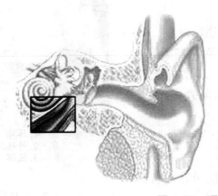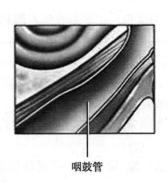

咽鼓管

图 1-15　咽鼓管

　　2. 中耳生理　中耳是传音机构,把空气中的声波振动有效地传至内耳液体之中。

　　(1) 鼓膜主要是接受声波并随之振动传递作用。听骨链是鼓膜与卵圆窗之间的机械联系,主要是有效的阻抗匹配,作为一个杠杆系统把声波振动传递至内耳。

　　(2) 咽鼓管的功能:保持中耳内外压力的平衡;引流中耳的分泌物;防止逆行性的感染;阻声和消声。

　　(三) 内耳的解剖与生理

　　1. 内耳的解剖　内耳由于结构复杂,又称为迷路,全部埋藏于颞骨岩部骨质内,介于鼓室与内耳道底之间,由骨迷路和膜迷路构成。骨迷路由致密骨质围成,是位于颞骨岩部内曲折而不规则的骨性隧道。骨迷路由后外上至前内下共分为三部即骨半规管、前庭和耳蜗膜迷路是套在骨迷路内的一封闭的膜性囊(图 1-16)。

　　膜迷路内充满内淋巴液,骨迷路和膜迷路之间的腔隙内被外淋巴液填充,且内、外淋巴液互不相通。膜迷路是套在骨迷路内的封闭的膜性管道,被内淋巴液填充。根据其与骨迷路的对应关系依次分为膜半规管、椭圆囊和球囊、蜗管(图 1-17)。蜗管断面呈三角形,上壁为前庭膜,下壁为基底膜,基底膜上有高低不等的毛细胞,称为螺旋器,是听觉感受器,可相应接受低高声波的刺激。

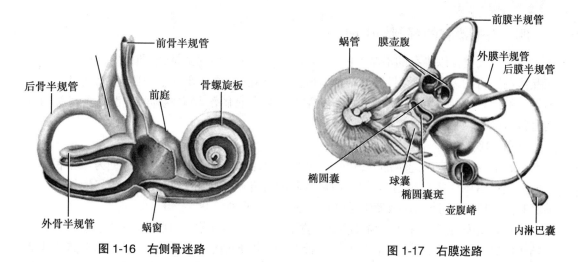

图 1-16 右侧骨迷路　　　　　　图 1-17 右膜迷路

2. 内耳生理　主要为听觉和平衡功能。其中耳蜗与听觉有关,是听觉的神经部分,可以将机械性声音振动信号转变成神经电信号;半规管是起保持身体平衡作用的,与听觉无关。

(四)听觉的产生

由声源振动引起空气产生的疏密波,通过外耳和中耳组成的传音系统传递到内耳,经内耳的换能作用将声波的机械能转化成听神经纤维上传递的神经冲动,此冲动传至大脑皮层的听觉中枢即产生听觉(图 1-18)。

人耳可感受空气振动的疏密波刺激,但其振动频率必须在一定范围内,且要达到一定强度才能产生听觉。通常人耳能感受的振动频率为 20~20 000Hz,感受的压强范围为 0.002~1000dyn/cm^2。人耳敏感的声波频率在 1000~3000Hz 之间,而人类的语言频率也主要集中在 300~3000Hz 的范围内。

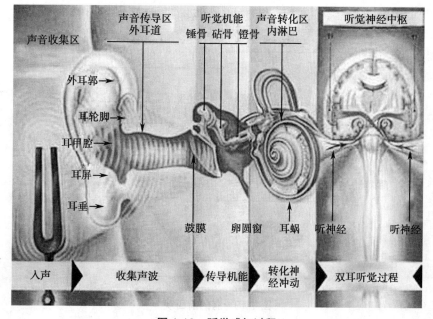

图 1-18　听觉感知过程

四、吞咽器官的解剖与生理

吞咽是人类赖以生存的最基本的生理活动之一,是一系列由神经、肌肉、化学、物理活动相互协调进行的复杂的反射活动。吞咽功能是人体的一项重要的生理功能,以满足人体营养摄入的需要,吞咽功能的实现有赖于正常的吞咽器官解剖与中枢神经支配。参与吞咽的器官包括口腔、咽、喉及食管等。

(一)口腔

口腔是吞咽器官的起始部分,其前壁为上下唇,侧壁为颊,上壁为腭,下壁为口腔底。口腔向前经口唇围成的口裂通向外界,向后经咽峡部与咽相通。口腔被牙槽突和牙分为口腔前庭和固有口腔,口腔期吞咽障碍时口腔前庭易滞留食物。

舌具有咀嚼、搅拌、吞咽食物及感觉味觉的功能,舌部位于口腔,部分位于咽部。舌肌包括舌内肌和舌外肌,具体见前图1-10。舌骨为一U形骨,位于舌与喉之间,具有高度的活动性,作为咀嚼、吞咽和语言活动的稳固的基础。舌骨上肌群包括二腹肌、下颌舌骨肌、茎突舌骨肌、颏舌骨肌,其作用为上提舌骨,使舌升高,因而能协助推食团入咽。舌骨下肌群位于颈前部,包括胸骨舌骨肌、肩胛舌骨肌、胸骨甲状肌、甲状舌骨肌,其作用为下降舌骨和喉。

腭构成口腔的顶,分割鼻腔和口腔,由前2/3的硬腭和后1/3的软腭构成(图1-19)。软腭向后下斜行的游离缘称为腭帆,腭帆中央向下的指状突起称腭垂。自腭帆向两侧各有前后两条弓状皱襞,前者移行于舌,称腭舌弓,后者移行咽侧壁,称腭咽弓。腭帆、腭舌弓及舌根共同围成的狭窄部,称咽峡,是口腔与咽的分界处。软腭肌包括腭帆张肌、腭帆提肌、腭垂肌、腭舌肌和腭咽肌,具体见前图1-11。在咀嚼时,软腭可随时与舌根紧密接触,形成舌腭连接,阻止食物提前漏入咽部,当准备吞咽时,软腭上抬,与咽后壁接触,封闭鼻咽与口咽之间的通道,防止食物从鼻腔里返流。

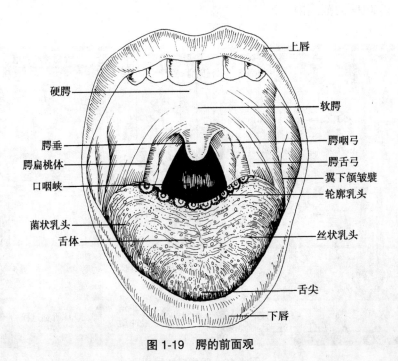

图 1-19 腭的前面观

口面部肌肉在吞咽中的作用及神经支配见表1-4。

表1-4　口面部肌肉在吞咽中的作用及神经支配

肌肉分类	肌肉名称	肌肉作用	神经支配
面肌	口轮匝肌	闭合口唇	面神经
	颊肌	闭合口唇,向外拉口角	
咀嚼肌(下颌提肌)	咬肌	上提下颌	三叉神经
	颞肌	下颌前后运动	
	翼内肌	双侧同时运动可上提下颌;一侧运动下颌偏向对侧	
	翼外肌	双侧同时运动上提和前突下颌;一侧运动下颌偏向对侧	
舌肌 - 舌内肌	舌纵肌	使舌变短卷曲	舌下神经
	舌横肌	使舌体拉长	
	舌直肌	舌体变薄	
舌肌 - 舌外肌(下颌牵肌)	颏舌肌	同时收缩时,能伸舌;单侧收缩时使舌尖伸向对侧	舌下神经
	舌骨舌肌	引舌向后下	
	茎突舌肌	引舌向后上	
舌骨肌 - 舌骨上肌	二腹肌前腹	使舌骨向前上方,下颌骨张开	三叉神经
	二腹肌后腹	使舌骨向后	面神经
	下颌舌骨肌	使舌骨向前上	三叉神经
	颏舌骨肌	使舌骨向前上,下颌骨张开	舌下神经
	茎突舌骨肌	使舌骨向后上	面神经
舌骨肌 - 舌骨下肌	肩胛舌骨肌	降低舌骨	舌下神经
	胸骨舌骨肌		
	胸骨甲状肌		
	甲状舌骨肌		
腭肌	腭帆张肌	收紧软腭,扩张口峡	三叉神经
	腭帆提肌	抬高软腭,扩张口峡	舌咽神经、迷走神经
	腭垂肌	抬高并收紧软腭,扩张口峡	舌咽神经、迷走神经
	腭舌肌	下降腭帆,缩窄口峡	舌咽神经、迷走神经
	腭咽肌	下降腭帆,缩窄口峡	舌咽神经、迷走神经

（二）咽腔

咽腔是一个上宽下窄,前后略扁呈漏斗状的肌性管道。以软腭和会厌上缘为界,自上而下分为鼻咽、口咽、喉咽三部,分别与鼻腔、口腔和喉腔相通。口咽与喉咽是消化道和呼吸道的共同通道。

在口咽部,舌根后部正中有一矢状位黏膜皱襞连至会厌,称舌会厌正中襞,其两侧的凹陷称会厌谷,为异物易停留处。在喉咽部,喉入口两侧各有一深窝,称梨状隐窝,亦为异物易滞留处。

咽壁的肌层由咽缩肌和咽提肌相互交织而成,咽缩肌包括咽上、中、下缩肌,呈叠瓦状排列,吞咽时各咽缩肌自上而下依次收缩,将食团推入食管。咽提肌位于咽缩肌深部,包括腭咽肌、咽鼓管咽肌和茎突咽肌。咽提肌收缩时,上提咽喉,舌根后压,会厌封闭喉入口,食团越过会厌进入食管(表1-5)。

表1-5　咽部肌肉在吞咽中的作用及神经支配

肌肉分类	肌肉名称	肌肉作用	神经支配
咽缩肌	咽上缩肌	咽缩肌依次收缩,挤压食团进入食管。咽下缩肌的环咽肌平时处于收缩状态,食团抵达时松弛,食团进入食管后则关闭,避免食团返流	迷走神经
	咽中缩肌		
	咽下缩肌		
咽提肌	腭咽肌	上提咽喉	迷走神经
	咽鼓管咽肌	提高上咽侧壁	舌咽神经
	茎突咽肌	抬高并扩张咽部	

（三）喉

喉是呼吸的管道和发声的器官,以软骨为支架,借关节、韧带和喉肌连接而成。喉的活动性较大,可随吞咽或发音上下移动。喉的软骨包括甲状软骨、环状软骨、会厌软骨、杓状软骨和楔状软骨,喉肌包括喉外肌和喉内肌。喉的解剖与生理具体见本教材第一章构音器官的解剖与生理。喉返神经麻痹引起的误咽一般发生于咽部,多由于喉关闭不全所致。

（四）食管

食管是胃肠道上部一富有伸缩性的肌性管道,长约25cm,上端平第6颈椎,与咽相连,下端平第10~11胸椎,经贲门与胃相连,可分为颈、胸和腹三部。食管有三处狭窄,第一处为咽与食管相连处,第二处为左主支气管跨越食管前左方处,第三处为食管穿过膈肌处,为异物易滞留部位。食管上括约肌是食团进入食管的第一个关口,有两个功能:①防止吸气时空气进入食管;②防止食物返流入咽腔,以免误入气管。食管下括约肌处的内压较胃内压高,可防止胃内容物返流入食管。

（五）吞咽过程中主要脑神经的作用

与吞咽功能紧密相关的脑神经主要有三叉神经、面神经、舌咽神经、迷走神经和舌下神经(表1-6)。

表 1-6 吞咽过程中主要脑神经的作用

脑神经	运动纤维	感觉纤维
三叉神经	运动纤维支配咀嚼肌(颞肌、咬肌、翼内肌、翼外肌等),主司咀嚼运动和张口运动	感觉纤维传导面部皮肤、口腔、鼻腔、牙齿的痛、温、触觉及咀嚼肌的本体感觉
面神经	其特殊内脏运动纤维支配面部表情肌(额肌、眼轮匝肌、颧肌、颊肌、口轮匝肌等)。一般内脏运动纤维支配舌下腺、下颌下腺等腺体的分泌	味觉纤维管理舌前 2/3 的味觉
舌咽神经	一般内脏运动纤维支配腮腺分泌。特殊内脏运动纤维支配茎突咽肌,其功能为提高咽穹隆	一般内脏感觉纤维分布于咽、扁桃体、舌后 1/3、咽鼓管等处黏膜。味觉纤维管理舌后 1/3 的味觉
迷走神经	运动纤维支配软腭、咽及食管肌肉	一般内脏感觉纤维分布于咽、喉、食管、气管,接收黏膜感觉
舌下神经	主要由躯体运动纤维组成,支配全部舌内肌和舌外肌	

第三节 现代汉语特征

同印欧语系语言比,现代汉语在语音、语汇和语法方面有很多明显的特点。比如语音方面,元音占优势,辅音元音间隔出现,有声调,因而节奏明朗、抑扬顿挫;语汇方面,双音节词占优势,构词方式灵活多样等。

一、汉语语音

(一)语音单位

1. 音素 音素是从音色角度划分出来的最小语音单位。音素可以分为元音和辅音两大类。元音是气流振动声带、在口腔没有受到阻碍而形成的一类音素,如 ɑ、o、e、i、u 等。辅音是气流在口腔受到阻碍而形成的一类音素。如 b、p、k、h 等。元音和辅音的不同特性主要表现见表 1-7。

表 1-7 元音和辅音的区别

类别	元音	辅音
气流	畅通无阻、气流较弱	受阻碍并克服障碍、气流较强
发音器官	均衡地保持紧张	阻碍气流的发音器官明显紧张
声带	有颤动	清音无颤动,浊音有颤动
语音	可延长	某些可延长

2. 音位 音位是一个语音系统中能够区别意义的最小语音单位。

例如"把"(bǎ)、"比"(bǐ)、"补"(bǔ)三个不同词里,b 的实际发音并不完全相同。第一个"b"较松,第二个"b"较紧,第三个"b"带圆唇。但是,这些细微的差别在语言的交际中并没有造成区别意义的作用,因此也就可以把这三个"b"归纳为一个语音类型,这就是"b"音位。"八"(bā)、"趴"(pā),其中的"b"和"p"同与"ɑ"相拼,构成了不同的词义,"b"和"p"有了区别词义的作用,因此便是两个不同的音位,即两个不同类型的语音类型。

3. 音节　音节是在听觉上是最容易分辨出来的语音的自然单位,是语音最基本的单位。一般说来,汉语中一个汉字表示一个音节(儿韵尾除外,只有儿化词如"花儿"等是两个汉字读成一个音节)。汉语的音节结构,可以分为声母、韵母、声调三个部分。

(1)声母:音节开头的辅音就叫做声母。例如"素质",这两个音节的声母分别是 s、zh。有的音节不是辅音开头,被称为零声母音节,如"鱼(yú)、衣(yī)、屋(wū)、鹅(é)"等。普通话共有 21 个声母(表 1-9)。

(2)韵母:音节中声母后面的部分被称为韵母。韵母主要由元音来充当,有的韵母中也有辅音,但只限于 n 和 ng。普通话韵母共有 39 个(表 1-12)。

(3)声调:在汉语发音过程中,贯穿整个音节的声音的高低、升降、曲直变化就是声调。在汉语中声调有区别意义的作用。声韵完全相同的音节,只要声调不同,它们的意义就会发生改变,例如"史诗、实施、事实、时事"。声调是汉语音节中不可缺少的组成部分,也是汉语区别于其他语言的显著特点。普通话声调系统详见表 1-8。

表 1-8　普通话声调系统简表

调类	调号	调值	调型	说明	例字
阴平	—	55	高平	起音高一路平,声带保持均衡的紧张	妈、江
阳平	/	35	中升	从中到往上升,声带内松变紧	麻、河
上声	∨	214	降升	先降后升曲折起,声带由紧而松再变紧	马、海
去声	\	51	全降	高起猛降到底层,声带由紧变松	骂、浪

(二)普通话的发音部位和发音方法

发音部位是指发音器官在发音时对气流形成阻碍的位置。发音方法是指发音时形成阻碍和解除阻碍的方式,包括气流的强弱、声带的颤动等。根据发音部位和方法的不同,普通话的 21 个辅音声母可以进行以下分类(表 1-9)。

表 1-9　普通话声母发音部位和发音方法表

发音部位 ＼ 发音方法		塞音 清音		塞擦音 清音		擦音		鼻音	边音
		不送气	送气	不送气	送气	清音	浊音	浊音	浊音
唇音	双唇音	b	p					m	
	唇齿音					f			
舌尖中音		d	t					n	l
舌根音		g	k			h			
舌面音				j	q	x			
舌尖后音				zh	ch	sh	r		
舌尖前音				z	c	s			

1. 发音部位 从发音部位看,辅音声母可分为双唇音、唇齿音、舌尖前音、舌尖中音、舌尖后音、舌面音和舌根音七类(表1-10)。

表1-10 辅音声母发音部位的特征

类别	辅音声母	发音部位特征
双唇音	b、p、m	由上唇和下唇构成阻碍而形成的音
唇齿音	f	由上齿和下唇构成阻碍而形成的音
舌尖中音	d、t、n、l	由舌尖和上齿龈构成阻碍而形成的音
舌根音	g、k、h	由舌根和软腭构成阻碍而形成的音
舌面音	j、q、x	由舌面和硬腭构成阻碍而形成的音
舌尖后音	zh、ch、sh、r	舌尖翘起和硬腭构成阻碍而形成的音
舌尖前音	z、c、s	由舌尖和上齿背构成阻碍而形成的音

2. 发音方法 从发音方法看,辅音声母可从三个方面来说明。

(1)根据发音时气流克服阻碍方式的不同,辅音声母可分为五类:

1)塞音:构成阻碍的两个部位完全闭塞,软腭上升,堵塞通向鼻腔的通路;气流经过口腔时冲破阻碍迸裂而出,爆发成声。塞音有 b、p、d、t、g、k。

2)擦音:构成阻碍的两个部位非常接近,留下窄缝;软腭上升,堵塞通向鼻腔的通路。气流经过口腔时从窄缝挤出,摩擦成声。擦音有 f、h、x、sh、r、s。

3)塞擦音:构成阻碍的两个部位完全闭塞;软腭上升,堵塞通向鼻腔的通路;气流经过口腔先把阻塞部位冲开一条窄缝,从窄缝中挤出,摩擦成声。发音时,先破裂,后摩擦,结合成一个音。塞擦音有 j、q、zh、ch、z、c。

4)鼻音:口腔里构成阻碍的两个部位完全闭塞;软腭下垂,打开通向鼻腔的通路。气流颤动声带,从鼻腔通过。鼻音有 m 和 n。

5)边音:舌尖与齿龈相接构成阻碍,舌头两边留有空隙;软腭上升,堵塞通向鼻腔的通路。气流经过口腔,颤动声带,从舌头的两边通过。边音只有 l。

(2)根据气流的强弱,又可将塞音和塞擦音声母分为两类:①不送气音:发音时,呼出的气流较弱。有 6 个:b、d、g、j、zh、z;②送气音:发音时,呼出的气流较强。有 6 个:p、t、k、q、ch、c。

(3)根据声带是否颤动,可将声母分为清浊两类:①清音:气流呼出时,声门打开,声带不颤动,发出的音不响亮;②浊音:气流呼出时,声带颤动,发出的音比较响亮。声母只有 m、n、l、r 4 个为浊音,其余的都是清音。

3. 韵母的发音分析

(1)单元音韵母:由一个元音构成的韵母就是单韵母。口腔的形状是由舌位、开口度和唇形决定的,因此,单元音的发音可从舌位的前后、高低(开口度的大小)、唇形的圆展三个方面来分析。普通话有 10 个单元音韵母,根据它们的发音特点可以分为三类:a、o、e、ê、i、u、ü 是舌面元音韵母,-i(前)、-i(后)是舌尖元音,er 是卷舌元音(表1-11)。

表 1-11　单元音舌位和唇形

类别	元音	舌位	唇形
舌面元音	a [A]	舌面、央、低	不圆
	o [o]	舌面、后、半高	圆唇
	e [ɤ]	舌面、后、半高	不圆
	ê [ɛ]	舌面、前、半低	不圆
	i [i]	舌面、前、高	不圆
	u [u]	舌面、后、高	圆唇
	ü [y]	舌面、前、高	圆唇
舌尖元音	-i [ɿ](前)	舌尖、前、高	不圆
	-i [ʅ](后)	舌尖、后、高	不圆
卷舌元音	er [ər]	卷舌、央、中	不圆

（2）复韵母：由两个或三个元音构成的韵母叫复韵母。普通话共有 13 个复韵母。复韵母的发音特点是从一个元音快速滑到另一个元音的过程中，舌位的高低前后、口腔的开闭、唇形的圆展，都是逐渐滑动的，气流不中断，听起来像一个浑然的整体。根据韵腹位置的不同，可把复韵母分成前响复韵母、中响复韵母和后响复韵母三类（表 1-12）。

前响复韵母（ai、ei、ao、ou）发音的共同特点是：舌位由低向高滑动，开头的元音音素响亮清晰，收尾的音只表示舌位移动的方向，轻短模糊。

后响复韵母（ia、ie、ua、uo、üe）发音的共同特点是：舌位由高向低滑动，开头的元音发音不太响亮，比较短促，收尾的元音音素响亮清晰。

中响复韵母（iao、iou、uai、uei）发音的共同特点是：舌位滑动由高向低再向高。开头的元音音素不响亮，较短促，中间的元音音素响亮清晰，收尾的元音音素轻短模糊。

（3）鼻韵母：由元音和鼻辅音韵尾构成 n 或 ng 构成的韵母。按照鼻韵尾发音部位的不同，鼻韵母可以分为两组：以 n 做韵尾的是前鼻韵母，以 ng 做韵尾的是后鼻韵母。

前鼻韵母：先发第一个元音，然后舌尖抵住上齿龈，软腭下垂，收鼻音 n。如 an：先发 a，然后舌尖抵住上齿龈，软腭下垂，收鼻音 n。

后鼻韵母：ng 是舌根、浊、鼻音。发音时，舌根提起抵住软腭，形成阻塞，同时软腭下垂，关闭口腔，打开鼻腔通道，气流颤动声带，从鼻腔通过。

表 1-12　普通话韵母分类总表

结构	韵头	开口呼	齐齿	合口呼	撮口呼
单韵母		-i、a、o、e、ê、er	i	u	ü
复韵母	前响	ai、ei、ao、ou、			
	后响		ia、ie	ua、uo	üe
	中响		iao、iou	uia、uei	
鼻韵母	前鼻音	an、en	in、ian	uan、uen	ün、üan
	后鼻音	ang、eng、ong	ing、iong、iang	uang、ueng	

二、词汇

词汇又称语汇,是一种语言中所有的或特定范围的词和固定短语的总和。

(一)词汇单位

词汇单位一般包括语素、词和固定短语。

1. 语素　是语言中最小的音义结合体,是组词的基本结构单位。现代汉语的语素绝大部分是单音节的,如:天、地等。也有多音节语素,如:荒唐、巧克力、奥林匹克。

2. 词　是语言中最小的能够独立运用的音义结合体,词是由语素构成的。

3. 固定短语　是词与词的固定组合,一般不能任意增减或改变其中的成分。如:亡羊补牢、中华人民共和国等。

(二)词的类型

1. 结构类型　由一个语素构成的词,称为单纯词。单音节的单纯词如"人、鱼、天、地"等。多音节的单纯词包括联绵词、叠音词、拟声词、译音词等。由两个或两个以上的语素构成的词,称为合成词(表 1-13)。

表 1-13　词的结构类型

结构类型			举例
单纯词	联绵词		参差、忐忑、彷徨
	叠音词		猩猩、姥姥、皑皑
	拟声词		叮当、咕咚、哗啦
	译音词		葡萄、咖啡、沙发
合成词	重叠式		爸爸、刚刚、单单
	附加式		老虎、桌子、阿姨
	复合式	联合型	价值、关闭、骨肉
		偏正型	冰箱、火红、笔直
		补充型	说服、推广、羊群
		动宾型	管家、司令、站岗
		主谓型	地震、口吃、海啸

2. 音节类型　词按音节分,有单音节词、多音节词和同音节词三种。单音节词就是只有一个音节的词,如纸、歌;多音节词是包含两个或两个以上音节的词,如环境、人民;同音节词是指几个语音相同而意义完全不同的词,如义、易。

三、语法

语法是组词成句的规则。词和句子是最基本的语法单位。语法上的词指的是最小的能独立运用的语言单位。句子是基本的表述单位。

(一)词类

词类是词的语法分类,分为实词和虚词两大类。

1. 实词　实词能单独充当句法成分,是表示事物的实在意义的词。实词包括名词、动词、形容词、数词、量词和代词六类。

（1）名词：是表示人或事物名称的词。例如：天、友谊、左、今天。

（2）代词：是具有替代或指示作用的词。例如：我、这里、谁。

（3）动词：是表示行为动作或发展变化的词。例如：写、能够、进来。

（4）形容词：是表示人或事物的性质或状态的词。例如：大、红、冷。

（5）数词：表示数目的词。例如：一、千、亿。

（6）量词：表示事物或动作单位的词。例如：个、条、尺。

2. 虚词　虚词是不能单独充当句法成分，只能表示一定的语法意义，一般不表示实在意义的词。虚词包括副词、连词、介词、助词、叹词和拟声词。

（1）副词：是用来修饰、限制动词、形容词或其他副词的词。例如：很、再、都、必须、不曾。

（2）连词：是连接词、短语或句子，表示他们之间的各种关系的词。例如，和、或、而且、如果。

（3）介词：起介引作用的词。例如：从、把、向、用、为。

（4）助词：是附着在词、短语、句子后，起辅助作用的词，不能单用。例如：的、着、了、吗、吧。

（5）叹词：是表示感慨、应答的词。例如：唉、哼、喂、嗯。

（6）拟声词：是摹拟事物声音的词。例如：哗、叮当、咚咚。

（二）句子

句子是由短语或词构成，具有特定的句调，能够表达一个相对完整意思的语言单位。句子按照用途和语气，可分为陈述句、疑问句、祈使句和感叹句；按结构，可分为单句和复句（表 1-14，表 1-15）。

表 1-14　现代汉语单句表

分类标准	名称	特点	举例
按用途	陈述句	叙述一件事情，或作出判断	他是一个好学的人。
	疑问句	提出疑问的句子	谁养的鱼？
	祈使句	表禁止、命令、请求	严禁大声喧哗！
	感叹句	表强烈感情	多么浩瀚的大海！
按结构	主谓句	具备主语和谓语	我们要好好学习。
	省略句	省略了一个或几个成分	小牛在哪儿？
	无主句	只有谓语，没有主语部分	禁止吸烟。
	独语句	由一个词或一个偏正短语组成	多聪明的孩子！

表 1-15　现代汉语复句表

名称	常用关联词语	举例
并列复句	也、又、既……又等	她既美丽，又大方。
承接复句	便、又、于是等	穿过河，又爬上坡，就到家了。
选择复句	或者……或者、是……还是等	宁可站着死，绝不跪着生！

名称	常用关联词语	举例
递进复句	不但……而且、并且、更等	这书我看过,而且不止一遍。
转折复句	虽然……但是、然而等	文章虽短,内容却很精辟。
假设复句	如果……就、即使……也等	纵有千难万险,也挡不住我前行。
条件复句	只要……就、无论等	他无论做什么事,都很认真。
因果复句	因为……所以、由于等	因为有大雾,所以飞机停飞了。
目的复句	为了、用以、以免等	为了比赛有好成绩,他天天刻苦训练。

第四节 言 语 治 疗

一、言语治疗原则

言语治疗的目的是促进交流能力的获得或再获得。治疗人员给予某种刺激,使患者作出反应,强化正确的反应,纠正错误的反应,以期最终形成正确反应。训练过程中,注意以下原则:

1. 评估准确、个性化的原则　由于言语障碍患者的病因、症状、类型、程度各不相同,所以需要首先进行详细而准确的评定,设定个性化、针对性强的训练方案,才能达到预期疗效,最大程度改善患者言语功能。

2. 难易适中、循序渐进的原则　训练计划要难易适中,既不能过于简单也不能过于难。过于简单达不到训练目的,过于难会挫伤患者积极性。根据实际情况,循序渐进地增加训练课题的难度,一般情况下,患者进行一段时期的训练后,正确率达到 70%~80% 后,可以考虑增加训练课题的难度。

3. 重点突出、多方面综合的原则　根据言语障碍类型不同,选择重点训练课题,如失语症中的 Broca 失语训练重点为口语表达训练。此外必须注意其他方面的训练内容。只有听、说、读、写各方面综合训练,才能相互促进、协调发展。

4. 积极参与、形式多样原则　言语治疗是一个长期而枯燥的过程,如果训练形式太简单、模式化,易影响患者训练的积极性,因此要采取多种形式的训练,增加患者的训练兴趣。如绕口令、歇后语、唱歌、讲故事、多媒体训练等。

5. 注重心理、环境调整的原则　治疗过程中也要注重心理和环境的调整,保证患者不间断的积极训练。言语障碍患者一般都存在一定程度的心理障碍,言语治疗师在进行言语训练时,要注意患者心理的调整,帮助患者建立信心和决心,促进其积极主动的参与治疗。

二、言语治疗方法及治疗过程

言语障碍患者的治疗方法,包括训练和指导、手法介入、辅助具、替代方式等。

(一)言语治疗方法

1. 训练和指导　是言语治疗的核心。训练包括听理解的训练、口语表达训练、阅读训练、书写训练、构音运动训练,语音的清晰度训练、言语交流替代系统的应用训练以及与语言相关的基础概念和认知训练等言语训练。另外,也包括吞咽障碍的治疗和训练。指导包括对患者本人及其家属的指导。对重症患者家属及患儿家长的训练和指导尤为重要。

(1)个体训练:指一名治疗师对一名患者的一对一的训练方式,这是言语训练的主要形式。此方式不仅有利于患者集中注意力,而且刺激条件容易控制,训练课题针对性强。但这种训练方式让患者所处的交流环境和对象局限,不利于与现实生活的实际情境衔接。

(2)小组训练:又称集体训练,是将程度相近的同类型语言障碍患者召集在一起,以小组的形式进行语言训练。其特点是能改善患者对社会的适应性,减少心理不安,提高交流欲望,增加康复的信心与兴趣,同时为患者提高一个交流场所,能对其心理、情绪、人际关系等起到积极作用。若邀请心理治疗师、作业治疗师、社会工作者一起参加效果更好。

(3)家庭训练:指言语治疗师将训练的内容与方法介绍给患者家属,并教会家属相应的训练技巧,让家属在家庭里训练患者的治疗方式。家庭训练包括两个方面:一是让家属参与和观察治疗师的训练过程,并对患者与家属间的日常沟通交往的方法是否正确做具体指导。二是根据患者的训练程序和每天的训练内容,给患者留家庭作业,要求家庭成员共同参与。

2. 手法介入　此方法主要适用于运动性构音障碍,重度神经性吞咽障碍患者。对这些言语障碍的患者,可利用传统医学的手法如针灸、按摩和协助患者言语运动等方法,帮助改善言语运动功能。

3. 替代方式　当重度言语障碍难以达到正常交流水平,可使用手势、交流板和言语交流器(图1-20)等替代交流方式。

4. 辅助具　装配辅助具的目的是为了补偿功能受限,如重度运动性构音障碍腭咽肌闭合不全时给患者戴上腭托(图1-21),以改善患者鼻音化构音。

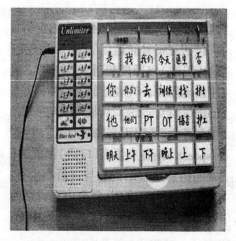

图1-20　言语交流器

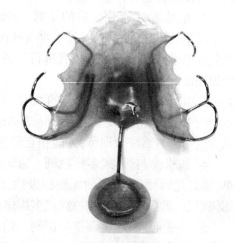

图1-21　腭托

(二)言语治疗过程

1. 治疗基本过程

(1)向患者出示准备的刺激,如图片、文字或实物等。

(2)若患者反应正确(正反应),告诉他回答正确(正强化);若患者反应不正确(错误反应),告诉他回答错误(负强化)。

(3)经过患者和治疗师的共同努力,患者的正反应增多,并固定下来。

（4）正反应固定下来之后，则向上升一阶段的课题。

（5）反复训练，当达到制定的目标即可结束。

2. 训练课题的设定 训练课题是指按特定的目标而选择训练材料，规定训练顺序所实施的具体过程。应首先对患者的语言障碍进行正确评价和分型，了解语言障碍的各个侧面和程度，针对语言症状的各个方面，设定难易度适宜的训练课题。

3. 训练程序的制定 明确训练课题后制定训练程序，也就是把训练课题分解成数个小步骤。训练程序的制定会明显影响训练效果，影响训练程序的相关因素见表1-16。

表1-16 训练程序制定相关因素

项目		难易度	
		易	难
课题	长度	短	长
	意义	具体（具体名词）	抽象（抽象名词）
	使用频率	高频词（常用）	低频词（非常用词）
	造句	简单（单句）	复杂（复句）
	患者兴趣	浓	淡
刺激	提示速度	慢	快
	时间	长	短
	提示次数	多	少
	间隔	短	长
	醒目性	醒目（如彩色图片）	不醒目（如线幅）
	声音强度	强	弱
	种类	视觉	听觉
	数量	数个	单一
选择数量		少	多
选择内容		不同（不同范畴）	相近（同一范畴）

4. 刺激与反应 在训练进行过程中，由于患者障碍程度不同其反应也多种多样，如给儿童语言发育迟缓的患儿做事物基础概念的匹配训练，在患儿面前摆上牙刷，训练者手中拿一个小娃娃说："请给小朋友刷刷牙"（刺激），患儿拿牙刷在娃娃的嘴前做刷牙动作（反应）。言语治疗师根据患者反应的正确与错误给予强化与反馈。这即是训练过程的刺激-反应-强化（反馈）过程。

5. 强化与反馈 强化包括正强化和负强化，训练过程中要始终贯穿强化，若患者反应正确时，应及时正强化，反之要进行负强化。反馈是指向患者传递反应正误的过程。正确使用反馈在训练过程中非常重要，特别是刚刚开始训练的患者，反馈可增加患者配合度，巩固训练效果。在强化和反馈的应用过程中，要考虑患者的年龄和兴趣合理应用，才能取得好的效果。

6. 升级与降级　在刺激 - 反应过程中,正反应会逐渐增加,当正反应能固定时,可将训练上升一个阶段,当顺利达到训练目标时,训练即结束。如在训练中,由于训练难度超过患者水平,患者负反应增加时要降一级。但如出现即使降级后错误反应仍继续存在,这时候应重新进行评定、修订训练程序。一般情况,正答率在 70%~80% 时可升级。

三、言语治疗的辅助设备

(一)言语障碍的辅助诊断设备

言语障碍的辅助诊断设备尚处于初期发展阶段,通常以计算机专家系统的形式实现,主要有基于宏观功能模拟的专家系统和基于神经网络的专家系统两种模式,如言语障碍诊治仪(图 1-22)。

(二)言语障碍的辅助治疗设备

言语治疗的核心是训练与指导,言语障碍的辅助治疗设备主要是计算机及电子信息设备,涵盖发音训练、理解训练、词汇学习、口语表达、阅读书写训练等功能,如吞咽言语治疗仪(图 1-23)、构音测量与训练仪(图 1-24)等。

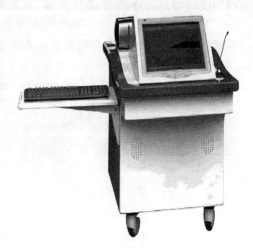

图 1-22　言语障碍诊治仪

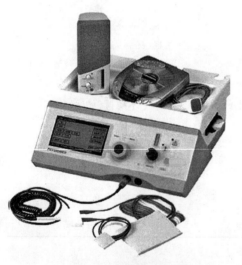

图 1-23　吞咽言语治疗仪

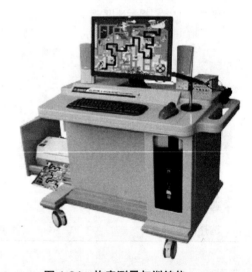

图 1-24　构音测量与训练仪

1. 吞咽言语治疗仪　具有诊断、治疗、言语训练、评估四大系统,可对言语吞咽功能有关的神经肌肉进行诊断。根据诊断结果,仪器可自动生成治疗处方,针对不同患者生成不同功能状况的言语训练程序,如让损伤严重的患者发短元音、鼻音;让中等损伤的患者发软元音,训练胸腔音域、咳嗽;让轻度损伤的患者发爆破音,跨越音域的训练等。配有言语 IC 卡,存储治疗处方,方便治疗。适用于喉返神经麻痹、喉上部麻痹、失语症、构音障碍、吞咽困难、三叉神经麻痹等原因导致的吞咽障碍患者。

2. 构音测量与训练仪　该仪器集评估与治疗于一体,从训练方面看,根据运动及语音两大方面,分别从口部运动治疗、构音运动治疗和构音音位训练三部分进行训练。口部运动治疗通过介绍常用治疗手法、演示专业人员实际操作录像、播放flash动画等方法，结合声音、文字与图像，让患者在游戏中学习；构音运动治疗包括下颌韵母、唇韵母、舌韵母、唇声母、舌声母五个部分，完成从生理功能到语音能力再到自然言语发音的顺利过渡；构音音位训练模块着重强调21个汉语声母音位的发音练习，包括音位感知、音位习得、音位对比、音位强化四个部分。采用实时录音技术和滤波处理技术，可反复地进行发音模仿和纠正训练。适用于听觉障碍、脑性瘫痪、语言发育迟缓、智力发育迟缓、自闭症等原因导致的构音障碍患者。

（三）言语障碍的辅助交流设备

对于沟通能力丧失的患者，需要使用辅助交流设备，如助听器（图1-25）、残疾人沟通器等。

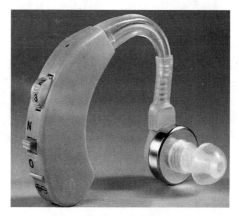

图1-25　助听器

四、言语治疗的要求与注意事项

（一）治疗的场所要求

为了取得最佳治疗效果，应尽量创造较好的治疗场所条件。

1. 治疗场所的选择　治疗场所的选择因患者病情而异。脑血管病急性期或脑外伤患者，病情稳定即可在床边进行训练，当能借助轮椅移动就可到训练室进行训练。

2. 训练室的要求　室内要简洁、安静，要尽量避免过多的视觉和听觉上的干扰，最佳训练室是有隔音设施的房间。成人治疗的房间不宜太大，一般 10m^2 即可，能方便轮椅进出。儿童训练室既要较宽敞明亮，便于训练的形式多样化，又要注意安全舒适。

（二）注意事项

1. 抓住训练时机　所有言语障碍的患者都应从早期开始训练，对于婴幼儿言语障碍应早期发现、早期诊断、早期治疗。

2. 注重反馈　反馈是指患者在训练过程中，对自己的反应有意识地认识。如指出图片或发出声音等。在训练时言语治疗师应不断重复进行正反馈和负反馈。建立反馈有两种意义：一是患者对自己所进行的活动可有意识地、客观地把握；二是能认识到反应正确与否。当反馈建立较困难时可利用视觉、触觉、听觉等多方式努力获得反馈。

3. 关注患者状态　患者常存在注意力不集中，观察力降低，心情抑郁或焦虑等情况，言语治疗师要注意与患者的说话方式，及时调整患者的状态，给予细致的帮助，使其在治疗期间保持良好的交流和学习态度。

4. 确保交流手段　语言是交流的工具，对于重度言语交流障碍患者，首先要用手势、笔谈、交流板等交流手段，尽量尽快建立有效的交流。这对于患者，特别是对失语症患者来说有很大的实际意义。

5. 合理安排好训练的次数和时间　一般说来，言语训练的次数越多，时间越长，效果越好。成人治疗至少应保证 0.5~1 小时/天，幼儿可以是 20 分钟/天的训练时间。另外，还应要求患者在家属协助下进行训练，训练的时间至少在 5~6 小时/天。

6. 做好原发病、并发症及意外事故的预防　在进行言语前，必须通过询问病史了解患者的原发病及并发症，在治疗过程中如发现异常，如心肺患者出现心慌心悸、呼吸困难等情况时，要迅速与临床医师联系及时处理。要特别注意患者有无疲劳表情和其他特殊体征。

若过于疲劳,则停止训练,让患者休息。另外还要注意意外事故的发生,如移动轮椅时要防止患者从轮椅上摔下来,给吞咽障碍患者进行吞咽训练时要防止误咽误吸,给患儿训练时要防止患儿将小玩具误吞。

7. 注意卫生管理　训练时经常接触患者的身体、唾液和血液,所以要注意预防各种传染病,手指皮肤有破损时要特别注意。训练前后要洗手,进行吞咽障碍训练时,要戴上一次性手套。训练物品要定期消毒,直接接触患者口腔或皮肤的物品,要尽量使用一次性的。

（田　莉　刘　芳　李玉强　金安平　江　琼）

复习思考题

1. 言语和语言的概念是什么?
2. 听力与听觉存在哪些区别?
3. 与言语听觉功能有关的脑神经有哪些?
4. 听觉理解、口语表达的神经传递过程是怎样的?
5. 平静呼吸与言语呼吸的区别有哪些?
6. 辅音声母发音部位的特征有哪些?
7. 言语治疗方法包括哪几种方法?

第二章 听力障碍

 学习要点

听力障碍的基本概念;听力障碍的行为观察测听法、游戏测听、听性脑干反应、耳声发射;听力障碍分级诊断;助听器的适应证及选配;听觉功能评估;听觉训练、构音训练、语言训练。

第一节 概　　述

一、定义

听力障碍(dysaudia)是指听觉系统中的传音、感音以及对声音的综合分析的各种神经中枢发生器质性或功能性异常所致听力减退或听觉障碍,俗称耳聋。

听力语言障碍(deafness and dumbness)是指由于耳聋造成不同程度的听力损失,导致言语功能障碍的一组疾病。

祖国医学对耳聋的研究源远流长,早在西周《左传》中就有对于耳聋定义的记载:"耳不听五声为聋"。祖国医学认为,耳聋是听力不同程度的减退,其至完全丧失,其轻者称为"重听",严重者称为"耳聋"。

二、听力障碍的分类与病因

(一)按病变的部位和耳聋的性质分类

临床上常用的耳聋分类主要是按照病变的部位和耳聋的性质进行分类。

1. 传导性聋　又称作传音性耳聋,是指声压波在通过气体传导途径传至耳蜗过程中,受到外耳、中耳病变的阻碍,导致到达内耳的声能减弱,致使不同程度的听力减退,称之为传导性耳聋。病因有:

(1)炎症:急、慢性化脓性中耳炎、分泌性中耳炎、急性乳突炎、外耳道炎、外耳道疖肿等。中耳炎是传导性聋最常见的原因(图2-1),在临床上,学龄前儿童是发病率最高的。

(2)外耳或中耳外伤:颞骨骨折累及中耳、外伤性鼓膜穿孔等。

(3)异物或其他阻塞:耵聍栓塞、外耳道异物等。一般的治疗方法是由医生取出耵聍或外耳异物即可。

(4)肿瘤:外耳道肿瘤、中耳癌、中耳血管瘤等。

(5)先天畸形:先天性外耳道闭锁、听骨链畸形、鼓膜缺失、前庭窗、蜗窗发育不全等均可以影响声压波的气导途径。可采用适当的手术治疗,年龄在6岁左右为好。

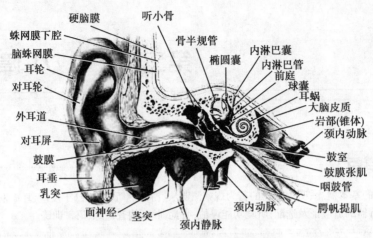

图 2-1　前庭蜗器全貌模式图

（6）过敏：主要见于严重的花粉过敏引起的外耳道阻塞及诱发中耳炎进而导致听力下降。

2. 感觉神经性耳聋　又称感音神经性聋，指内耳毛细胞、血管纹、螺旋神经节、听神经或听觉中枢的器质性改变，导致声音信息的感知、传递或分析过程的障碍而产生的听力低下或减退。此类患者如果听力不是太差，可以通过配戴助听设备来改善听力。原因具体如下：

（1）爆震性聋：系由于突然发生的强大压力波和强脉冲噪声引起的鼓膜和耳蜗急性损伤。当裸耳暴露于90dB（A）以上噪声中，即可发生耳蜗损伤，若强度超过120dB以上，则可引起永久性聋。

（2）噪声性聋：是由于长期遭受85dB（A）以上噪声刺激所引起的一种缓慢耳聋。其耳聋程度主要与噪声强度、暴露时间有关，其次与噪声频谱、个体差异亦有一定关系。

（3）外伤性聋：颅脑外伤及颞骨骨折伤及内耳结构，导致内耳出血，或因强烈震荡引起内耳损伤，均可导致感音神经性聋，轻者可以恢复。

（4）突发性聋：指突然发生的原因不明的感音神经性聋，可能与内耳供血不足、病毒感染、膜迷路积水或窗膜破裂有关，部分患者有自愈倾向。早期治疗可获得较好效果。

（5）药物中毒性聋：临床一些药物的毒副作用会损害位听神经引起听力减退。多见于奎宁、水杨酸、氨基糖苷类抗生素。药物中毒性聋为双侧性，多伴有耳鸣，前庭功能损害。

（6）自身免疫性聋：多发于青壮年、双侧感音神经性聋，耳聋特点为同时或先后出现、非对称性、进行性、波动性听力损失，可伴前庭症状。免疫抑制剂对部分患者有效。

（7）其他：一些全身系统的疾病，例如高血压、糖尿病、动脉硬化以及一些代谢性疾病，如甲状腺功能低下等都可导致感音神经性聋。

3. 混合性耳聋　病变同时发生在外耳、中耳及内耳，使听觉传音系统和感音神经系统同时受累所导致的耳聋。主要病因：

（1）耳瘘管-耳聋综合征：其特点是单耳或双耳耳郭畸形、耳前瘘管、鳃裂瘘管或囊肿，伴有听骨链畸形及内耳底回畸形。

（2）脆性骨质硬化：其特点是骨迷路及听骨包含有致密钙化软骨，乳突气化不良，可有复发性面瘫。

（3）组织细胞增生病：表现为颞骨局限性破坏、乳突肿胀、耳流脓、耳道肉芽。

（4）感染：包括全身及局部感染导致中耳和内耳病变。慢性化脓性中耳炎、耳硬化症等病变继续发展进而影响耳蜗功能。

（5）外伤：颅脑外伤及其他致聋创伤使中耳及内耳同时受到伤害。

4. 中枢性聋　病变位于脑干与大脑，累及蜗神经核及其中枢传导通路、听觉皮质中枢时导致的耳聋。可由外伤、感染（如脑炎、脑膜炎、梅毒）、多发性硬化、脑血管意外、颅内肿瘤等造成。

5. 功能性聋　又称精神性聋，系因精神因素或心理因素致聋的非器质性疾病。多见于成年癔症患者。

（二）按耳聋发生与言语功能发育之间的关系分类

听障儿童按耳聋发生与言语功能发育之间的关系可分为语前聋、语中聋、语后聋。

1. 语前聋　指在言语获得之前发生的听力损失，正常儿童一般在 3 岁左右为言语获得的关键时期。因此语前聋多发生在 3 岁之前的幼儿。

2. 语中聋　指在言语获得时期发生的听力损失，主要指在儿童 3~6 岁之间，言语发展期发生的听力损失。

3. 语后聋　指在言语和语言已经获得后发生的听力损失，一般是发生在 5~6 岁以后的儿童。

（三）按听障儿童耳聋发生的时间分类

导致儿童听力障碍的原因多为先天性因素，包括出生前后各种因素以及遗传性因素。听障儿童按耳聋发生的时间分为先天性聋和后天性聋。

1. 先天性聋　一般指胎儿或婴儿在孕期、分娩期及产后最初数日内发生的耳聋，即出生时已存在听力损失，接近一半的先天性聋是遗传因素引起的。具体病因可分为：

（1）遗传因素：21 三体综合征（Down 综合征或先天愚型）、13 三体综合征和 18 三体综合征是导致耳聋的最常见的染色体异常疾病。

（2）孕期原因：①孕期用药：孕妇在任何时期，特别是在受孕早期及中期，应用耳毒性药物可致胎儿螺旋器变性坏死，造成先天性聋；②母体孕期感染：为胎儿致聋常见因素，怀孕初期 3 个月内母体感染风疹病毒、巨细胞病毒、单纯疱疹病毒、梅毒螺旋体、弓形体等；③此外，怀孕期的糖尿病、肾炎、腹部 X 线照射等，均可影响胎儿内耳的发育导致耳聋。

（3）产期或产后因素：新生儿黄疸、新生儿核黄疸、新生儿窒息及新生儿溶血病是常见的引起耳聋的疾病。

2. 后天性聋　小儿后天性聋常见病因为各种传染性疾病、耳外伤、中耳炎、药物性聋等。对听觉系统损坏严重的传染性疾病常见的有脑膜炎、流行性腮腺炎、流行性感冒及风疹、伤寒等。

中医认为肾开窍于耳，耳部的疾患与肾有密切联系。耳聋早在《内经》就有论述，如《灵枢·脉度》："肾气通于耳，肾和则耳能闻五音矣。"《灵枢·决气》："精脱者，耳聋……"《外台秘要·风聋方》："《病源》足少阴之经，宗脉之所聚，其气通于耳，其经脉虚，风邪乘之，风入于耳之脉，使经气痞塞不宣，故为风聋。"《仁斋直指附遗方论·耳》："肾通乎耳，所主者精，精气调和，肾气充足则耳闻而聪。若劳伤气血，风邪袭虚，使精脱肾惫则耳转而聋。"皆认为耳聋是肾精亏损，胃气不足，肝火、痰浊上蒙，以及风邪上袭耳窍所引起。

三、听力障碍的早期预防

早期干预是指在婴幼儿出生后 3 个月内接受听力学及医学评价,对已确诊为听力障碍的婴幼儿在 6 个月龄前予以助听补偿(或听力重建)和康复训练。早期干预包括早发现、早诊断、早配助听器、早期教育等内容。首先应了解正常婴幼儿的听觉反应发育及语言发育过程(表 2-1,表 2-2)。

表 2-1 婴幼儿听觉反应发育及听阈值参考表

月龄	听阈值 dB(SPL)	听觉表现
3 月以内	60~70	听觉反射行为,如对突然发生的声音出现惊跳或闭眼
3~4 月	50~60	听觉反应,对日常熟悉的声音如妈妈的声音,玩具的声音表示出注意,并转脸寻找
4~7 月	40~50	能寻找侧面的声源,给他听声可跟踪声源。对于声音音量的突然增大能产生惊吓或哭喊
7~9 月	30~40	能寻找侧面和下面的声源,对耳边较轻的发声物体会产生注意,听到隔壁或远处熟悉声音会产生兴趣并尝试寻找
9~13 月	25~35	用小声呼喊名字能转头寻找,可配合音乐节拍摆动自己身体,能模仿简单发音
13~16 月	25~30	能寻找侧面、上面及下面的声源,隔壁传来的声音能注意倾听或表示听到,会按简单指令行动
16~21 月	25~30	听觉发育同上,并具备一定语言能力,能以字、词代句
21~24 月	<25	能寻找上、下、前、后、侧面等视野以外的声源,听力水平接近成人,此时期语言能力发展较快

表 2-2 婴幼儿语言发育过程

月龄 / 年龄	语言或发声表现
1 月	哭叫、咯咯声
2 月	模仿母亲的声音
2~4 月	能发元音
5 月	元音和辅音结合的声音
6 月	喉能发出声音
9~10 月	齿背音、爆破音　例如 "da" "na" "bei"
6~12 月	可以模仿声音(区别是否为先天性耳聋的标志)
12 月	可以讲第一个词,具体哪一个词不一定
18 月	大约可以说 6 个词
2 岁	可以讲两词句　例如 "大苹果" "红帽子"
2.5 岁	可以讲身体的部位
3 岁	可以讲三词句　例如 "小白兔" "大灰狼"

第二节　听力障碍的诊断

一、基本概念

人们会对生活中所听到的声音给予高低、沉闷或尖锐的判断,但这些只是人们对于声音的主观感受。评价声音特性的物理属性则需要了解以下概念。

1. 声音频率　声音是一种振动,又叫做声波。声学中规定,每秒声波交替变换的次数,即音振次数就称作频率,它的度量单位是赫兹(Hz)。赫兹数的大小反映音调的高低。人的听觉能够感觉到的声音频率范围为20~20 000Hz,在此范围内的声音称作可听声,又称为音频。小于20Hz的声音为次声,大于20 000Hz的声音称作超声。

2. 言语频率　尽管人耳能够感受到的声音频率最高可达20 000Hz,但就能听懂的人类言语交流的声音频率而言,其范围是300~3000Hz,又称作言语频率。

3. 分贝与零分贝　分贝(dB)表示声音音量的大小。当声音传入耳中,声音所含的能量会刺激听觉神经,引起大脑听觉分析器的声音感觉,但并非任何大小的声音都可以引起人耳的听觉,必须在声音的强度达到一定的量值时,才能引起人耳的听觉,这一量值为零分贝,即大多数人刚刚能听到的声音。生活中常见声音的分贝值见表2-3。

表2-3　一些生活中常见声音的分贝值

分贝(dB)	生活中常见的声音
10~15	耳语声
40~50	一辆悄悄行驶的汽车 / 一间不太安静的办公室
50~60	相距5米处谈话声
70~80	比较响的收音机或电视机
>100	喷气式飞机的引擎声

4. "言语香蕉"　"言语香蕉"图是指根据正常人的语言频率分布和音量分布的范围所画出的曲线形似香蕉,因此称作"言语香蕉"(图2-2)。聋儿选配助听器时,经助听器放大后的听力范围若在"言语香蕉"图内或范围之上,则表明助听效果良好,适合配戴者,对其语言学习有很大帮助。

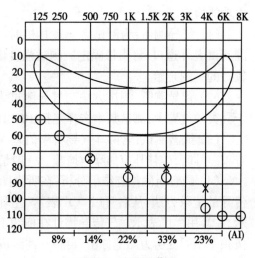

图2-2　言语香蕉图

二、听力检查技术

(一)主观测听技术

1. 行为观察测听法(behavioral observation audiometry,BOA)　是通过观察被试者受到声音刺激后所引起的听性反应来判断测听结果的一种方法。行为测听法的种类有许多,包括语声测听、音响玩具测听、条件定向反射测听等。可根据受试儿童的年龄、智力发育等不同情况选择使用。

听觉反应检查是针对 4 个月 ~2 岁的婴幼儿,测试结果与患儿的月龄有关,不同月龄的孩子对声音的反应不同,如前文"表 2-1 婴幼儿听觉反应发育及听阈值参考表"所示。测听用具一般选用低、中、高主频明确的便携式听力计(图 2-3、2-4)或音响玩具(图 2-5)。在进行检查时,一般需要两位检查者,一位在受试儿正前方用玩具控制器其注意力,另一位在受试儿后方趁其注意力不集中时突然给声,受试儿前方的检查者观察幼儿的听觉行为反应。

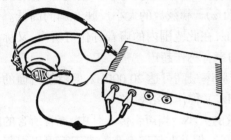

图 2-3　便携听力计 1

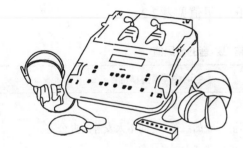

图 2-4　便携听力计 2

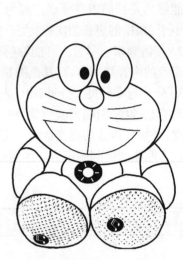

图 2-5　音响玩具(听力检查用)

2. 纯音听阈检查法(pure tone audiometry testing) 又称作听力计检查法。听力计即电测听计,是现代医院常用的听力检查仪器,可适用于 3 岁以上智力正常的儿童及成人进行听力功能检查。

(1)气导测听:为测试者佩戴耳机时红色标记为右侧,蓝色标记为左侧,将耳机中央对准测试者耳道口,将头带固定。测试强度由低到高,先给予 30dB 的 1000Hz 纯音,选择听力较好的一侧开始。

(2)骨导测听:测试方法与气导测试大致相同。不同的是把骨导测试所用的耳键放置于乳突的位置上,测试频率选择包括 1000Hz、2000Hz、4000Hz、500Hz、250Hz。

(3)掩蔽测试:若两耳气导听阈值差 40dB 以上或 / 和两耳骨导听阈差 10dB 以上时,在查较差耳时,较佳耳应加噪声掩蔽。一般情况只选 500Hz、1000Hz、2000Hz 三个频率即可。

(4)纯音听阈检查结果分析:在听力图上以横刻度表示 Hz,纵刻度表示 dB(图 2-6)。气传导的记录方法:从右耳以"○"表示,左耳以"×"表示;骨传导的记录方法:右耳以"["表示,左耳用"]"表示。气传导描计在横线上,骨传导阈值描计在纵线两旁。将所测到的结果按频率不同在听力图上标出,再相互连线成听力曲线。

3. 游戏测听(play audiometry,PA) 与上文介绍的纯音听阈检查法原理类似,是通过设计趣味游戏,引导孩子参与并对听到的声音做出及时的反应,从而完成听力测试的一种方法,常用于 2.5~5 岁的儿童。测试方法:测试人员首先要给受试儿做一示范,例如:听到声音后将盘中的玻璃球取出,教几遍以后待孩子完全领会指令后再开始测试。给声的初始强度可根据已知的听力结果或通过行为观察的结果确定,一般为阈上 15~20dB SPL。测试者按照"减十加五"的原则,依次测试 1000Hz、2000Hz、3000Hz、4000Hz、500Hz、250Hz 共六个频率的听力阈值,并逐一记录。

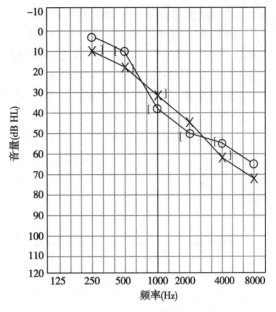

图 2-6 听力图

(二)客观测听技术

主要包括听性脑干反应、耳声发射、声导抗测试等。

1. 听性脑干反应(auditory brain stem response,ABR) 当一定强度的声音刺激听觉器官,听觉系统就会发生一系列的电活动,称之为听性诱发电位。听力正常人在接受短声刺激后,10ms 内颅骨皮肤表面描记出 7 个正相波,称之为听性脑干反应,它不受患者主观意志及意识状态的影响,适用于不能合作的新生儿、婴幼儿和主观测试困难的成年人的耳聋诊断,尤其有助于高频听力损失及听神经瘤等听觉障碍的定位诊断。目前 ABR 已是临床应用广、实用价值高的电生理检查方法。由于 ABR 主要反映高频的听力损失,低频听力损失仅根据 ABR 反应阈值,不能判断听力是否正常。

ABR 可从颅骨皮肤表面标记处一系列 7 个正相波,根据出现的先后顺序依次用罗马数字来表示,即波Ⅰ、Ⅱ、Ⅲ、Ⅳ、Ⅴ、Ⅵ、Ⅶ(图 2-7)。计算各波之间相差时间和能引出波形的最小声音,可客观地评估听力的状况和脑干病变。

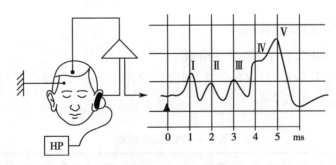

图 2-7 ABR 各波形图

2. 耳声发射 耳声发射是一种产生于耳蜗,经听骨链及鼓膜传导释放入外耳道的音频能量。反映出耳蜗不仅能被动地感受声音信号,而且还具有主动产生音频能量的功能。通过耳声发射测试可以了解内耳耳蜗功能是否正常,判断感音神经性听力损失的病变部位,是听力损失确诊的诊断性检查之一。目前在我国为婴幼儿听力筛查的首选方法。

3. 声导抗测试 是临床对中耳病变及面神经病变进行诊断与鉴别诊断的基本方法之

一。其测试包括鼓室声导抗和声反射。

（1）鼓室声导抗测试：通过测量鼓膜外侧声能传递过程的变化，了解中耳功能状态。Jerger 将鼓室声导抗分为三型：A 型、B 型和 C 型。A 型峰值出现在 0daPa（正常范围 −100daPa~+100daPa），峰值的幅度在 0.3~1.6ml，多见于正常耳或感音神经性聋（图 2-8）。B 型鼓室图形态正常，峰值的幅度小于 0.3ml，多见于鼓室积液、耵聍栓塞（图 2-9）。C 型鼓室图形态正常，峰值超过 −100daPa，峰值的幅度一般在正常范围，多见于咽鼓管功能异常、分泌性中耳炎等（图 2-10）。

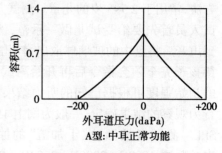

图 2-8 鼓室声导抗 A 型

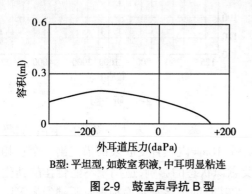

图 2-9 鼓室声导抗 B 型

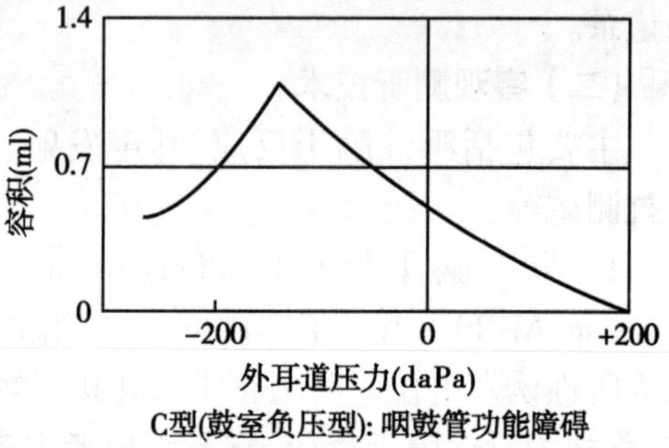

图 2-10 鼓室声导抗 C 型

（2）声反射：即镫骨肌反射，是指在足够大强度的声刺激时，中耳镫骨肌反射性收缩，以保护内耳免受损伤，是一种保护性反射。声反射一般采用声反射阈值测试和声反射衰减测试：声反射阈值指所能重复引出声反射的最小的声音强度，正常耳的声反射阈值为 70~95dB HL；声反射衰减指较长时间的持续刺激声使声反射的幅度明显减小的现象，多出现于蜗后病变。声反射是诊断传导性病变的敏感指标，感音神经性病变的声反射取决于病变部位。

三、听力障碍的分级诊断

（一）1997 年 WHO 对于听力损失分级

根据 WHO（1991，1997）日内瓦会议"预防聋和听力减退项目报告"制定的 WHO 标准，听力损失分为 5 级，详见表 2-4。

表 2-4 听力损失标准

听力损失级别	听力损失程度	平均听力损失（dB HL）（较好耳听力）
0	正常	≤25dB
1	轻度	26~40dB
2	中度	41~60dB
3	重度	61~80dB
4	极重度	≥81dB

（二）2011 年听力残疾分级标准

根据 2011 年《残疾人残疾分类和分级》标准，3 岁以上人群的听力残疾分为四级，见表 2-5。

表 2-5 听力残疾分级

级别	听觉系统的结构和功能	较好耳听力损失	理解和交流等活动
一级	极重度障碍	>90dB HL	不能依靠听觉进行言语交流理解和交流等活动极重度受限
二级	重度障碍	81~90dB HL	理解和交流等活动重度受限
三级	中重度障碍	61~80dB HL	理解和交流等活动中度受限
四级	中度障碍	41~60dB HL	理解和交流等活动轻度受限

第三节 听力障碍的干预

现代听觉语言科学已经证明，若听力障碍发生在 7 岁以前甚至是胚胎时期，听力障碍程度越重，对语言能力发育的影响也越重。所以，早期对于听力障碍进行有效干预，让聋儿及时感受到声音刺激，便于言语功能发育发展。

一、助听器

助听器是有助于听力功能障碍者改善听觉障碍，进而提高与他人会话交际能力的装置。它实际是一个能将声音放大到适应人耳听力所需程度的小型扩音器，由传音器、放大器、耳机和电源四个主要部分组成。传声器接受外界声音并将其转化为电信号，放大器对于电信号进行放大，耳机又将放大后的电信号再转换为声音输出。

（一）助听器的种类

根据外形和功能，助听器可分为盒式、耳背式、定制式、眼镜式及骨导助听器等。这里只对使用较多的盒式、耳背式、定制式助听器分别作介绍。

1. 盒式助听器 大小与普通的香烟盒相似（图 2-11），放大器、传声器及电池被组装在一只小盒内，多配于胸前口袋内，也可用背袋戴在背后（可防向前摔倒时压伤胸壁），有气传导、骨传导两种。

2. 耳背式助听器 属耳后型传声器，目前市场使用率占首位。形似香蕉曲度，伏于耳后，受话器开口与一硬质塑料管制成的导声钩连接，把它挂在耳郭上缘根部，由此钩经软塑料管和耳模耳塞放进耳甲腔及耳道口助听（图 2-12）。现已能制成大功率型或适用于低频残听为主的聋哑儿童所需的特殊型耳背式助听器。由于性能优良，机壳可制成各种肤色，伏于耳后为头发所隐蔽，往往不为外人发现，很能满足聋人心理要求（图 2-13）。

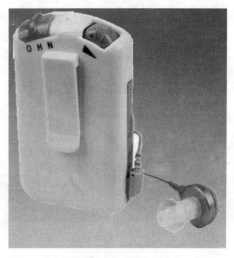

图 2-11 盒式助听器

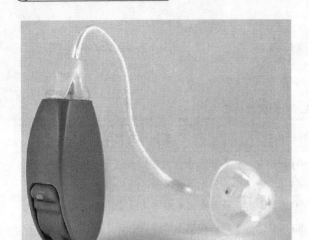

图 2-12 耳背式助听器

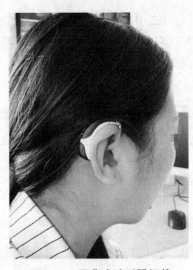

图 2-13 耳背式助听器佩戴

3. 定制式助听器 定制式助听器是耳内式、耳道式及深耳道式助听器的统称(图 2-14)。定制式助听器的最大特点是根据每个人的耳道的形状去定做,适合个人的耳朵。这样配戴更舒服,能充分利用外耳的声音收集功能。并且比较不引人注目,还可以正常的方式来接听电话,适合听力损失在 30~50 分贝者使用。

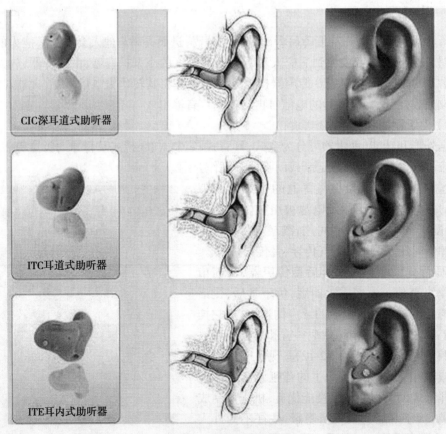

CIC深耳道式助听器

ITC耳道式助听器

ITE耳内式助听器

图 2-14 定制式助听器

（二）助听器的验配

1. 助听器验配程序

（1）听力检测：确定耳聋性质、耳聋程度和听力曲线特征。

（2）选择合适的助听器：根据测听结果、患者对于美观的需求以及经济条件等因素来确定助听器的类型。临床选配助听器的听阈标准是：凡 500Hz、1000Hz、2000Hz 频率的平均听力损失在 27~40dB HL 的患者可不需配助听器，聋儿除外；平均听力损失在 41~55dB HL 和 56~70dB HL，佩戴助听器会对提高听力有显著效果；平均听力损失在 71~90dB HL 的重度聋患者，佩戴助听器后会有一定效果；对于平均听力损失在 90dB HL 以上的严重耳聋者，多数佩戴助听器无效。

（3）调试助听器：主要是对助听器的声增益参数和信噪比做出调试，使患者达到最佳助听效果，需由专业人员操作。一般需要满足以下几个基本要素：①恢复足够的听觉能力，让患者听到干预前听不到的言语信号和环境声；②保持、提高或回复言语辨别力和理解力，以及听清在安静环境中日常特殊的声音；③在噪声的环境下听言语信号和环境声时，也尽可能达到上述目标；④助听器有适宜的增益并保持较高的声强，但不能达到不适阈水平。

（4）助听效果评估：一般有声场测试验证法、真耳测试验证法和患者主观评估。患者主观评估为主，且方法也比较多，如《助听器功能量化表（HAPI）》、《助听器受益简化表（APHAB）》等10余种。

2. 适应证　一般来说，有听力损失且存在残余听力的人可使用。但由于助听器是改善患者听力功能的最后措施，所以经医治或手术无效，病变已定型不再恶化的双耳耳聋患者，可考虑使用助听器。

3. 助听器的选配注意事项

（1）听力损失 35~65 分贝者可使用耳内式及耳背式助听器。听力损失 80~90 分贝以上的儿童，可使用盒式大功率助听器。

（2）通常可配单耳助听器，近年来各国比较提倡双耳使用助听器，特别是严重耳聋的婴幼儿（2、3 岁以下），应尽早（可在生后 40 天）使用双耳助听器。

（3）若佩戴者出现双耳重度外耳道炎，化脓性中耳炎活动未愈期及双外耳闭锁畸形不能用气传导助听器的情况，可考虑用骨传导助听器。

（4）耳模是用硅胶或聚甲基丙酸树脂依照个人外耳道形状制成的。目前听力学家普遍认为助听器只有配上耳模才是一个完整的助听器，佩戴助听器时把耳塞穿入耳模的孔内再戴上，既增加了稳定性也改善了声学效果。

（5）双耳全聋且配助听器无效时，可考虑施行电子耳蜗植入手术，但是术后仍需语言训练。

二、人工耳蜗植入

当人的内耳损伤严重时，即使是特大功率的助听器也不能使声音达到足够的响度，满足聋儿或聋人听到或听懂语言的要求。耳蜗植入可绕过损伤的内耳毛细胞，直接刺激听神经，将听觉信号送到大脑。即人工耳蜗是一种把声音信号换成电信号的特殊声电换能装置，这种装置的植入，为重度或极重度聋的成人或儿童提供了听的感觉。人工耳蜗技术的发明给助听器补偿效果欠佳的重度、极重度耳聋患者带来了福音，使这部分人群，特别是聋儿通过植入人工耳蜗重新获得听觉，经过及时、有效的康复训练而回归主流社会。

（一）人工耳蜗的组成及工作原理

1. 人工耳蜗组成 人工耳蜗的基本结构包括体外部分和植入部分（图 2-15），体外部分包括麦克风、言语处理器、发射线圈及连接导线。植入部分包括接收线圈、刺激器和电极。

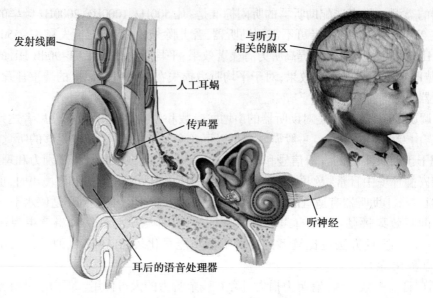

发射线圈
与听力相关的脑区
人工耳蜗
传声器
听神经
耳后的语音处理器

图 2-15 人工耳蜗

（1）麦克风：麦克风位于像耳背式助听器一样的外壳内或置于头片上，传统的麦克风多为全向性麦克风，现在方向性麦克风或多个麦克风系统也开始用于人工耳蜗。

（2）言语处理器：体配式的由导线连接悬挂于身上，耳背式的与麦克风一起挂于耳后。其作用主要是将传来的言语信息按一定的编码策略进行分析，并转换成电刺激形式刺激听神经。

（3）发射线圈和体内的接收线圈：二者分别带一个相对应的磁铁，使发射线圈保持在固定的位置上，接收线圈含磁铁与发射线圈相对应，为避免感染，现多为跨皮肤传递法传递信号。

（4）电极品种：繁多，常见的三种不同的刺激耳蜗的方式，有双极（bipolar）、共用地极（CG）和单极刺激（monopolar）。

2. 人工耳蜗工作原理 人工耳蜗基本工作原理为方向性麦克风接收声音后，将信号传到言语处理器，言语处理器将信号放大、过滤、数字化、并选择有用的信息按一定的言语处理策略进行编码，将编译后信号（语码）传至发射线圈，后者经皮肤以发射方式或插座式传输方式将信号输入体内，由接收器接收并把语码转换为电脉冲传送到耳蜗内的电极，电极直接刺激听神经纤维，最后大脑将电信号识别为声音而产生听觉。

（二）适应证与禁忌证

1. 适应证

（1）语前聋患者：双耳重度或极重度感音神经性聋；最佳年龄应为 12 个月 ~5 岁；助听器选配后听觉能力无明显改善；家庭对人工耳蜗有正确认识和适当的期望值。

（2）语后聋患者：双耳重度或极重度感音神经性聋；各年龄段的语后聋患者；助听器选

配后言语识别能力无明显改善;对人工耳蜗有正确认识和适当的期望值。

2. 禁忌证

(1)绝对禁忌证:内耳严重畸形病例,如 Michel 畸形或耳蜗缺如;听神经缺如;严重的精神疾病;中耳乳突化脓性炎症尚未控制者。

(2)相对禁忌证:全身一般情况差;不能控制的癫痫。

(三)人工耳蜗的维护

由于人工耳蜗是高科技产品,其科技含量及工艺要求均较高,目前又是以进口国外产品为主,因此非常昂贵,使用时应注意产品的保养和维护。

1. 人工耳蜗的保养

(1)储存:当不使用时,将其储存于原盒中,松掉耳机和导线,如长期保存,将电池去处。储存温度在 5~50℃。

(2)清洁:避免任何异物进入系统任何部件内,清洁外部器件时,可用柔软湿布擦拭。

(3)干燥:洗澡或游泳时请勿佩戴外部器件,若环境潮湿或经常大量出汗可将言语处理器、耳机及干燥包一起放在附件中的袋子里或带有活性干燥剂的密封盒子里,经一夜干燥,湿气可去除。

2. 人工耳蜗使用注意事项

(1)人工耳蜗植入者头颈部不可接受电疗、透热疗法及离子放射治疗。

(2)有些耳蜗植入部件被设计成可取出的磁铁和其他特性,可耐受核磁共振检查,还有些植入部件属于植入性磁铁,不耐受核磁共振检查。

(3)头部避免受伤。对头部接收/刺激器位置的冲撞,可能造成内部部件的损伤而出现故障。

(4)静电放电会损坏植入系统的电子元件或扰乱言语处理器的程序。因此日常生活中应注意:①应将导线放在衣服里面紧贴皮肤;②在佩带耳机或言语处理器之前,请先触摸其表面,以使其与身体的带静电水平相平衡;③在他人接触言语处理器或耳机之前,一定要先触摸孩子的手或手臂以平衡带静电水平;④在玩蹦床或塑料游戏设施时,要先摘掉耳机或言语处理器。游戏之后,先触摸他人的手、手臂或金属物体放掉静电,方可安全的佩戴耳机和言语处理器;⑤对衣物、地毯、汽车坐垫等使用衣物柔顺剂或抗静电喷雾剂处理;⑥下汽车时,用手握住车框或车门把手直到脚接触到地为止,这样可以放掉静电;⑦避免将耳机和言语处理器与电视屏幕或电脑显示屏接触,在调机时,调试人员应在电脑屏幕前使用防静电屏。

(5)避免传输线圈上缠绕诸如毛线之类的东西,以防传输信号的中断。

(6)更换电池时先关闭言语处理器,再开启电池仓。

(7)开机前应先帮助人工耳蜗使用者佩戴好每一个外部部件,先关机再取下外部部件。

第四节 听力障碍儿童的听觉言语康复评定

一、听觉功能评估

听力水平是先天发育形成的听觉灵敏度,而听觉能力是指通过后天学习获得的感知声音的能力,尤其是感知言语声的能力。听障儿童听力补偿或听力重建后,更需要评估其听觉能力,并对下一步言语能力评估和语言综合能力训练提供参考和依据。听觉能力的发展主要经过听觉察知、听觉分辨、听觉识别和听觉理解四个连续的过程(图2-16)。听觉察知是判断声音有无的能力;听觉分辨是在具备了听觉察知能力的基础上,对声音信息的时间、强度、频率、语速的差异等特性进行辨别能力;听觉识别主要是把握声音特定的能力;听觉理解主要是将音和义结合的能力。四个层次各有侧重,螺旋上升,对于同一个素材,评估内容可以从听觉察知发展到听觉理解。

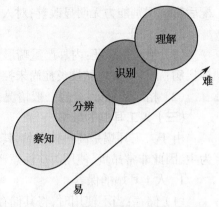

图 2-16　听觉能力发展的四个阶段

(一)听觉察知能力

1. 评定目的　考察听障儿童在听力补偿或听力重建后,有意识的判断声音有无的能力,当听障儿童能对有声和无声做出反应时,表明他已具备基本的听觉察知能力。

2. 评定内容及工具　可采用主频明确的滤波复合音(如鼓、双响筒、锣等)、环境声、林氏六音(/m/、/u/、/α/、/i/、/sh/、/s/)等。

3. 评定方法　听觉察知能力的评定包括评定前准备、熟悉被试、明确指导语、正式评定、结果记录与分析、方案制定六个过程。评定前的准备主要是对评定环境、评定过程中所用的评估工具、记录及分析表、强化物等的准备。评估方法:在环境安静中,由治疗师在患者不经意的状态下给声,并观察此时患者的反应。如果患者能够做出相应的反应,则由治疗师给声,要求患者听并做出主动反应。指导语可视游戏形式而定,如"***,听到有声音就将手上的积木举起来让我看到;没有声音,就不动"等。如果患儿没有反应时,可以通过缩短彼此之间直线距离等进一步进行听觉察知能力的评定。

(二)听觉分辨能力

1. 评定目的　考察听障儿童分辨声音相同和不同的能力,主要指分辨声音的时长、强度、语速和频率等特性的能力。

2. 评定内容及工具　评定内容包括无意义音节分辨和有意义音节分辨两部分。评估工具可采用纸板式评估卡片,由治疗师发出声音让患儿分辨;也可采用计算机软件,由系统给声并让患者指认。两类评估方法的评估内容都包括时长、强度、语速和频率四个方面。

3. 评定方法　听觉分辨能力的评定包括评定前准备、熟悉被试、明确指导语、正式评定、结果记录与分析、方案制定六个过程。评定方法:在环境安静中,让患者指出两个声音相同还是不同,或指出声音由哪里发出。指导语:"小朋友,如果老师说一样的,就指这个(左图);如果老师说不一样的,就指这个(右图)"或"小朋友,听一听,声音是哪里发出来的?"等(图2-17)。

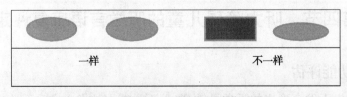

图 2-17　听觉分辨能力评定指认图

结果记录:得分(%)=(3x-n)/3x×100%(x 为测试题数;n 为错误次数,即 0 的个数)。结果分析:总分 <80%,需要立即干预;错误项目分析错一次,需要进行巩固,错两次,需要对听障儿童进行强化训练;如果全错,则需要对听障儿童进行感知训练及多感官结合训练。

(三)听觉识别能力

1. 自然环境声识别

(1)评定目的:考察听障儿童将声音和对应的事物之间建立联系的能力,主要判断听力障碍儿童佩戴助听器或植入人工耳蜗后的听觉功能、补偿或重建效果以及对自然环境各种音响的适应能力、辨别能力。

(2)评定内容及工具:每种声响都有其特定的主频范围,评定内容可选择 20 种日常声响(见表 2-6),分为 4 组,每组 5 张测试图片,每次测试可随机选择一张测试图片,其余 4 张作为陪衬图片,20 张图片共循环 5 次完成。评估工具可采用纸板式测试卡片、《自然环境声响识别》测试记录表、音响设备或电脑。

表 2-6 日常声响分类

目标	内容
音乐声	低频(250~750Hz):长号、大长笛、单簧管
	中频(1000~2000Hz):长笛、小提琴、圆号
	高频(3000~4000Hz):短号、双簧管
环境声	动物声:猫、狗、鸟叫声等
	自然环境声:流水声、下雨声、风声等
	日常生活声:汽车笛声、电话、敲门的声音
人声	男性、女性、成人、儿童、老年人的声音

(3)评定方法:测试在较安静房间进行,用录音机播放测试音,扬声器被置于被试者正前方 1m 处,并与听力障碍儿童助听器在同一高度,其声压级控制在 65dB SPL 左右。考虑到听力障碍儿童的心理特点,所以用听声识图游戏法评估,测试在 10 分钟内完成,按测试表格记录,结果计算公式:识别得分(%)=(正确回答数 / 测听内容总数)×100%。

2. 语音识别 语音识别分为韵母识别和声母识别。韵母是汉语的主要语音成分,每个音节都离不开韵母,韵母也可以独立成为音节并在音节长度和语音能量方面占有很大的优势。声母往往不能离开韵母而单独发出音来,它总是伴随韵母前后与韵母一起作为识别信息的工具。声母频谱范围一般在 3kHz 以上,远较韵母频率高,听力障碍儿童高频听力损失显著者居多,声母识别难度较大。

(1)评定目的:通过韵母识别评估听力障碍儿童的听觉功能及语音能力,对指导康复训练提供理论依据。通过声母识别可以评估听力障碍儿童听觉功能及助听器对高频听力损失的补偿效果。

(2)评定内容及工具:选用《汉语拼音方案》韵母表中 31 个韵母,按照语音测试词表编制规则组成 75 个词,编成 25 组,每组由 3 个词组成,全部配有彩色图片(图 2-18)。《汉语拼音方案》有 21 个声母,按照语音词表编制规则组成 75 个词,编成 25 组,每组由 3 个词组成,全部配有彩色图片。

（3）评定方法：测试方法有听说复述法和听话识图法两种。听说复述法主要评估听力障碍儿童的语音听辨能力和发音水平，听话识图法主要评估语音听辨能力和助听器效果。具体操作内容为：以组为单位出示图片，随机选择 1 张图片为测试词图片，其余 2 个即为陪衬词图片，发出测试词语音，要求被试者选择相符合的图片或复述语音。25 组图片循环出示一次即可完成测试。识别得分（%）=（正确回答数 /25）× 100%。

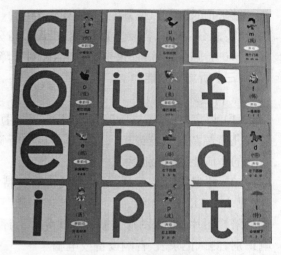

图 2-18　语音识别测试卡

3. 声调识别

（1）评定目的：汉语的声调同韵母、声母一样占有重要地位。同音单音节声调识别主要了解听力障碍儿童的声调识别能力；双音节声调识别主要评估听力障碍儿童对声调的识别及理解能力。

（2）评定内容及工具：评定内容设计 6 种不同声调组合，包括一声与二声、一声与三声、一声与四声、二声与三声、二声与四声、三声与四声，每种声调组合包括三个测试项，每个测试项包含两个元音和辅音相同而声调不同的测试词，每个测试词均配有声音、文字、拼音和图片。评定工具选择相关纸质测试卡片、音响设备或装有测试系统的电脑。

（3）评定方法：测试时，首先让听力障碍儿童位于参考测试点，在一小桌前坐好，测试条件同自然环境声识别。进行单音节声调识别时，出示 3 张标有声调符号的卡片，用听声识图法进行测试，被试者可根据发声词分别选出图片。若采用听说复述法测试，要求只要声调回答正确即得分，如 mǎ 答成 bǎ 等。进行双音节声调识别时，每组 3 张图片，出示图片时同时发音，待图片在被试者面前摆好后再随机选其中一个图片发音，让被试者选择。循环一次完成测试。

4. 数字识别

（1）评定目的：本测试主要了解听力障碍儿童对于数字的识别能力。

（2）评定内容：0~10 的数字卡准备 5 套，每套随机抽出 5 个，作为一组，同法编出 5 组。

（3）评定方法：测试者与被试者并排而坐，且位于被试者较好耳一侧或助听设备接收侧，采用听话识图法测试：每次出示一组 5 张图卡，首次分别读出其中 2 张所示数字，被试者要求根据发音选出相应字卡，5 组做完为一循环；第二次循环出示卡片时分别读出剩余 3 张卡片，被试者要求根据发音选出相应字卡，循环两次可完成测试。被试者容易错答的数字应做记录，以便分析原因，进一步改进康复手段。测试结果计算：识别得分（%）=（正确回答数 /测听内容总数）× 100%。

（四）听觉理解能力

1. 评定目的　判断听力障碍儿童佩戴助听设备后，对韵母、声母、声调在单词中的综合听辨能力。进一步测试还可以评价听力障碍儿童佩戴助听设备后感知和分辨连续语言能力及听觉功能水平。

2. 评定内容　选择听力障碍儿童熟知的 20 个句子，分成四组，每组由 5 个句子组成，全部配有图片。可选用"听说复述法"或"听话识图法"测试。

3. 评定方法　选用"听说复述法"可根据每句关键词是否正确计算得分(每个关键词 2 分共 50 个关键词);"听话识图法"以每组 5 张图片为单位出示图表,可随机分别读两张图片让患者识别,依次测试,待第二次循环时再将之前未测三张图片分别读出让被试者识别,保证每个词都有发音机会。计算得分方法同自然环境声识别。

二、言语功能评定

听障儿童的言语障碍主要是由于听力障碍导致的,儿童一般在 7 岁左右完成言语发育,在语言获得之前特别是婴幼儿时期的中度以上的听力障碍所导致的言语障碍都要接受听力言语康复训练。

(一)言语功能评定目的

1. 判断言语障碍的性质、原因及严重程度。

2. 为制定个性化针对性强的言语障碍康复方案提供依据。

3. 对言语训练疗效作出评价。

4. 评判言语康复方案设计的优劣。

(二)言语功能评定内容

言语功能评定主要采用主观评估和客观评估相结合的方式,按照言语五要素进行,即包括呼吸、发声、共鸣、构音和语音 5 个方面。主观评估主要包括自然交谈观察和言语器官的检查、言语量表评定(如 Frenchay 评定量表)等;客观评估主要为言语声学参数测量,如呼吸功能评定的参数有最长声时(MPT);发声功能评定参数有嗓音基频、基频微扰等;共鸣功能的评定采用第 1 共振峰和第 2 共振峰、鼻流量的测定等,而构音障碍的评定采用口腔轮替运动速率等,言语障碍的评定详见后面相关的章节。

第五节　听力障碍儿童的听觉言语功能训练

 案例导入

　　案例:患儿,男,现 6 岁,自幼听力言语障碍,3 岁时仅能说几个词,就诊时仍不能进行正常的言语交流。当地检查神经性听力损失并未采取助听治疗。否认双耳溢液史,否认家族史。

　　检查:①双外耳道耵聍,取出后,鼓膜完整;②纯音测听,双耳中重度感音神经性聋(500、1000、2000 与 4000Hz 平均听阈 65dB HL);③双耳鼓室图均为 A 型;④ CT 显示双耳正常,无前庭导水管扩大。

　　听觉功能评估:①门诊双耳试戴助听器,自觉能听到声音,但听不懂在说什么;②经言语测试,其助听情况下,双耳双音节词言语识别率为 20%。

　　讨论:a. 该患儿的听觉干预措施是选择佩戴助听器还是人工耳蜗手术? b. 该患儿言语功能通过康复训练能否达到同龄人的言语水平? c. 该患儿应该采取哪些康复措施?

一、训练原则

听觉对声音的认识是有一定过程的,这一过程可以分为:听觉察知、听觉注意、听觉定位、听觉辨别、听觉记忆、听觉选择、听觉反馈、听觉概念八个阶段。这些听觉阶段不是孤立存在的,因而,对聋儿进行言语训练时要注意不可将这几个阶段孤立分开。

1. **早期开始训练** 尽早开始训练,是提高训练效果的首要条件。实际上,从 0 岁开始就必须进行系统地训练,并要全面实施,综合性训练计划对于 0 岁也实用。

2. **建立最佳助听状态** 对于聋儿的听力言语训练,听力信息的准确接收是关键。无论是在训练场所,还在日常生活的场景中,都必须保持最佳的助听状态。

3. **设定个别训练计划** 听力及语音听辨别能力有个体差异,语言学习的速度及语言方面以外的发育情况也因人而异。因此,要根据基本训练程序的具体内容,制订和实施适合个人及其发育阶段的训练计划。

4. **调整语言环境** 鼓励聋儿将在训练场景中获得的语言能力运用到日常生活场景中,引导他经历各种各样的场景,积累交流经验。

二、听觉训练

(一)听觉察知训练

1. **训练目的** 培养听障儿童的聆听意识和交往习惯,积极主动与他人进行目光接触。帮助听障儿童建立察觉反应,教会他们听到声音后做出适当的反应。

2. **训练方法** 训练师将一玩具小汽车放于桌子上,一边用嘴巴模仿汽车发出"滴滴……"的声音,一边推出小汽车。随后再反复示范几次,接着让聋儿和治疗师一起控制小汽车,当治疗师发出"滴滴……"声音后推出汽车。当聋儿理解游戏要求后,由聋儿独立控制小汽车,待治疗师发出声音指令后推出汽车。之后,还可将汽车更换成火车、自行车、飞机等物件,使聋儿听到更多声音,扩大他对各种频率声音的感知能力。

(二)听觉分辨训练

当聋儿对于声音具备察知能力之后,接下来治疗师就需要培养听障儿童感受声音差异的能力,包括对环境声、音乐声以及言语声差异的辨别。其中感受言语声的差异是本阶段训练的重难点,包括对超音段信息(如音高、音强、音长及音色)的辨听,还包括对于节奏、速度、元音和辅音的听辨。

1. **对音高的听辨训练** 声音的高低是由发音体在单位时间内振动次数的多少来决定的,振动的次数越多,发出的声音就会越高,反之越低。语声的音高变化主要体现在声调的高低升降。治疗师在训练时,可选择不同频率的乐器如鼓、木鱼、锣、喇叭等,先让聋儿边听边看,熟悉后让他们只听不看,并在听到声音后拿出相对应的乐器。

2. **对音强的听辨训练** 声音的强弱是由发音体在单位时间内音波振动幅度的大小来决定的。音波振动幅度大,声音就强,反之就弱。治疗师在训练时,播放音乐,并让聋儿跟着音乐拍手,随后调节音量的大小,带领并引导聋儿在音量变大时使劲拍手,音量变小时轻轻拍手。慢慢过渡至聋儿独立完成,且反应正确。

3. **对音长的听辨训练** 音长即声音的长短,由音波持续时间的久暂所决定的。对于音长的分辨训练相对容易,治疗师可以自身发出或乐器演奏出长音或短音使聋儿听到,并让他分别画出长线条或短线条与之对应。

4. **对音色的听辨训练** 音色也叫音质,音波振动的形式不同,就会产生不同的音色。训练时先让聋儿面对着听鼓、电子琴、口哨、锣等声音,然后转身在阻隔视觉辅助的情况下用听觉辨别不同乐器发出的声音。

5. **对节奏和速度的听辨训练** 让聋儿感受不同的节奏和语速,会对以后学习儿歌、欣赏音乐等有很大的帮助。"一对一"训练时,可让聋儿分辨或模仿治疗师的拍手/敲击的节奏、如"咚咚—咚咚咚"或"咚咚—咚"等,可随着训练提高难度;小组训练时,可选择类似"击鼓传花"等小游戏,通过让聋儿体会声音速度的快慢而调整运动的速度。

6. 对元音和辅音的听辨训练　元音的听辨要易于辅音,训练时要遵循"先易后难,循序渐进"的原则,先进行元音的听辨训练。在进行元音听辨训练时,选择同一辅音联合不同元音让聋儿体会分辨,如区分 a、i、ai 可以选择让聋儿听辨词语"那、你、奶"。当聋儿可以较好地听辨单元音和双元音后,可以进行辅音的听辨训练,如让聋儿听辨词语"壶、醋、布、裤",用以区分 h、c、b、k。聋儿在以后的训练中也还是要不断巩固此项训练,具备一定言语功能后,还可以以复述绕口令形式继续强化。

（三）听觉识别训练

当听障儿童能听出各种声音之间的差别后,接下来要培养他们将声音与对应事物联系起来的能力。此外,在这一阶段还要加强听障儿听觉记忆能力的培养,为今后的与人交流训练打好基础。听觉识别训练可以有两种形式开展:

1. 闭合式训练　即在给予聋儿声音刺激后,要求聋儿在事先已经设定好的选择范围内选出与之对应的事物。如听到"小狗"会指出小狗的模型或画有小狗的图片。随着训练的进行,可以通过扩大选择范围（从一开始的四选一可以过渡到六选一或六选二）、缩小选项间的差异等方法来提高训练难度。

2. 开放式训练　即不会事先设定任何选择范围,在直接给聋儿声音刺激后,要求他们再现出来。再现的形式可以是复述或其他可以反映"知道了"的方式,如听到"小狗"后聋儿可以模仿说出"小狗"、模仿小狗的动作和（或）发出"汪汪"声、指出小狗的模型或图片等。

（四）听觉理解训练

听觉理解能力训练,是聋儿听觉康复训练的最终目标,同时也是听觉训练难度最大的环节。对于聋儿听觉理解训练应讲求由易到难、循序渐进的原则,可分三个阶段训练。

1. 初级阶段

（1）训练目的:培养聋儿倾听习惯,多提供语音刺激。

（2）训练方法:在训练中布置口头任务让聋儿完成,使其在完成任务的过程增强对任务内容的理解。例如:"小明,打开包"或"小明,喝水"等。待聋儿较直接准确地完成任务后,应及时地给予表扬。

2. 中级阶段

（1）训练目的:扩大聋儿的词汇量,为其准确地理解句子、短文做准备。

（2）训练方法:选择那些与聋儿日常生活相关的词汇,"混进"他们容易理解的句子中,用日常生活对话形式与聋儿进行语言交流。治疗师可以有意识地把这种训练穿插在日常生活细节里,使孩子不感到陌生、枯燥,同时也有利于理解和接受。

3. 高级阶段

（1）训练目的:训练聋儿在听的过程中迅速理解句子,提高听觉理解力。

（2）训练方法:让患者找出所给的一组词中与其他不同的一个,同时指出为什么不同,并加以复述。如"牙膏、毛巾、铅笔、牙刷"。从四个短句中找出与其他三个有明显不同的句子,指出为什么不同,并加以复述。例如:"我吃了苹果""女孩被大灰狼抓走了""妈妈洗衣服""爸爸开汽车";进一步加大难度,让患者从三个长句中挑选出一个与其他两个有明显不同的句子,指出为什么不同,并加以复述。

三、构音训练

（一）呼吸训练

自然呼吸和语言呼吸不同,要让聋儿说清楚话,首先必须进行语言呼吸训练,学会运用呼吸,控制气流。

1. 深呼吸 深呼吸主要是为了让聋儿掌握正确的呼吸方法和状态,锻炼呼气肌群和吸气肌群的力量。由于聋儿存在听力障碍,所以在开始训练呼吸时应用嗅觉和触觉的感受来引导。例如可以用带有香味的事物引导聋儿进行正确的吸气。学会吸气后再教聋儿呼气:将聋儿的一只手放在训练者的鼻前,另一只放在训练者的胸前,训练者深吸一口气,然后用口鼻慢慢呼气。这样聋儿可以通过触觉感觉到训练者呼气时胸部的扩展,并加以模仿。完成上述训练后进行深呼吸训练。对于聋儿的深呼吸训练要做到"吸气一大片,呼气一条线"。注意不要端肩,用鼻吸气,用口鼻呼气。

2. 声气结合训练 声气结合训练是锻炼聋儿说话时合理用气和控制气流的能力。练习的方法可选择如数数练习:开始数 1、2、3、4……往下数,数到一口气用完。数数的速度先慢后快,这样既练习了呼吸也练习了口腔肌肉动作的敏捷性。

3. 游戏 结合聋儿的年龄特点,可以用吹纸条、吹蜡烛、吹龙的方法练习呼吸。吹纸条时气流要匀、细、长。吹龙时气流要控制好,持续的时间越长越好。吹蜡烛时,可点燃数根小蜡烛,看聋儿一口气能吹灭多少根蜡烛,还可以一根一根的吹。

（二）舌部训练

聋儿由于听力损失,语言发展会受到抑制,较长时间后会引起舌头主动运动幅度不大,舌肌僵死转动不灵活,进而会导致聋儿说话时跟不上语言节拍的速度,有的字音就发不出来,或发得残缺不全,因此聋儿舌头锻炼十分必要。

1. 舌训练操 通过以下四节舌操的训练,使舌头上、下、左、右都得到运动。做舌操时,用鼓点或音乐引导聋儿有节奏的完成训练,或同时让聋儿加上拍手、点头、摇头的动作。

第一节:先将舌尖抵住上齿龈,接着舌尖顺着上腭向后钩,钩得越深越好,但不要把舌系带抻疼。最后舌尖再舔着上腭,慢慢放在下齿龈(图 2-19)。

第二节:舌尖放在下齿龈,慢慢向嘴外伸出,伸得越长越好,然后快速缩回(图 2-20)。

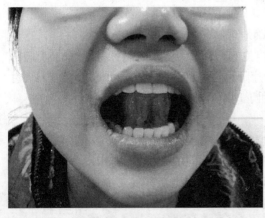
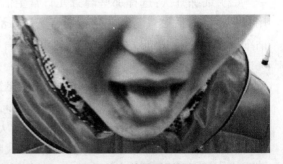

图 2-19　抢舌训练　　　　　　图 2-20　伸缩舌训练

第三节:舌尖用力顶左腮,顶得腮部越突出越好,然后换顶右腮,左一下,右一下,反复多次(图2-21)。

第四节:舌头平放,用牙齿轻轻咬舌面,牙齿边咬舌头边往外伸,然后又慢慢的边咬边缩回(图2-22)。

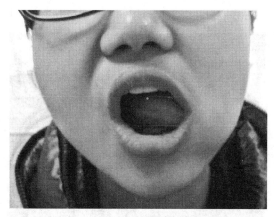

图2-21 顶腮训练

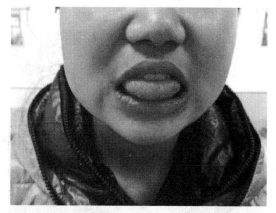

图2-22 抗阻伸缩舌训练

2. 在舌操的基础上,进一步训练舌头的发音动作,连续发"嗒、嗒、嗒""呃、呃、呃"等音。发音时舌头要有力,口腔要有一定开度,使舌尖、舌面、舌根得到锻炼。锻炼时要先慢后快。

(三)口部训练

聋儿在发音和说话时,嘴唇不用力或不活动,有的嘴唇位置不对,所以说不出话来或发音含糊不清。针对聋儿的这一特点要进行口部训练。

1. 口部操训练

第一节张口练习:上下颌打开,直到可以放进两个重叠的手指。开口的动作要柔和,舌头平放,不能后缩或隆起,舌尖自然地贴在下门齿龈,上下唇放松。(见图2-23)

第二节上唇练习:将上唇缩提到上齿龈处,使全部门齿都能看见,下唇听其自然,口部和面部肌肉保持平静。这个训练的目的是帮助聋儿克服妨碍发音清楚响亮的"死唇",促进上唇的灵活性(图2-24)。

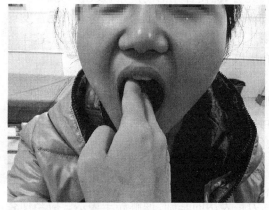

图2-23 张口练习

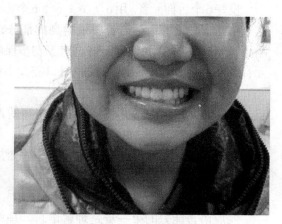

图2-24 上唇练习

第三节双唇练习:双唇闭拢,向前突出,然后自然地恢复原状,唇形的圆展是 b、p、m、i、u、ü 等发音正确与否的重要因素,双唇练习能帮助聋儿锻炼双唇的力量,使双唇灵活,发好双唇音(图 2-25)。

2. 在练好口部训练操的基础上,进一步锻炼双唇的发音动作,如连续发"大、大、大……"(图 2-26)。

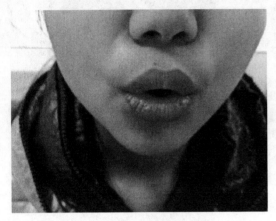 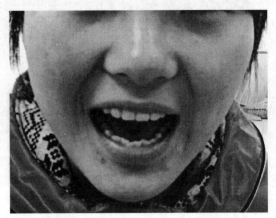

图 2-25　双唇练习　　　　　　图 2-26　张口发音训练

3. 注意突出口型,发音时要双唇用力,读音响亮,口型准确。练习时,先慢后快,双唇要活动开。如连续发"a、o、e""i、u、ü"。

（四）鼻音训练

鼻腔主要用来发鼻辅音,发鼻辅音常常需要有双唇、舌头、硬腭、软腭等部分参加。鼻腔的作用是使气流通过。鼻音练习是让聋儿体会气流从鼻子通过的感觉,为发好鼻辅音打下基础。

（五）嗓音训练

嗓音训练时,训练者要注意聋儿发音的呼吸姿势,要求聋儿站好,挺胸缩腹,用鼻吸入饱满的气流后开始发音。教给聋儿准确的舌位,可用压舌板、筷子帮助聋儿纠正舌位。注意元音辅音结合训练,有了响亮准确的元音之后,应当和辅音结合训练。

发好 6 个舌面元音。用 a、o、e、i、u、ü 6 个舌面元音,促使聋儿活动声带,发出响亮的声音。这 6 个元音是说普通话语音中最响亮的部分,如果能用各种方法让聋儿把这 6 个元音发得响亮、干净、好听,聋儿读好字音就有了初步保障。尤其要重点练习 a、e、i、u 4 个元音,这 4 个元音既有舌肌前、中、后的锻炼,也时口腔大小和嘴唇圆展的锻炼。

（六）四声训练

在练习元音、辅音的同时,要加入四声的训练。在四声的训练中,存在一个由易到难的过程。先教一声、四声,然后再教二声、三声。可根据声调符号的特点,用手势动作变化来表示四声,这样聋儿训练起来情绪较高,兴趣较浓。

四、语言理解训练

发展语言能力的第一步是理解语言。理解力是表达的基础,理解先于表达。应当使聋儿在获得大量感官刺激的同时,与语言的意义结合起来,发展聋儿的语言理解力。

（一）聋儿获得理解性语言的方法

1. 给予聋儿大量的语言刺激　在开始阶段，不要求聋儿对训练者的语言做出明显的反应，只要求聋儿集中注意力去看、去听、去感觉声音的振动。只要聋儿明白了理解了语言的含义，他也就会努力去掌握这些词汇。

2. 培养聋儿看话的习惯　看话就是聋儿发挥视觉器官作用的一个言语活动方式。训练者的任务是帮助聋儿注意嘴唇的活动，培养聋儿在看话时注视嘴唇的习惯，启发聋儿理解语言。

（二）基本词汇库的建立

基本词汇库的选择可包括以下几方面。

1. 以名词与动词为主　儿童最初的思维主要是形象思维，在学习过程中，聋儿可以主动参与体会的事物对应的词汇，掌握的速度比较快。

2. 选择使用频率高的词汇　能与聋儿生活经验联系密切的词汇利于学习开展。

3. 选择聋儿感兴趣事物对应的词汇　这些词汇可以增强聋儿学习的主动性，因而可作为他们开始接受性语言学习的主要内容。

（三）词语理解训练

词语按照结构可分为一词句、二词句、三词句。一词句的训练内容为常见的动词、名词及形容词；二词句和三词句实为短语，训练内容为包括并列、偏正、动宾、主谓、介宾等结构的词语组合。

（四）短文理解训练

1. 情境对话　是通过模拟聋儿生活中常见的情境，引导他们说出符合情境内容的对话，用以综合提高聋儿在日常生活中的听觉理解和言语表达能力，锻炼他们的口语表达能力。训练时需要让聋儿明白三点：

（1）与别人交流，必须注视对方。

（2）人们正常交流的主要是通过言语，聋儿必须适应。

（3）长句中即使不能对所有词都理解，但要学会听关键词，进而领会对方表达内容的大致意思。

2. 故事复述和问答　故事复述是训练听障儿童通过听觉理解、记忆故事并能进行准确、清晰的复述，有助于增强听障儿童连续性语言的表达能力；故事问答是通过提问故事的细节，训练听障儿童把握和理解短文关键信息的能力。

3. 听短文排图片　将一些故事的图片打乱顺序放在聋儿面前，要求聋儿在听完故事后安故事情节发展排列出正确的顺序。这种方法训练听障儿童通过听觉理解、记忆故事能力并可对聋儿逻辑顺序进行培养。

五、语言表达训练

表达性语言的培养，实际上就是培养聋儿用词造句的规则，也就是语法的培养。训练者要为他们建立语言模式，让聋儿学会说完整的话，正确表达自己的思想和愿望。表达性语言的培养，跟语言习惯的形成和词汇的掌握一样，是通过语言实践获得的。训练师在训练中一定要注意语言实践和语言环境，为聋儿的表达性语言的培养创造条件。

（一）表达性语言的四个阶段

1. 接受阶段　在这个阶段要使聋儿大量地接受词汇、理解词汇，理解后做出反应，用反应的方法去行动。训练者关心的主要是聋儿是否理解了这些词汇。

2. 模仿阶段 聋儿在这一阶段开始试图模仿成人的语言。

3. 提示阶段 聋儿已经有了一些应用语言的经验,但仍需要一些提示、帮助和鼓励才可以表达出较为完整的意思。

4. 流畅阶段 这时聋儿已能自然流畅地运用语言,不再需要提示和帮助。

(二)表达性语言训练方法

1. 仿说训练 仿说是儿童掌握言语表达的开端,儿童最初的言语就是通过模仿成人的语言才开始形成,所以仿说训练是表达性言语训练的基础环节。具体训练步骤是:治疗师先示范说话,然后要求聋儿模仿治疗师的语气、语调完整复述。这一环节训练重点是使聋儿运用正确的语气和语调开口说话,治疗师可以从易到难设计一系列常用句型作为语言范式,例如让聋儿辨别同一句话运用不同语调后含义的区别、同一表达思想在不同年龄言语运用的不同、或是辨别在不同场合和不同心情下说话时语气和语调上的不同等。

2. 复述训练 是指让聋儿运用言语叙述成熟作品主要意思的训练。本环节训练目的是对聋儿的语言听辨力、理解力、记忆力和组织表达能力的培养,帮助聋儿熟悉语言、增强语感。可以采取完全性复述、一般性复述和扩展性复述等几种形式。

3. 看图说话训练 是指充分运用有教育意义的、聋儿能理解的图片,启发其用恰当的语言表达图示意思,从而提高聋儿语言能力的一种训练方式。在环节训练中需注意两个方面:

(1)"个性化"图片选择:训练所选择的图片既要能使聋儿从视觉上对图意大致理解,又能让他产生说话的冲动。

(2)表达一定要连贯:聋儿对图意的理解表达是结合自身认知和已有语言经验的展示,训练主要目的是锻炼聋儿连贯说话能力。训练中只要聋儿可以将观察到的内容用连贯的独白语言进行表述即视为成功。

4. 日常谈话训练 此环节训练带有极大的情景性和感情色彩,交谈双方除了运用有声语言作为重要交流手段以外,还会借助丰富的手势、眼神、表情语调等进行补充交流和沟通。在训练早期,考虑聋儿的特殊性,不同于正常人之间的日常交流那样丰富、随意,治疗师需先教会聋儿以完整正确的问答方式进行交流,如"你叫什么名字""我今年的年龄是八岁"。待他们反复训练,熟练掌握之后再将交流内容丰富、随意化,如"你叫什么""我八岁"。

5. 学儿歌、讲故事 这一方面,应该更多的需要父母和家庭的参与。在平时,多让患儿听一些有趣的儿歌,有可能的话家人可以和患儿一起唱,鼓励患儿开口说,开口唱。可以多让患儿看图说话,让他们看一些有趣的图片,说说图片的内容,可以和患儿一起编一些有趣的故事,在这些他们感兴趣的活动中训练患儿的语言表达能力。

六、语言环境的调整

为了使训练获得的语言能力在日常生活中有效的运用,并通过各种活动形成更为丰富的语言能力,有必要根据儿童的年龄及发育阶段对其所处的语言环境进行调整。早期以指导父母为中心,同时,保证适宜的集体生活的语言环境,另外,得到周围人们的理解与协作来调整语言环境也是很重要的。

(一)父母指导

1. 听力障碍及其问题 按照聋儿的具体障碍状态,应向患儿父母介绍相关知识。另外,有关听觉障碍直接产生的语言发育迟缓问题及听力障碍所带来的继发性问题(情绪,社会性和思维发展等问题),应简单明了的给予说明。

2. 听力管理与助听设备　为了使助听设备保持最适合的助听状态,在语言训练和日常生活中有效地发挥作用,对父母需要进行细致周到的指导。另外,对平时的听力管理,也要进行适当的指导。

(二)家庭指导

为了提高聋儿的交流能力,要抓住一天中各种各样的机会,进行上述的努力。

1. 训练家长掌握相关训练技巧　每天要设置 1 小时左右的课程,依据言语治疗师指定的计划进行家庭指导。同时要让家长养成记录的习惯,这样做不仅使聋儿的语言变化和进步长期保留下来,还会增加父母的信心。

2. 加入日常场景模拟训练　日常场景训练的最终目标不只是学会词汇及规则,而是要在实际生活中能够运用,能准确的表达自己的经历及思想。早期设定与场景相符合的手势进行交流,然后促使从手势的传递活动发展到声音信号的传递活动,使传递活动更加的扩展,努力使聋儿能按照语言指令进行活动。一旦语言指令能控制聋儿打扰行动,就能从语言功能的侧面促进其行为的调节。

3. 实景训练　在游戏及饮食的场景中实际使用已掌握的语音。通过外出活动,看电视及看图书等活动,丰富言语及非言语性经历。

(三)与其他部门和人员的合作

除了以上介绍的内容,还需要与幼儿园、学校等其他机构及耳鼻喉科合作,另外,保姆,教师等有关人员也要密切配合,才能有效的调整聋儿的言语和生活环境,强化语言运用。

第六节　传统医学针灸治疗方法

一、体针

1. 取穴　肾俞、肝俞、关元、三阴交、听宫、听会。

2. 操作　取听宫、听会穴时,令患者张口。余穴施以补法,并可配合灸法。1 次 / 日,15 日为一个疗程。

二、耳针

1. 取穴　皮质下、内分泌、肝、肾,取同侧或双侧穴位。

2. 操作　用强刺激,或用电针,留针 0.5~1 小时,每天 1 次或隔天 1 次,15~20 次为一个疗程。

三、头针

1. 取穴　双侧晕听区。

2. 操作　用快速刺入法,沿头皮进入一定深度,行捻转法,连续 5~10 分钟,然后留针 30 分钟。隔 2~3 天针治一次。

四、水针

1. 取穴　听宫、翳风、风池穴。

2. 药物 维生素 B_1、维生素 B_{12}，丹参注射液。

3. 操作 每穴 0.2~0.4ml，按水针操作常规穴注。每日或隔日 1 次。

（金安平）

？复习思考题

1. 1997 年 WHO 将听力损失分为几级？分级标准是什么？

2. 听觉能力的发展过程需经历几个阶段？每个阶段各是怎样的听觉能力？

3. 聋儿的构音训练包括哪几部分内容？

4. 复述训练的目的是什么？可以设计怎样的训练内容？

案例分析题

李某，女，11 月。对声音无反应，言语能力无发育 11 月。患儿母亲一个月前发觉患儿对外面的鞭炮的爆炸声无反应，后家人尝试多种声音刺激均未引起患儿惊吓哭闹，于 3 日前来我院就诊。否认双耳外伤史，否认家族史。相关检查：①脑干听觉诱发电位测听示双耳全聋；② CT 显示双耳正常，无前庭导水管扩大。

思考与讨论：

1. 根据以上资料推断患者属于哪一种聋？

2. 你认为确诊前，还需要哪些检查？

3. 对于此患儿，可以做哪些功能评定？

4. 该患儿目前能做什么康复治疗？

失语症的定义;失语症的语言症状;失语症类型的鉴别诊断;Schuell 刺激疗法;交流效果促进法;代偿手段的训练;失语症的对症治疗。

第一节 概 述

一、定义

失语症(aphasia)一词被提出已经有一百多年,关于失语症的定义有很多种,学者们从各自对失语症的观察、研究和理论提出了不同的失语症定义。Benson 对失语症的定义是由于大脑受损导致的语言功能受损或丧失。失语症是一种获得性语言障碍,表现为患者意识清楚、无精神障碍、无严重认知障碍、无感觉缺失(听觉或视觉的下降或丧失)、无口、咽喉、舌等发音器官肌肉瘫痪及共济失调,却听不懂别人及自己的讲话,说不出要表达的意思,不理解或写不出病前会读、会写的字句等。

中医学虽然无失语之名,但早在《素问·奇病论》中即有对"喑"的论述,依其描述"喑"即现代医学的失语。失语症常见于中医的"中风""言语不利"等病证中。

二、病因

失语症可由多种脑部疾病引起,常见病因有脑血管病、脑外伤、脑部肿瘤、感染等,最常见的病因是脑血管病,如脑血栓形成、脑栓塞、脑出血、脑血管瘤等。我国的研究资料显示至少 1/3 以上的脑卒中患者会产生各种言语障碍。其次,脑外伤也是导致失语的一个重要原因。

中医理论认为,语言是意识活动的表现,脑为"元神之府",心"主神明",为"君主之官",主五脏六腑。五脏及脑的功能失调,都能影响语言功能;心脾不足,肝肾亏损,失于滋养濡润,舌体僵硬,伸舌困难亦致语言能力受损。总之,引起失语的病因虽然复杂,但以正气不足,肝肾阴亏,肝阳上亢,肝风内动为致病之本,以风、火、痰、瘀、气、血为致病之标。

三、失语症语言症状

进行语言交流的基本形式为口语的理解与表达、文字的理解与表达,包括说、听、读、写四种模式。由各种原因引起的失语症可表现为自发谈话、听理解、复述、命名、阅读、书写等六种基本障碍。

（一）口语表达障碍

是指患者语言陈述过程困难,在口语表达如自发谈话、复述、命名等过程中的能力降低或丧失,表现为找词、语音、词汇、句法和语法等方面的障碍。

1. 找词困难和命名障碍　找词困难是指患者在谈话过程中,欲说出恰当的词(多见于名词、动词、形容词)时存在困难或不能。由于在谈话中找词困难,患者常常出现停顿,甚至沉默,或者表现出重复结尾词、介词或其他功能词。所有失语症患者均有不同程度的找词困难。命名障碍是指当患者面对物品或图片时,不能说出物品或图片的名称。有些患者因找不到恰当的词,而以描述、说明等方式进行表达,这种现象被称为迂回现象。如患者不能说出"香蕉"这个词,却能向他人描述香蕉的一些特性"可以吃……香甜的……黄色的皮……"。

2. 说话费力　表现为说话时言语断断续续,不流畅,常伴有叹气、面部表情以及肢体费力的表现。

3. 错语　临床上失语症错语常见有三种类型:①词意错语;②语音错语;③新语。三种错语的临床表现见表3-1。

表3-1　三种错语的临床表现

类型	临床表现	举例
词意错语	词与词之间的置换	"袜子"说成"鞋子"
语音错语	音素之间的置换	"瓜"说成"花"
新语	毫无意义的词或患者用自己新创造的词以代替说不出的词	"铅笔"说成"得拉"

4. 杂乱语　又称奇特语,表现为患者往往能说很长很流畅的话,但缺乏实质词,并且夹杂有大量虚词和错语(词意性错语和新语为主),以致说出的话完全不被对方理解。

5. 刻板语言　常见于病情较重的患者,表现为重复的、固定的、非随意使用特定语言,可以是刻板重复单音节,也可以是多音节,如"嗯、嗯""妈妈、妈妈""不是的"。这类患者回答任何问题均以刻板语言回答。如问患者"你好吗""你叫什么名字",都回答为"人啊、人啊"。Broca失语早期及完全性失语均可表现有刻板语言,此种语言障碍也可见于自闭症患儿。

6. 模仿语言　表现为患者机械性的重复检查者所说的话。如检查者问患者"你今天好吗",患者会立即回答"你今天好吗"。大多数有模仿语言的患者还会有完成现象,即语言的补全现象,如检查者数"1、2"时,患者会接着数"3、4……",但实际上,患者并不一定理解数字的真正含义。

7. 复述障碍　表现为患者不能完全准确地复述检查者所说的字、词和句子,存在着漏词、变音、甚至变意的现象。严重的失语症患者,如完全性失语患者,几乎完全不能复述。失语患者有无复述障碍也是失语症分类的重要依据之一。如外侧裂周围失语综合征患者存在复述障碍,而分水岭区失语综合征患者的复述能力相对保留。

8. 持续症　表现为患者在口语表达中持续重复同样的音节、词组或句子,如先让患者命名完一张"大象"的图片后,接着更换另一张"西瓜"图片,再问患者,患者仍然回答为"大象"。

9. **语法障碍** 表现为不能按照语法规则正确完整的表达意思,包括失语法和语法错乱:①失语法是指患者表达时多用名词和动词堆积罗列,缺乏语法结构,类似电报文体,称电报式言;②语法错乱是指句子中存在实词和虚词,但用词错误,导致语体结构紊乱,层次不清。

10. **发音障碍** 表现为说话含糊,吐字不清或发单音有困难,重症仅能发声,中度障碍时可有随意说话和有意表达的分离现象,即刻意表达明显不如随意说话,模仿语言发音不如自发语言,有韵律失常和四声错误。这类发音障碍与构音障碍不同,发音错误多变,大多由于言语失用所致。

 知识链接

发音与发声

发音(articulation):是指声门以上的声道以及调音器官构成语声的过程,表达自身想法或感情时发出的有意义的言语(speech sound)。

发声(phonation):是指在正常的身体姿势基础上,运用正确的呼吸方法,使呼出气流振动声带并引起声道共鸣发出的声音。声音具有音量、音调和音色三个主要因素。音量是声音的大小强弱;音调是声音的高低;音色是声音的个性。

(二)听理解障碍

听理解障碍是指患者对口语的理解能力降低或丧失,主要表现为对字、词、短语、长句和文章等不同程度的理解障碍。听理解障碍是失语症患者常见的症状,根据听理解障碍特点和程度可分为语义辨认障碍、语音辨认障碍。

1. **语义辨认障碍** 患者对听到的语音所表达的意思理解困难或完全不能,但能正确辨认听到的语音,因而能准确复述,实际上患者并不理解复述的内容。如检查者要求患者执行"伸出舌头"的命令时,患者会复述"伸出舌头",但因不理解"伸出舌头"的意义,而不能执行命令。

语义辨认障碍常见于以下几种情况:①在重症情况下,对日常生活的常用物品名称或简单的问候语也不能理解;②在中度失语时,患者可以理解常用的名词,但对不常用的词有困难,或者能理解名词,但对动词不理解;③轻症患者能理解简单句,但对语法词、长句、复合句的理解有困难。如检查者说"闭上眼睛",患者能执行命令,但如果说"在闭上眼睛前,先举起手",患者不能执行命令。

2. **语音辨认障碍** 表现为患者在听力正常的情况下,对听到的语音不能正确辨认。如把"ni-hao"复述为"yi-yi"或其他语音。患者可能会表达听不懂或不断要求对方重复,因而给人一种听不见语音的感觉。但患者经纯音听力检查,其听力正常或仅有高频听力的减弱。典型的语音辨认障碍称为纯词聋,是临床上很少见的语音辨认障碍。

(三)阅读障碍

阅读障碍又称失读症,是大脑损害导致对已获得的文字(书面语言)的阅读能力丧失或受损,可伴或不伴有朗读障碍。阅读包括朗读和文字的理解两方面,两者可出现分离现象。文字理解障碍也被称为形义失读,朗读障碍也被称为形音失读。失读症对文字的阅读理解也表现在语句的层级上,有些患者能正确朗读单词或词组,字图匹配也能完成,但不能理解语句的意思。

1. **形、音、义失读** 患者既不能正确朗读文字,也不能理解文字的意义。表现为词与图的匹配错误,或完全不能用词与图或实物匹配。

2. 形、义失读 能够正确朗读文字,却不能理解文字的意义。

3. 形、音失读 不能正确朗读文字,却能够理解文字的意义。可表现为词意错语现象,如将"苹果"读成"香蕉",将"帽子"读成"围巾"等。此类患者可以完成字与图或实物匹配。

(四)书写障碍

书写是一种语言表达方式,比其他语言功能更加复杂化,书写除了涉及到语言本身外,还包括视觉、听觉、运动觉、视空间功能和运动的参与。任何一个方面发生障碍,都可以影响书写功能。书写障碍可区分为失语性书写障碍和非失语性书写障碍两种,失语症的书写障碍有以下几种常见表现:

1. 完全书写不能 是最严重的书写问题,表现为患者只能简单的划上一两笔画、无规律的点或涂鸦,不能写出任何可辨认的偏旁或汉字,往往见于大脑语言优势半球大面积的损害。

2. 构字障碍 是最常见的书写问题,主要表现为书写字形结构的各种缺陷。如笔画有增添或遗漏,偏旁部首缺失或替代,甚至产生与目标字毫无相似之处,但符合汉语构字规则而汉字系统中又没有的新字(图 3-1A)。

3. 象形书写 表现为以画图来代替写不出的字,如画圆形代替"圆"字,画一轮弯月代替"月亮"。(图 3-1B)

4. 镜像书写 表现为书写的文字虽笔画正确,但左右逆转,如镜子里的字。可见两种表现:①部分镜像,为文字的左右偏旁位置交换,但每个偏旁是正像的;②完全镜像,为整个文字的左右翻转。镜像书写多见于右侧偏瘫而改用左手书写的患者。(图 3-1C)

5. 惰性书写 表现为患者不能随着书写指令的变化而进行相应的书写改变。患者往往能按要求执行第一个书写指令,但在执行随后的指令时,仍然不停地重复书写同一内容,与口语表达障碍中的持续症相似。(图 3-1D)

6. 书写过多 表现为书写中混着一些无关字、词或造句。(图 3-1E)

7. 错误语法书写 表现为书写的句子中出现语法错误,类似于口语中的语法障碍(图 3-1F)。

8. 视空间性书写障碍 表现为笔画正确但笔画的位置错误。(图 3-1G)

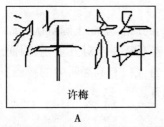

许梅

A

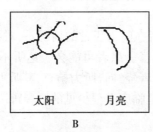

太阳　　　月亮

B

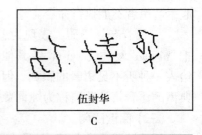

伍封华

C

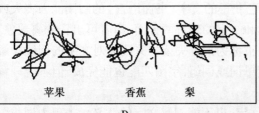

苹果　　　香蕉　　　梨

D

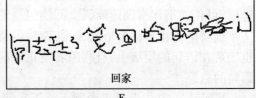

回家

E

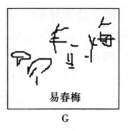

骑车回家途中患病

F

易春梅

G

图3-1 不同形式的书写障碍
A. 构字障碍；B. 象形书写；C. 镜像书写；D. 惰性书写；E. 书写过多；
F. 语法错误书写；G. 视空间性书写障碍

第二节 失语症的分类

迄今为止，失语症的分类尚无统一的、公认的一个标准。一个世纪以来，由于对失语症研究的学派众多，观点不尽一致，提出了几十种分类方法。失语症分类方法的变化，代表了对产生失语症机制的认识，反映了各个时期对产生失语障碍的不同观点。19世纪下半叶，以Wernicke-Lichteim为代表的语言功能定位-联系学说占主流，认为不同的大脑部位病变是产生失语类型的基础；20世纪前半叶，以Head、Goldstein为代表的功能整体学说占主流，否定从语言障碍探寻大脑受损部位的方法，语言活动过程受损进行分类；20世纪后半叶至今，随着科技的飞速发展，功能定位学说再次受到重视。

我国失语症的分类大多是以Benson失语分类法为基础，结合我国语言特点修订的。

一、汉语失语症分类法

此分类法目前是我国常用的分类法之一，是根据语言损害的临床特点、病变部位的不同进行分类，共有以下几种类型：

1. 外侧裂周围失语综合征　语言损害的共同特点为复述障碍，病变部位均在外侧裂周围区，故称为外侧裂周围失语综合征。包括①运动性失语（broca aphasia，BA）；②感觉性失语（wernicke aphasia，WA）；③传导性失语（conduction aphasia，CA）。

 知识链接

失语综合征

1979年，Benson在《失语、失读和失写》一书中首次提出了失语综合征的概念，即大脑某一部位的损害，会造成一组完全或不完全的语言临床症状较高频率的出现。临床上，如果大脑损伤部位较局限，多表现为典型的失语症状，如果损失范围广，会出现非典型的失语症状。

2. 分水岭区失语综合征　又称经皮质性失语，语言损害的共同特点为复述相对保留。病变部位均在分水岭，即大脑中动脉与大脑后动脉分布交界区，或大脑中动脉与大脑前动脉分布交界区。包括①经皮质运动性失语（transcortical motor aphasia，TCMA）；②经皮质感觉性失语（transcortical sensory aphasia，TCSA）；③经皮质混合性失语（mixed transcortical aphasia，MTA）。

3. 完全性失语（global aphasia，GA）　语言损害的特点为所有语言功能均严重受损，病变为优势半球大脑中动脉分布区大片病灶。

4. 命名性失语（anomic aphasia，AA） 语言损害以命名障碍为突出特点，病变位于优势半球颞中回后部或颞枕交界区。

5. 皮质下失语综合征 临床上很少见，包括①丘脑性失语（thalamic aphasia，TA）；②底节性失语（basal ganglion aphasia，BGA）。

6. 纯词聋（pure word deafness） 本病在临床上比较罕见，语言损害以严重的语音听理解障碍和复述障碍。见于单侧颞叶或双侧颞叶病变。

7. 纯词哑（pure word umbness） 此类型患者罕见，语言损害以口语表达障碍为主，不能用声音表达或仅有少量构音不清的口语。病变部位多见于优势半球中央前回下部、额下回后部的皮质或皮质下。

8. 失读症（alexia）

9. 失写症（agraphia）

二、失语症二分法

此分类法简单明了，根据失语症的语言障碍性质，将失语症划分为非流畅性失语和流畅性失语两种类型。其鉴别见表 3-2。

表 3-2 非流畅性失语和流畅性失语的鉴别

鉴别项目	非流畅性失语	流畅性失语
语量	减少（50 字以下 / 分）	语量多（100 字以上 / 分）
费力程度	说话费力	说话不费力
句子长度	短（约 1~2 字）电报语	正常（每句约有 5~8 字）
韵律	失去语言韵律性	正常
错语	少见（以语音错语为主）	多见（以词意错语为主）
信息量	多	少

三、常见失语症类型的病灶部位及主要临床特征

（一）Broca 失语

Broca 失语又称为运动性失语、表达性失语，常伴有口颜面失用。

1. 病灶部位 位于优势半球额下回后部（Broca 区）。此类患者大多有右侧偏瘫或不全偏瘫，预后大多良好。

2. 主要临床特征 口语表达障碍最突出，非流畅性失语。

（1）自发谈话：语量少，常为实质词，缺乏语法词而呈电报式语言，但可表达基本意思。说话费力，有发音和语调障碍，找词困难，刻板语言，严重时可呈无言状态。系列语言如数数比自发谈话好。

（2）听理解：相对较好，可理解词语、简单句子，但对含有语法词和秩序词的句子理解困难，如分不清"西瓜比芝麻大"与"芝麻比西瓜大"的区别。

（3）复述：有困难，几乎不能复述较长的句子，复述时有错语，尤其以语音性错语多见。

复述的句子常省略语法词。

（4）命名：有困难，但可接受语音等提示。

（5）阅读：朗读困难，但对文字的理解相对保留。

（6）书写：写字笨拙，可出现构字障碍或镜像书写，书写的短语、句子有严重的语法错误。

（二）Wernike 失语

Wernike 失语又称感觉性失语、接受性失语。

1. 病灶部位　位于优势半球颞上回后部（Wernike 区）。预后大多较差。

2. 主要临床特征　听理解严重障碍最突出，流畅性失语。

（1）自发谈话：语量多，滔滔不绝，说话不费力，发音和语调正常，有杂乱语，语言中缺乏实质词或有意义地词，且有大量的词意错语和不容易理解的新语，说话内容让人难以理解。

（2）听理解：严重障碍，语音和语义的理解均受损，对他人和自己所说的话均不理解，或仅仅理解个别词或短语，答非所问。

（3）复述：复述障碍的程度与理解障碍程度大体一致，常以错语和赘言复述。

（4）命名：有明显障碍，有持续现象，如命名"牙刷"，当牙刷换成橡皮后问患者"这是什么"，他仍然回答"牙刷"。

（5）阅读：朗读及文字的理解均有困难。

（6）书写：以听写严重受损为特点。书写技能保留，可保持文字形态，但书写错误，如构字障碍。

（三）传导性失语

1. 病灶部位　位于优势半球缘上回或深部白质内弓状纤维。预后大多较好，可日常交谈。

2. 主要临床特征　复述不成比例受损最突出，另一特点为在自发语、命名、复述、朗读时均有明显的语音错语。

（1）自发谈话：流畅性失语，口语清晰，语义完整，语法结构正常，能为他人理解，但常因找词困难，谈话中出现犹豫、停顿。

（2）听理解：正常或轻度障碍。

（3）复述：复述严重障碍，患者不能复述自发谈话时轻易说出的词或句，或以语音错语复述。

（4）命名：有明显障碍。

（5）阅读：朗读困难，但对文字的理解较好。

（6）书写：有不同程度的障碍，能正常抄写，听写及自发性书写可出现构字障碍。

（四）命名性失语

1. 病灶部位　位于优势半球颞中回后部或颞枕交界区。预后大多较好，但如果是其他失语症恢复不完全而遗留的症状，则难以继续恢复。

2. 主要临床特征　命名性失语又称健忘性失语，以命名障碍为突出特点。

（1）自发谈话：流畅性失语，有找词困难及迂回现象，说话内容空洞，缺乏实质词，赘言和空话多，但较少见错语和杂乱语。

（2）听理解：正常或轻度障碍。

（3）复述：复述能力保持完好。

（4）命名：对人、物和事件名称命名不能或困难。常常以描述物品的功能和属性代替说不出的名称，可接受选词提示。

（5）阅读：正常或轻度障碍。

（6）书写：命名书写不能，抄写、听写正常或有轻度障碍。

（五）经皮质运动性失语

1. 病灶部位　位于优势半球 Broca 区前、上部。预后好，大多可恢复正常交流或近于正常。

2. 主要临床特征　与其他语言功能障碍相比较轻，书写障碍最重。

（1）自发谈话：非流畅性失语，或为中间偏非流畅型。自发言语较少，说话费力，可手势或姿势帮助表达。可简单叙述，有完整的起始语或短句，但自发性扩展语言困难。

（2）听理解：较好或轻度障碍，对含有语法结构句的理解有困难。

（3）复述：复述能力保持完好，与 Broca 失语的主要区别为经皮质运动性失语可复述较长的句子。

（4）命名：有不同程度的障碍，可出现持续症，能接受语音提示。

（5）阅读：朗读困难而阅读理解相当保留。

（6）书写：有明显障碍。听写和自发性书写严重障碍。

（六）经皮质感觉性失语

1. 病灶部位　位于优势半球颞、顶叶分水岭区，预后较差。

2. 主要临床特征　复述功能较其他语言功能不成比例地好。

（1）自发谈话：流畅性失语，虽语量多，但常混有词意错语和新语，且信息量少而形成空话、奇特语。有模仿语言，找词困难，系列语言好，有补全现象。

（2）听理解：严重障碍。

（3）复述：复述好，倾向模仿，不理解对方说的内容，但可反复重复对方所说的语言。与 Wernicke 失语的最大区别在于复述保留。

（4）命名：有明显障碍，有词意错语和新语，不接受语音或选词提示。

（5）阅读：可以朗读但不理解朗读的意义。

（6）书写：听写和自发性书写能力差。

（七）经皮质混合性失语

1. 病灶部位　病变为优势半球分水岭区，病灶大。预后较差。

2. 主要临床特征　复述相对好以及系列语言好，其他语言功能都严重障碍或完全不能。可看作是经皮质运动性失语和经皮质感觉性失语并存，临床上此类失语较少见。

（1）自发谈话：非流畅性失语，严重障碍，完全不能表达自我意思，口语仅限于强迫模仿及完成现象。

（2）听理解：严重障碍，甚至完全不能听懂口语。

（3）复述：复述能力部分保留，不能复述较长句子和语法较复杂的句子。

（4）命名：严重障碍或完全不能。

（5）阅读：严重障碍或完全不能。

（6）书写：严重障碍或完全不能。

（八）完全性失语

完全性失语又称球性失语、混合性失语。

1. 病灶部位　病变为优势半球大脑中动脉分布区大面积病灶,预后差。

2. 主要临床特征　听、说、读、写所有语言模式均严重受损为突出特点。

（1）自发谈话:非流畅性失语,自发性言语非常少,常限于刻板言语,只能说个别单词或无意义的音节,如"叭""吧",但能讲出部分系列语,如一口气能数出部分数字、背诵日期、星期和月份,患者仍能哼唱过去熟悉的歌曲。

（2）听理解:严重障碍,仅限于少量的名词、动词和简单的手势。

（3）复述:完全不能。

（4）命名:完全不能。

（5）阅读:完全不能或几乎完全不能。

（6）书写:完全不能或几乎完全不能。

第三节　失语症的评定

一、国际常用的失语症评定方法

（一）波士顿诊断性失语症检查法

波士顿诊断性失语症检查法(boston diagnostic aphasia examination,BDAE)是英语国家普遍应用的失语症诊断测验方法,包括语言功能和非语言功能检查,由 27 个分项组成,分为5 个大项目:①会话和自发性言语;②听理解;③口语表达;④书面语言理解;⑤书写。此检查法能详细、全面地测出语言各种模式的能力,既可评估患者失语症严重程度,又可对失语症进行分类诊断,还能定量分析患者语言交流水平,并对语言特征进行分析。但做此检查需要时间较长。

（二）西方失语症成套测验

西方失语症成套测验(western aphasia battery,WAB)由波士顿诊断性失语症检查法演变而来,但更简明、实用、有效,是目前西方国家应用较广泛的失语症评定方法之一。此检查法包括 4 个分测验:①自发言语;②理解;③复述;④命名。根据各分测验结果可计算出失语商(AQ),确定有无失语症,并能根据结果做出临床分类。其优点除了评定失语之外,还可以测出操作商(PQ)和皮质商(CQ),操作商可判断大脑的阅读、书写、运用、结构、计算、推理等功能,皮质商则可了解大脑的认知功能。检查表见附录一。

（三）Token 测验

Token 测验是检测轻度或潜在的失语症患者的听理解的筛选性测验,1962 年由 De Renzi 和 Vignolo 设计的。Token 测验不但适用于重度失语症患者,而且还有量化指标,可测出听理解的程度,因而被国外研究失语症者广泛使用。为克服原版测验项目太多,测验时间太长的不足,1978 年 De Renzi 和 Faglion 在原版基础上编制了简式 Token 测验,由七部分 37项组成。测验的材料由两种大小(半径分别为 25mm 和 15mm),两种形状(圆形和正方形),5种颜色(红黄蓝白黑)的 20 个标记物组成。测验方法是向被评定者出示一系列难度递增的指令,让患者指出、触摸或挑出相应的标记物。检查表见附录二。

（四）双语失语症检测法

Paradis 的双语失语检测法(the bilingual aphasia test,BAT)是目前国际上运用较广泛的双语失语检测法。BAT是在世界各国的双语人群中进行检测取得正常范式的基础上编制的,它通过听、说、读、写四种语言模式,对每一语言从语言水平、语言任务、语言单位三个方面进行检查。BAT 能精确地对双语失语症患者残余的语言能力进行测定,现已用于 65 个语种及 160 个语种配对。BAT 检测库中有全套普通话 - 英语双语失语检测法、粤语 - 英语双语失语检测法、普通话 - 粤语双语失语检测法,国内研究失语症者可直接使用。

二、国内常用的失语症评定方法

目前,我国运用的汉语失语检测法大多是参照国外的失语症检查法,结合我国汉语文化、语言特点编制而成。

(一)汉语失语成套测验

汉语失语成套测验(aphasia battery of Chinese,ABC)又称汉语失语检查法,是 1988 年北京大学医学神经心理研究室参考西方失语症成套测验(WAB),结合我国汉语特点和临床经验编制而成。此检查法由谈话、听理解、复述、命名、阅读、书写、结构与视空间、运用、计算、失语检查总结十大项目组成。

(二)汉语标准失语症检查法

汉语标准失语症检查,亦称中国康复研究中心失语症检查(clinical rehabilitation research center aphasia examination,CRRCAE),此检查法以日本的标准失语症检查(standard language test of aphasia,SLTA)为基础,按照汉语的语言特点和中国人的文化习惯编制而成。此检查包括两部分,第一部分为言语的一般特征,第二部分包括听理解、复述、说、出声读、阅读理解、抄写、描写、听写和计算 9 个项目,大多数项目采用 6 级评分标准。该套评定方法省去了认知能力、视空间能力以及利手的检查,只适合成人失语症患者。检查表详见附录三。

(三)汉语波士顿失语症检查法

此检查法由河北省人民医院康复中心将波士顿诊断性失语症检查法(BADE)翻译,并结合汉语特点设计而成。

三、失语症严重程度的评定

目前,国际上大多采用波士顿诊断性失语症检查法(BADE)中的失语症严重程度分级法来评定患者语言功能损害的程度。分级标准见表 3-3。

表 3-3　BADE 失语症严重程度分级标准

级别	分级标准
0 级	无有意义的口语或听理解能力
1 级	言语交流均通过不连续的言语来表达,大部分需要听者推测、询问和猜测,可交流的信息范围有限,听者在言语交流中感到困难
2 级	在听者的帮助下,可以进行熟悉话题的交谈,但如果是陌生话题,常不能准确表达出思想,患者与检查者都感到进行言语交流的困难
3 级	在极少的帮助或无帮助下,患者可交谈几乎所有的日常问题,但由于言语或理解能力的减弱,某些谈话仍出现困难或不可能
4 级	言语流畅,但可观察到有理解障碍,但所要表达的想法和形式无明显限制
5 级	极少的、可分辨得出的言语障碍,患者主观上可能感到有点困难,但听者不一定明显觉察到

四、失语症的鉴别诊断

（一）主要失语症类型的鉴别诊断

通过对言语的流畅度、听理解、复述这三方面的鉴别,可以比较容易区别常见的失语症类型。8 种常见失语症的鉴别诊断流程如图 3-2。

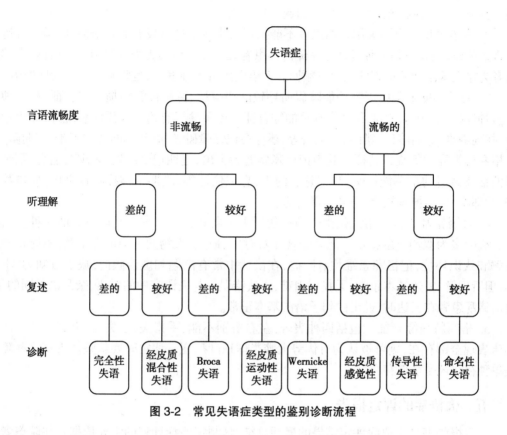

图 3-2　常见失语症类型的鉴别诊断流程

1. 言语的流畅度　言语的流畅度的鉴别是失语症类型鉴别的第一步,根据患者谈话的信息量、谈话费力程度等情况,可将 8 种常见失语症一分为二为流畅型和非流畅型两大类。非流畅型失语包括:①完全性失语;②经皮质混合性失语;③ Broca 失语;④经皮质运动性失语。流畅型失语包括① Wernicke 失语;②经皮质感觉性失语;③传导性失语;④命名性失语。

2. 听理解　判断听理解好与差,主要是观察患者理解字、词、短句、文章的不同水平以及能否较好的完成指令。一般认为,能理解检查中的句子或简单的口头指令,即被认为听理解好,反之则视为较差。听理解较好的失语包括:①传导性失语;②命名性失语;③ Broca 失语;④经皮质运动性失语。听理解差的包括①完全性失语;②经皮质混合性失语;③ Wernicke 失语;④经皮质感觉性失语。

3. 复述　复述的好与差,可从患者复述字、词、句子的准确性判断,能够复述较长的句子,视为复述好的,复述中出现词序错误、语义或音素错语的视为复述差的。复述较好的失语包括:①经皮质运动性失语;②经皮质感觉性失语;③经皮质混合性失语;④命名性失语。复述差的包括① Broca 失语;② Wernicke 失语;③完全性失语;④传导性失语。

（二）失语症与其他言语障碍的鉴别诊断

1. 运动性构音障碍 运动性构音障碍是由于神经和肌肉的损害，与言语产生有关的肌肉麻痹、收缩力减弱或运动不协调导致的言语障碍。轻症患者言语不清，发音困难，明显鼻音以及音调与语速异常，重症患者完全不能说话。但患者的听理解、阅读和书写功能均正常。临床上最常见的是假性延髓麻痹引起的痉挛型构音障碍，运动性构音障碍大多单独存在，但也可与失语症同时存在，临床上更应引起注意鉴别。

2. 言语失用 言语失用是指患者不能执行自主运动进行发音和言语活动，是一种运动性言语障碍，或者说是一种运动程序障碍。患者无明显的肌肉无力或肌肉运动减慢，大部分患者为左大脑半球的损害涉及第三额回。言语失用可单独发生，也常常伴随运动性失语。

3. 痴呆 痴呆是由于脑功能障碍而导致的获得性、持续性智能损害综合征，是一种与许多神经疾病、中毒、感染和外伤有关的综合征。痴呆除了有语言障碍的表现外，如语量减少、找词困难、命名障碍、错语、杂乱语等，还存在记忆障碍、思维和判断能力困难、定向障碍、人格和行为异常等临床特征。其中记忆障碍尤为突出，近期记忆减退，表现为遗忘，刚刚说过的话或做过的事不能记忆，忘记熟悉的人，忘记住址等，晚期精神症状较突出，如焦躁不安、抑郁淡漠、精神偏执、妄想和古怪行为。

4. 言语错乱 言语错乱是由于脑损伤后失定向和记忆思维混乱而引起的一种言语障碍。病因多为双侧颅脑损伤。患者表现在对时间、地点、人物的定向能力紊乱，不能正确地理解和认识环境，记忆和思维均有障碍，在谈话中常有离题和虚谈倾向，缺乏自知力、不合作，但听理解、复述基本正常，无找词困难、语法错误。与失语症中的错语、杂乱语不同的是，言语错乱患者在表达时，说出的句子语法基本正常。

5. 格斯特曼综合征 包括四种表现：左右辨别不能、手指失认、失写、失算。若这四种临床表现全部存在，则可被认为有优势大脑半球顶叶病变。评定时要从整体观察这些障碍是单独存在还是全部存在。

五、失语症的评定报告

评定报告书是失语症评定结果的概括总结，是制定治疗计划的主要依据。住院患者一般进行三次评定报告，即初期、中期、末期评定报告。

（一）报告书内容和格式

报告书的内容要求简明扼要，重点突出。报告书的内容应以失语症综合评价结果为基础，包括：①患者一般情况；②大体印象；③以语言功能听、说、读、写为主的检查结果；④患者语言障碍问题点和训练计划等方面的总结。中国康复研究中心制度的评价报告书见表 3-4。

（二）报告书的书写要求

1. 语言功能的记录 语言功能的评定是报告书的重点，听、说、读、写、计算等语言功能的记录非常重要。

（1）听：要求记录有无听理解障碍及其水平（单词、短文、口头命令）、内容（高频率词、低频率词、语言的抽象度），有无认知障碍及其程度。

（2）说：要求记录有无自发性言语，自发言语的语量及其流畅性，有无命名困难，有无语法障碍及错语，有无复述障碍及其程度，有无刻板语言等。

表3-4 评价报告书（中国康复研究中心制）

语言评价报告

患者：　　　年龄：　　　性别：　　　职业：　　　利手：　　　日期：

临床诊断：　　CT或MRI：　　语言障碍诊断：　　　　语言治疗师：

Ⅰ 大体所见

　　失语

　　脑功能低下

　　口部、颜面部失用，其他高级脑功能障碍

　　交流能力及态度

Ⅱ 评价结果

　　语言功能

　　　听：

　　　说：

　　　读：

　　　写：

　　　计算：

　　其他

　　全部脑功能：（WAIS-R智能诊断检查的动作性评价结果）

Ⅲ 总结

　　语言障碍种类、程度、类型及成为诊断依据的语言症状总结

　　合并障碍

　　推测预后

　　制订计划（长期和短期目标设定）

　　适当的治疗途径和方法

　　其他与治疗有关的问题

（3）读：要求记录阅读理解障碍程度与听理解障碍程度的比较情况，有无肌肉运动的影响。

（4）写：要求记录患者自发书写、抄写、听写等方面的障碍程度。

（5）计算：要求记录患者笔算加、减、乘、除的水平，是否保留对数的概念。

2. 总结　要求记录语言障碍的种类和程度，有无合并障碍以及推测预后。

3. 制定计划　要求记录短期目标和长期目标。

（1）长期目标：根据BADE失语症严重程度等级来制定，具体见表3-5。

（2）短期目标：根据长期目标和患者的具体情况设定，拟定一周或一月的进度和所达到的恢复水平，在确定短期目标时应注意：①从实际出发，训练内容和难度要依据患者的现存能力来确定；②拟定达到的目标应与预期患者应能达到的功能水平相符。

表3-5 失语症治疗长期目标

程度	BADE 失语分级	长期目标
轻度	4、5级	改善语言功能,适应职业需要
中度	2、3级	充分利用残存功能,适应日常交流需要
重度	1、2级	尽可能利用残存功能和代偿方法,进行最简单的日常交流适应回归家庭需要

第四节　失语症的基础治疗方法

 案例导入

案例:患者朱某,男,58岁,工人,右利手。患者于1月前凌晨出现眩晕,伴右侧肢体活动不利,前往市中心医院行 CT 检查示:左侧额叶出血。汉语标准失语症检查(CRRCAE)语言评定:患者口语表达呈非流畅性,信息量尚可,费力,自主表达语言中夹杂大量的语音性错语。听理解名词正答率80%、动词正答率60%、句子正答率30%、执行口语命令20%;复述名词80%、动词60%、句子40%;名词称呼40%、动作说明40%、画图说明20%、漫画说明无法完成、列名3分;出声读名词70%、动词60%、句子40%、执行文字命令20%;书写所有项目无法完成;计算2分中止。其他相关评定:无口颜面失用、构音障碍、吞咽障碍。

讨论:a. 分析患者存在的言语障碍。b. 根据评定结果制定患者的近期治疗目标。c. 患者可进行哪些言语训练,并进行操作演示。

一、Schuell 刺激疗法

(一)刺激疗法的定义

刺激疗法是指对损害的语言符号系统应用强有力的、控制下的听觉刺激为基础,最大限度地促进失语症患者的语言再建和恢复。由于 Schuell 在建立和完善刺激疗法中做出了卓越的贡献,因此被广泛称之为 Schuell 刺激疗法。

刺激疗法是多种失语症治疗方法的基础,是自上个世纪多年以来应用最广泛的治疗方法之一。

(二)Schuell 刺激疗法的基本原则

Schuell 刺激疗法原则较多,但基本原则可以归纳为以下六条:

1. 利用强的听觉刺激 强的听觉刺激是刺激法的基础,因为听觉模式在语言过程中居于首位,而且听觉模式的障碍在失语症中也很突出。只有改善听理解障碍,其他刺激才能产生反应。

2. 采用适当的语言刺激 采用的刺激必须能输入大脑,因此,要根据失语症的类型和程度、患者的兴趣爱好选用适当控制下的语言刺激。难度上既要使患者感到有一些难度,又要尚能完成为宜。

3. 利用多途经的语言刺激 多途经的语言刺激即给予听刺激的同时,给予视觉、触觉、嗅觉等刺激(如实物或仿制品),可以促进治疗效果。

4. 反复利用刺激 一次刺激得不到正确反应时,反复刺激可能会提高其反应性。

5. 每个刺激均应引起反应 一项刺激应引起一个反应,这是评价刺激是否恰当的唯一方法,它能提供重要的反馈,有利于治疗师调整下一步的刺激。

6. 正确反应要强化,并不断矫正刺激 当患者对刺激反应正确时,要及时鼓励和肯定;当刺激得不到正确反应时,要及时矫正。刺激得不到正确反应多是刺激方式不当或刺激不充分,要及时修正刺激。

（三）刺激疗法程序的设定

1. 刺激方式 刺激方式主要包括听觉、视觉和触觉刺激等,尤其以听觉刺激为重要。对于重症患者经常采取听觉、视觉和触觉刺激相结合,然后逐步过度到听觉刺激的方式。

2. 刺激标准的难易度 无论采取怎样的刺激标准,都应该遵循由易到难、循序渐进的原则。刺激标准的难易度体现在四个方面:①在听觉刺激训练时,所选用的词的长度;②所选用的词是常用词或是非常用词;③让患者选择词时,图片摆放的数量;④采用几分之几的选择方法。

3. 刺激提示方式 提示的方式包括①语音提示;②选词提示;③描述提示;④手势提示;⑤文字提示等。提示的方式因失语轻重程度的不同而有所不同,轻度失语症患者一般只需要单一的方式,如语音提示或描述提示,即可引出正确的反应,而重症患者提示的方式较多,如命名训练时采取的提示方式包括语音、选词、描述、手势等多种提示。

4. 刺激评价 在进行具体治疗课题时,治疗师要遵循设定的刺激标准、方式、强度等刺激条件做客观的记录,对患者反应进行评价,举例见表3-6。当经过一段时间的治疗后,患者的正答率逐渐增高,提示逐渐减少,连续 3 次正答率大于 80% 以上时,即可进行下一课题的治疗及评价。当患者经多种提示后,连续无反应或误答时,应考虑设计的课题难度是否适合患者的水平,及时进行调整。正确反应均以(+)记录,正确的反应包括:按设定时间做出正确回答;延迟反应;自我更正。不符合设定标准的反应为误答以(-)记录。

表3-6 训练评价记录表

	听理解（SP:P）	命名（P:SP）	读理解（P:W/W:P）	书写（P:W/SP:W）
苹果				
梨子				
桔子				
葡萄				
香蕉				
菠萝				
桂圆				
荔枝				
桃				
芒果				
次数	(1)(2)(3)	(1)(2)(3)	(1)(2)(3)	(1)(2)(3)

注:①采用 1/10 选择形式;②(SP:P)是指治疗师说名称,患者用手指出相应的图片。(P:SP)是指治疗师出示图片,患者说名称。(P:W/W:P)是指患者用图片配相应的词或患者用词配相应的图片。(P:W/SP:W)患者看图书写或听写。

（四）治疗课题的选择

1. 根据语言模式和失语程度选择课题 失语症绝大多数涉及听、说、读、写4种语言模式，且这些障碍程度可能不是同等的，可能某种模式障碍较为突出表现，如运动性失语以口语表达障碍为突出表现，感觉性失语以听理解障碍为主要表现。因此，根据语言模式和严重程度选择治疗课题，治疗更具针对性。原则上，轻度和中度失语症患者以直接改善其语言功能和日常生活交流能力为目标，重度失语症患者以活化其残存功能，或进行实验性治疗为重点。课题内容见表3-7。

表3-7 不同语言模式和严重程度的训练课题

语言模式	程度	训练课题
听理解	重度	单词与画、文字匹配，做是或非反应
	中度	听简单句做是或非反应，正误判断，执行简单口头命令
	轻度	在中度基础上选用复杂句、短文、长文章，内容更复杂
阅读	重度	画和文字匹配（日常物品、简单动作）
	中度	情景画、动作、句子、短文阅读，执行简单文字命令，读短文回答问题
	轻度	执行较复杂的文字命令，读长篇文章（故事等）后提问
口语	重度	复述（单音节、单词、系列语、问候语），命名（日常用词、动词命名）
	中度	复述短文，命名句子，动作、情景画描述
	轻度	日常生活话题的交谈，事物描述
书写	重度	书写姓名，抄写或听写（日常生活常用词）
	中度	抄写或听写（单词、简单句）
	轻度	听写复杂句，自发性书写（描述性书写，记日记）
其他		计算练习、查字典、写信、写作、绘画、利用趣味性活动等，均应按严重程度进行训练

2. 根据失语症类型选择治疗课题 这种课题是按照不同的失语症类型选择的，课题训练重点见表3-8。

表3-8 不同失语症类型训练重点

失语症类型	训练重点
Broca 失语	构音训练、口语表达训练、文字表达训练
Wernike 失语	听理解训练、复述训练、会话训练
命名性失语	命名训练、文字称呼训练、执行口头命令训练
传导性失语	复述训练、听写训练
经皮质感觉性失语	听理解训练（以 Wernike 失语课题为基础）
经皮质运动性失语	构音训练、文字训练（以 Broca 失语课题为基础）
完全性失语	手势、视觉理解、听理解、交流板应用

二、促进实用交流能力的训练

有些失语症患者虽然经过系统的言语治疗,但其言语功能仍然没有明显的改善,这时可考虑进行实用交流能力的训练,以便患者能掌握日常生活中最有效的交流方法。

(一)训练目的

使失语患者最大限度地利用其残存的交流能力(语言的或非语言的),与周围的人产生或建立有效的联系,尤其是促进患者日常生活中必需的交流能力。

(二)训练原则

1. 重视常用性的原则　根据患者的交流能力,采用日常交流活动的内容为训练课题,选用接近患者现实生活的训练材料,如实物、图片、照片、报纸等,采取相适应的方式,调动患者的兴趣及训练动机,使其逐渐参与日常交流活动中来。

2. 重视传递性的原则　除了用口头语,还可利用书面语、手势语、画图等代偿手段来传递信息,达到全面综合的交流能力的提高。

3. 调整交流策略的原则　在制定治疗计划中,应包括促进运用交流策略的类型和内容的训练,使患者学会选择合适不同场合及自身水平的交流方法,体验与人交流沟通过程中运用不同策略的成功和失败。

4. 重视交流的原则　设定更接近于实际生活的语境变化,以便引出患者的自发交流反应,并在交流过程中得到反馈。

(三)交流效果促进法

交流效果促进法又称 PACE 技术(promoting aphasics communication effectiveness),是由 Davis 和 Wilcox 创立的。PACE 是在训练中利用接近实用交流的对话结构,语言治疗师与患者之间双向相互传递信息,使患者尽量调动残存的语言能力,以获得较为实用化的交流技能。PACE 是目前国际上应用较广泛的促进实用交流能力的训练方法之一。

1. 适应证　适用于各种类型和程度的语言障碍者,在小组训练中也可应用交流效果促进法。

2. 治疗原则

(1)交换新的未知信息:表达者将对方不知的信息传递给对方,利用一定数量的信息卡,患者和治疗者每次各自轮流随机抽出卡片,然后尝试将卡上的信息传递给对方。

(2)自由选择交往手段:治疗时不仅仅限于口语表达,还可以利用患者其他残存能力,如书面语、手势、画图、用手指点等代偿手段来进行交往。在传达信息时,可先向患者示范,尽量应用患者能理解的适合的表达手段。

(3)平等分担会话责任:在交流时,表达者与接收者处于同等地位,会话任务应当交替进行。

(4)根据信息传递的成功度进行反馈:当患者作为表达者时,语言治疗师作为接收者,可根据患者对表达内容的理解程度给予适当的反馈,促进患者表达方法的修正和发展,以提高信息传递的成功度。

3. 训练方法　将一叠图片正面向下放置于桌上,治疗师与患者交替摸取一张图片,不让对方看见手中的图片内容,然后利用各种表达方式,如命名、迂回语、手势、指物、绘画等,将信息传递给对方,接收者通过重复确认、猜测、反复询问等方式进行适当反馈。在训练开始时,治疗师可根据患者的语言能力提供适当的示范。

4. 交流效果评价 交流效果的评价采用 PACE 评分法,见表3-9。

表3-9 PACE 评分法

评价分	评分标准
5	第一次尝试就能将信息传递成功
4	第一次尝试未能将信息传递成功,第二次信息能让接收者理解
3	经过治疗师多次询问,或是借助手势、书写等代偿手段能将信息传递成功
2	经过治疗师多次询问,或是借助手势、书写等代偿手段可传递不完整的信息
1	经过多次努力,利用多种方式,但信息传递完全错误
0	不能传递信息
U	评价不能

三、阻断去除法

根据 Weigl 的理论,失语症患者基本上保留了语言能力,但语言的运用能力存在障碍,通过训练可以使患者重新获得语言运用能力。阻断去除法(debioking method)即是建立在此简单再学习机制假设上,通过具体语言材料(词和句子)的选择联系,促进语言恢复的语言治疗法。

去阻滞是在刺激受损严重的功能区之前,先刺激受损相对较轻的功能区,这种促进性"引导"可在长期记忆区激起兴奋的自动扩散,使受损相对较重的部分易于发生反应。

该法一般与 Schuell 刺激法结合使用,可将未受阻断的较好的语言形式中的语言材料作为"前刺激",引出另一语言形式中有语义关联的语言材料正确反应,从而使"阻断"去除。完全性、混合性等失语症患者大脑损伤区域较多,适合用这种方法治疗。

如 Wernicke 失语症患者的听理解损伤较重,训练时可先刺激阅读中枢,即通过"看"来去除"听"受到的阻滞。操作方式为:①将文字按顺序组成 2~3 个语句,让患者阅读;②让患者将书写语句与图片进行匹配;③治疗师给出口头指令,让患者指出对应语句;④治疗师给出指令,让患者指出语句中个别单词;⑤治疗师给出指令,让患者指出与短语有关的图片;⑥治疗师提问题,让患者回答关于语句的问题;⑦让患者针对图片进行口头描述。

阻断去除法强调在无意识状态下逐渐进行的具体的内容材料(词和句子)的训练。具体的操作有单纯法和连锁法两种,一般来说,单纯法见效快,但持续时间短,连锁法因多功能参与,效果好,持续时间长。

四、旋律语调治疗

旋律语调治疗(melodic intonation therapy,MIT)主要是用音乐素材和方法协调失语症患者治疗的一种形式。患者学会使用夸张的韵律、重音、旋律来表达正常的语言,此法是利用大脑左半球代偿来弥补受损的言语功能,主要应用于重度失语症或经其他语言治疗后效果不显著的患者。

MIT 适用于右脑旋律功能完好的患者,目的在于促进患者自主流利的说话。操作方式为:①治疗开始时,患者与治疗师一同唱歌,并逐渐达到患者能用歌唱来回答简单问题的水平;②从歌唱逐渐过渡到旋律、节奏都与语音音调较为接近的"吟诵"方式;③最后回到正常说话时的音调。

五、功能性交际治疗

功能性交际治疗(functional communication therapy,FCT)是在传统刺激法的基础上,侧重于日常的交往活动和信息交流,目的是使患者充分利用各种沟通形式和残存能力(如书写、姿势、口语等)来加强沟通效果,重建沟通能力,以满足生理和心理的需要的一种治疗方式。与PACE相似,但FCT的目的不是训练哪一种言语形式而是采取各种方法和方式达到最大限度的信息交流。

其方法为:①消除不恰当交流行为;②与患者建立交往伙伴关系,其目的是增加患者的语言输出;③交往技能的转移,其目的是将患者由病房、家庭逐渐转移到室外或社会环境中去;④训练有关人员,对患者的家庭成员介绍治疗原则和方法,促进患者与家人之间的交流,以提高效率。

六、代偿手段的训练

(一)手势语的训练

手势语不单是手的动作,还包括头部及四肢的动作。手势语在交流活动中,具有标志、说明和调节等功能。进行示意动作的训练时,语言治疗师先示范,然后让患者模仿,再进行实际的情景练习,以强化手势语的应用。

1. 建立是否反应的训练　重度失语症患者的理解能力比其表达能力好,但他们通常不能用点头、摇头或用其他手势表示"是"或"不是",存在很明显的交流障碍。训练首先要建立一个明确的言语的或非言语的是否反应。

(1)建立是否反应的方法:①治疗师帮助患者连续完成5个表示"是"的动作(点头、竖起大拇指等),然后做5个"不是"的动作(摇头、伸出小拇指等),治疗师在帮助患者做以上动作的同时,口中说"是"或"不是"来强化是否概念;②治疗师说"是"或"不是"时,让患者做相对应的反应动作,每个反应间隔5秒左右;③治疗师根据患者的工作经历、家庭生活等情况,向患者提出简单问题,要求患者做出相应的反应动作,如果患者不能完成,治疗师可一边帮助患者做动作,一边口述"是"或"不是"。

(2)巩固是否反应的方法:①要求患者连续做5个表示"是"反应的动作(点头、竖起大拇指等),然后做5个表示"否"反应的动作(摇头、伸出小拇指等),必要时可给予帮助;②要求患者交替进行"是""否"反应的动作,每个反应间隔5秒左右,必要时可给予帮助;③要求患者对简单问题做出"是""否"示意反应,必要时可给予帮助。

2. 建立手势反应的训练　存在手势应用障碍的的患者,可以进行手势反应训练,手势训练可一对一的进行,也可采取小组活动的方式,表3-10是手势训练的程序。在训练过程中,先训练一个手势,直至这一手势正确完成后,再训练第二个手势;然后两个手势交替执行,直至患者能够成功交替完成两个手势;然后再训练第三个手势,重复上述步骤,逐渐增加手势动作,直到患者表现出手势表达能力。

3. 建立指点动作的训练　一些重度失语症患者在疾病早期丧失指点动作的能力,因此指点动作的建立对于这类患者十分重要。指点动作是正常的交流方式之一,它可传递一个初步的信息或概念,可以促进患者的实用交流能力。指点动作的训练方法很简单,就是让患者指实物或图片,可以与交流板的使用结合起来训练。训练方法如下:①图—图匹配:要求患者在三、四张图片中,指出与治疗师手中的图片相同的一张,建立指点动作反应;②室内的物品的指点:随着患者正确反应的增多,可以让患者指点室内的物品;③图与实物的指点:要求患者在数张图中指出治疗师要求的那张图,然后指出相应室内实物。

表 3-10 手势训练的程序

步骤	训练内容	举例
1	治疗师说名称,同时做动作	治疗师说"脸",同时用手指着自己的脸颊表示"脸"
2	治疗师说名称,治疗师与患者同时做动作	治疗师说"脸",治疗师与患者同时用手指着自己的脸颊表示"脸"
3	治疗师说名称,同时做动作,患者模仿动作,停顿1分钟后,患者再次模仿动作	治疗师说"脸",用手指着自己的脸颊表示"脸",患者模仿动作,停顿1分钟后,患者再次模仿动作
4	治疗师说名称,患者听后做动作,停顿1分钟后,患者再次做动作	治疗师说"脸",患者用手指着自己的脸颊表示"脸",停顿1分钟后,患者再次用手指着自己的脸颊表示"脸"
5	患者看词后做动作	治疗师给患者看写有"脸"字的卡片后,患者用手指着自己的脸颊表示"脸"
6	治疗师提问题,患者做出相应的动作作为反应	治疗师问"早晨起来,要用毛巾干什么?",患者做出相应的"洗脸"动作作为反应

（二）书写与绘画的训练

1. 书写训练 书写刺激应简单易行并具有实用意义,使患者逐渐将字的字形、语音、语义与手的书写运动联系起来,以达到能够在日常生活中应用的目的。书写训练应从抄写、默写与听写三方面进行训练。

2. 绘画训练 此法对重度语言障碍但具有一定绘画能力的患者可能有效。在训练过程中,首先让患者进行临摹,以一些简单的图画为主,临摹比自发绘画要容易,可以减轻患者的绘画困难。然后进行人体的五官、身体主要部位及漫画解释等绘画训练。与手势语训练相比较,画图训练的优点在于:①画的图不会瞬间消失,可让他人有充足的时间推敲领悟,并可保留以供参照;②用画图表达时,可随时添加和变更。训练中应鼓励患者善于合用其他的传递手段,如画图加手势、加单字词的口语、加文字等。

（三）交流板的训练

交流板的训练适用于口语及书面表达交流有困难,但仍存在文字和图画的认识能力的患者,患者通过指出交流板中的字、图片或相片来表达自己的意图。

治疗师与患者及患者家属根据患者实际需要及不同的交流环境共同设计一套交流板,内容可包括患者姓名、住址、电话、与亲属联系方式以及日常生活用语的词卡及图片等(图 3-3),指导患者反复学习使用。

交流板的内容不是一成不变的,可随着患者交流水平的提高,随时进行调整和更改。设计交流板时应注意:①患者是否具有辨认常见物品图画的能力;②患者是否具有辨认常用词的能力;③患者是否具有阅读简单语句的能力及潜在的语言技能。

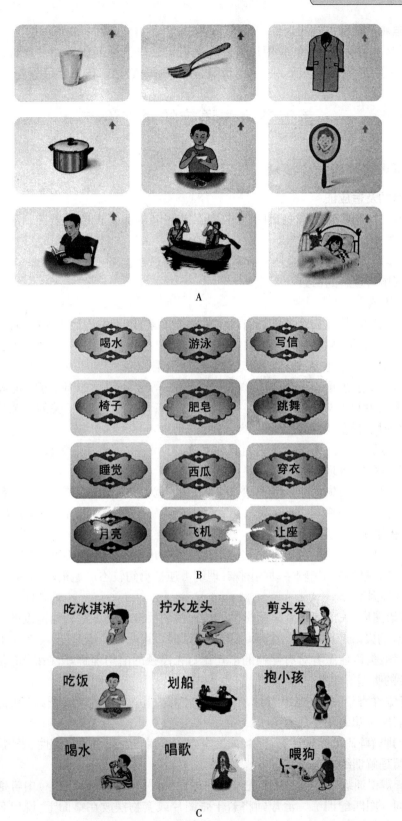

图 3-3　交流板
A. 简单的图画交流板；B. 简单的单词交流板；C. 简单的复合交流板

（四）电脑及辅助仪器的训练

随着计算机技术的发展,应用计算机辅助言语治疗已逐渐成为一种趋势,如触按说话器、便携式键盘、环境控制系统、失语症计算机评测系统、言语障碍诊疗仪等。

第五节　失语症的对症治疗

一、听理解障碍治疗技术

（一）目的及适应证

1. 目的　控制听觉语言刺激的各种因素,使患者能够真正接受语音刺激,并对语音信息进行加工处理。

2. 适应证　听理解训练适用于有听理解障碍的患者。

（二）影响听理解的因素

1. 语言因素

（1）信息长度:信息长度是影响听理解的重要因素,由于失语症患者的听语保持广度减退,语句的长度、语句内关键词汇的数量影响患者对材料的保持。一般情况下,随着输入刺激的长度增加;信息量越多,患者的听理解操作越困难。

（2）词汇的使用频率:高频词如"杯子""裤子"等较低频词如"回肠""玛瑙"等更易辨识。在听理解训练中,先选择较短的、有意义的、与患者兴趣、生活相关的高频词,才能使听输入具有刺激性,易获得患者配合并产生治疗的动力。

（3）词汇的抽象性:失语症患者对具体实物的词汇如"马""树"等较之抽象程度高的词汇如"心灵""民主"等理解好。

（4）语义相关性:失语症患者对语义有联系的刺激,易出现混淆。如可选择图片包括饭碗、项链、裤子,语言刺激是"饭碗"时,患者易选出正确答案,但可选图片包括饭碗、水杯、餐盘时,患者选出"饭碗"则有一定困难。

（5）句法结构:失语患者对不同句法结构的语句理解具有不同难度。其中,理解否定句较肯定句困难,理解被动句较主动句困难,理解可逆被动句较不可逆被动句困难。

2. 语言外因素

（1）言语速度:失语症患者对稍慢的言语速度的反应较之正常言语速度的反应要好,因此,根据患者的失语严重程度,治疗师在与其对话时可以减慢言语速度。

（2）停顿:失语症患者对有停顿的语句比对无停顿的语句理解好,在语句、信息间停顿,可提高患者的听理解能力。

（3）警觉性言语:失语症患者处理信息时注意力易减退,适当给予如"准备好""听好"等警觉性言语,使患者集中注意力。

影响听理解障碍的因素还有许多,如反应方式、前刺激、交往的真实性、表情及声调等。

（三）听理解训练方法

1. 语音辨识训练　让患者从事先录好的声音(如哭声、雷声、铃声等)中辨别出词语音。

2. 听词—图匹配训练　治疗师将若干张图片或实物摆放在桌面上,说出名称,令患者指出相应图片或实物(图3-4)。

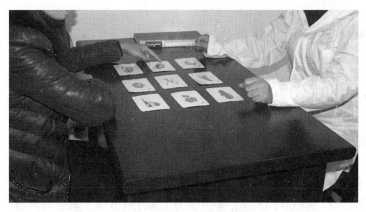

图 3-4 听词 - 图匹配训练

3. 听语记忆广度扩展训练 治疗师将若干张图片摆放在桌面上,每次说出两张或两张以上卡片的内容,让患者按先后顺序指出所听到的单词的图片(图 3-5)。

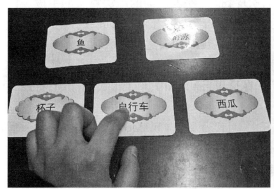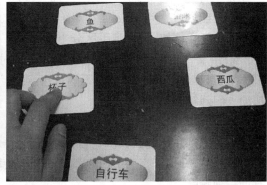

图 3-5 听语记忆广度扩展训练

4. 语句听理解训练 治疗师朗读具有故事情节的短文,患者听后回答治疗师的问题。

5. 执行指令训练 在桌子上摆若干个实物,患者听指令行动。如"把钢笔放在盘子旁边"(图 3-6)。

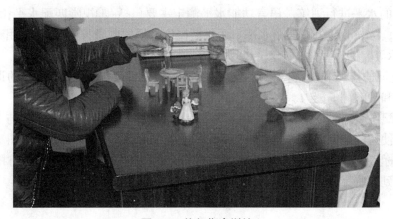

图 3-6 执行指令训练

二、阅读理解障碍治疗技术

（一）目的及适应证

1. 目的　通过阅读理解训练,提高患者的阅读理解能力,使患者逐渐将字形、字音、字义联系起来,达到有意义地阅读。

2. 适应证　阅读理解训练适用于有阅读障碍的患者。

（二）影响阅读理解的因素

在许多方面,书面语的理解与听理解较为相似,其影响因素也较多相同。

1. 词汇的使用频率　常用词的理解与词的抽象性和熟悉程度有关;罕用词较常用词难于被理解;连词、代词、虚词等词汇虽然使用频率较高,但也难于被患者理解。

2. 词汇的熟悉程度　对于大部分患者来说,在阅读过程中,患者对词汇的熟悉程度决定了阅读理解的难度。尽管有些词在语言中不常使用,对某些患者来说,由于职业或业余爱好的原因,患者会更为熟悉,因而更容易理解那些词。

3. 词汇的形象化　词汇的形象化特征越强,患者阅读理解的难度越小。

4. 词序　词序是词在词组或句子里的先后次序,是一种表达词的语法意义的手段。词序的变动能使整个句子或词组具有不同的意义。对阅读障碍患者来说,词序的改变会加大阅读的难度。例如,患者难以区分"屡败屡战"与"屡战屡败"两者之间的区别。

5. 语义　在理解"羊吃草"这样的句子时,人们对"羊"和"草"的词义有所了解,同时,根据常识只能是"羊吃草",而不能是"草吃羊"。在这里,语义知识起了很大的作用,有助于帮助人们理解。

6. 语境　语境是指言语交际的环境。上下文、时代背景、空间环境、话语前提等与语词使用有关的都是语境因素。在言语交际时,语境提供了各种时代背景知识,因而能帮助人们迅速、准确地理解语言。对于阅读理解障碍的患者,在阅读文章前看与阅读内容有关的图片,有助于理解。

7. 句子结构　句子结构对言语理解有一定影响。研究发现,对肯定句的理解比对否定句的理解容易。如"她希望今年暑假能去厦门玩"理解起来较为容易,而对否定句"她不希望今年暑假不能去厦门玩"理解起来就困难一些。

（三）阅读理解训练方法

治疗师在治疗前必须分析患者的语言功能水平,根据患者的功能水平,选择适当的阅读和朗读内容的水平进行训练。语言功能水平测定主要包括:①视觉匹配水平;②单词水平;③词组水平;④语句水平;⑤段落水平。还包括在该水平的刺激长度、词汇使用频度、抽象水平、语境提示等。

1. 促进词的辨认和理解　视患者残存的词辨识和理解能力,选择适当的训练内容,加强患者辨识和理解词的能力。

（1）匹配作业:要求患者将手写体与印刷字体、文字与听词(听刺激)、词与图画相匹配。匹配作业中使用的词应尽可能与实际生活应用有关,如"入口""洗手间"等(图3-7)。

（2）贴标签:在与患者日常生活相关的物品上、家具上粘贴写有物品名称的标签,患者每天多次看到这些标签上的词汇,可增强词与物的词义联系(图3-8)。

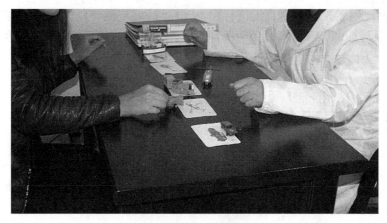

图 3-7　匹配作业示例

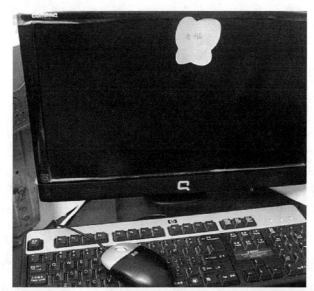

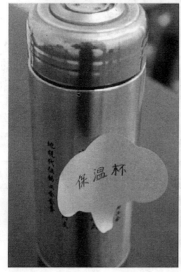

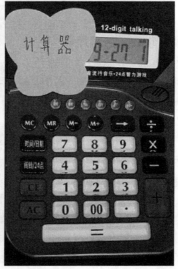

图 3-8　贴标签作业示例

（3）分类作业：要求患者对词汇进行归类，分类的词汇既可以为水果、家具等名词性词汇，也可为抽象词汇，如表示情感、颜色等词汇。阅读理解有赖于对名词语义的相似性进行辨别的能力，分类作业有助于训练患者这种辨别力（表3-11）。

表3-11 分类作业示例

分类	词汇
找出食物类的词汇	狮子、月亮、书柜、电脑、番茄、牙刷、裙子、手表、马桶
找出颜色类的词汇	恐惧、馒头、汽水、沙发、感冒、紫色、草莓、裤子、法国
将词汇归成三类	冰箱、西瓜、熊猫、葡萄、山羊、电视、柚子、音响、袋鼠

（4）语义联系：同义词、反义词以及语义相关词的联系也可用于阅读理解作业中（表3-12）。

表3-12 语义联系作业示例

分类	词汇	
将反义词画上连线	去	右
	早	雨
	左	留
	晴	晚
将语义有联系的词画上连线	篮球	厨师
	大海	森林
	餐厅	球场
	树木	海鸥

2. 促进词和语句的辨认和理解

（1）词—短语匹配：要求患者将短语匹配一个合适的词，使它符合短语的意义。当患者能够完成常用词的辨认和理解后，就可进行词—短语匹配，这是从词的辨认和理解阶段发展到句子的理解的过渡阶段（表3-13）。

表3-13 词—短语匹配作业示例

词汇	短语
水杯	①下雨天应该撑_____
雨伞	②能在天空中飞翔的动物_____
鸟	③用来喝水的器具_____
钞票	④用来买东西的物品_____

（2）执行文字指令：执行文字指令应从简单的指令如摸头、眨眼等开始，同时，应用词汇、长度、句法等影响因素逐渐增加作业的难度水平。指令中的介词是完成指令的关键，如果患者对介词所表示的各种空间关系理解错误，执行指令作业将会使这些错误暴露出来，例如："把茶杯盖子盖上，把勺子放在茶杯左侧。"

（3）找错：要求患者找出语句中的语义和句法错误，目的是促使患者集中注意力，在寻找错误时认真阅读和分析语句。如"我喜欢到西餐厅买宠物。"

（4）句子结构：包括问句的理解、双重否定句的理解、给语句加标点和重组语句等方面的训练（表3-14）。

表3-14　句子结构训练作业示例

项目	示例
问句理解训练	①是非问句：你是学生吗？ ②具体事物类问题：现在几点了？
双重否定句理解训练	根据例句的意思选择相同意思的语句 例句：我不是不想吃饭。 ①我不想吃饭。②我想吃饭。
给语句加标点训练	我家花园里种了牡丹玫瑰月季百合和康乃馨
重组语句训练	将下列词组成句子：去　今晚　吃饭　说　爸爸　餐厅

3. 促进语段和篇章的理解　当患者对一般的语句理解较为准确，不感到困难时，则可进行语段阅读训练。当患者对单一语段的理解达到80%的水平，就可将阅读材料增至两、三个语段，再逐步增至篇章的理解。训练方法如下：

（1）语句的排序：要求患者将几个顺序被打乱的语句连接成一个语段或一个小故事。为提高患者对语段或短文中有关信息的注意，在阅读前可先针对语段或短文的内容提出几个相关问题，如时间、地点、人物、情节等，以助患者的理解和记忆。如果患者不能完成，可先对每个语句进行分析后，再进行语段阅读训练。

（2）分析阅读材料：训练方法是让患者逐段分析阅读材料。如果患者有口语表达或书写能力，在阅读每个语段后，可让他用自己的话总结语段，然后再阅读下一个语段。

4. 轻度阅读障碍的训练　轻度阅读障碍患者的训练主要应教会患者找出中心思想，利用在表示中心思想的句子下画线等方式突出中心思想，使患者尽可能用语言将文字内容表述出来。

三、口语表达障碍治疗技术

（一）目的及适应证

1. 目的　通过利用患者残存的语言或非语言交流能力来恢复有效的交流，达到掌握日常会话，能够表达自己的意思，尽可能恢复正常的表达能力的目的。

2. 适应证　口语表达训练适用于有口语表达障碍的患者。

（二）口语表达训练方法

1. 单字训练　训练时根据具体情况，先练习容易发的音，在声母和韵母发音的基础上，由发单音过渡到发音节,再到产生单字。训练中可用数数的方法诱导单字的产生,如让患者跟着治疗师数 1~10,然后治疗师告诉患者"数字 9 就是啤酒的'酒'"。

2. 词语训练

(1)语句完形:呈现一副图片,治疗师说前半部,患者完成后半部,如"我们用牙刷_____",患者说"刷牙"。

(2)命名:呈现一幅图片或实物,要求患者说出它的名称。治疗师可根据患者对刺激的反应,提供与图片或事物相关的字、语音等信息。如"茶杯",提示可以是"我们喝水要用_____"。

(3)组词:治疗师说出一个词,让患者尽可能多的用这个词组成词语。如"水",可以组成水彩、水晶、水果、水母、墨水、喝水、口水、开水、水库、水稻等。

(4)词复述:复述的词汇长度由 1~3 个字组成,以便观察词长效应。

(5)列名:要求患者规定时间内尽量多说某一范畴的名称。如蔬菜、水果、动物、植物等。

3. 语句训练

(1)句复述:句复述训练中的语句由短至长排列。短句 3 个字,长句 20 个字左右。

(2)图画描述:呈现一幅图片,让患者用语句尽可能多的描述。当患者出现描述困难时,可给予提示。当出现语法错误、错语等现象时,不要中断,应在描述完成后给予纠正。

(3)日常生活能力交流:用日常生活方面的问题或患者熟悉的事物进行提问。重症患者可运用姿势语言、交流板等代偿手段进行训练。

4. 语法训练　语法训练应遵循不完整句→简单句(主谓、主谓宾、主谓宾补等)→复杂句(主谓双宾句、连动句、联合结构等)顺序进行,训练形式以图片为主,先进行言语理解训练,再进行言语表达训练。

四、书写障碍治疗技术

(一)目的及适应证

1. 目的　使失写患者逐渐将其书写的字的字形、语音、语义与手的书写运动联系起来,达到有意义地书写和自发书写。

2. 适应证　书写训练适用于有书写障碍的患者。

(二)训练阶段

书写训练分为三个阶段。第一阶段是临摹与抄写阶段,第二阶段是提示书写阶段,第三阶段是自发书写阶段。治疗师应根据书写障碍程度的轻重进行不同阶段的书写训练,这三个阶段的适用对象、训练目的及训练重点见表 3-15。

表 3-15　各阶段书写训练对象、目的及重点

训练阶段	训练对象	训练目的	训练重点
临摹与抄写	重度书写障碍	促进视文字→复制式书写表达的过程	字的辨认和理解、非利手的书写运动技巧、书写中各器官的联合运动
提示书写	轻、中度书写障碍	促进视文字→按提示要求组织文字→书写表达的过程	提示的形式(文字、图片、语音)、提示的性质(直接、间接提示)、提示的量
自发书写	轻度书写障碍	促进自发性书写意愿→自发书写表达	形成合乎逻辑的书写,组织完整的句子及章节,表达完整意义

（三）临摹和抄写阶段训练方法

1. 临摹　因大脑损伤造成的失语症患者常伴有上肢偏瘫,临摹的目的是改善非利手的书写运动技巧。临摹的内容包括:①临摹圆形、方形等形状以及简单笔划的字;②临摹系列数字,改善自动语序的书写能力;③临摹患者自己的姓名、地址、电话号码、家庭成员的姓名等。

2. 抄写　可根据患者阅读理解受损的程度来设计抄写的作业内容和方式。

（1）看图抄写:准备一些印有文字的图卡,患者先阅读图片及图中的文字,然后抄写。训练对象主要为存在书面语理解困难的患者。

在进行看图抄写作业中,应注意:①在做作业前,治疗师应向患者仔细解释如何完成作业。该作业提供了大量的视觉提示,如果患者在该阶段反复失败,可对患者进一步解释涉及哪些问题,鼓励患者坚持练习;②作业中的词汇要尽可能有意义,根据不同的患者设计,不能千篇一律;③治疗师对患者抄写的每个错字、错词计分,这是有利的反馈,可以激励并督促患者认真对待训练;④在进行看图抄写的同时,可训练患者对词语的理解,利用图—图匹配等训练方法促进患者的阅读理解能力（图 3-9）。

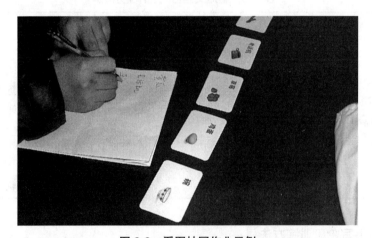

图 3-9　看图抄写作业示例

（2）分类抄写:分类抄写是在减少视觉暗示的条件下抄写,训练对象为对书面语有一定理解力的患者。在进行分类抄写作业中应注意:①在训练中逐步减少视觉提示量,提高患者理解文字的能力;②这一水平的作业要注意增加阅读理解的难度,同时帮助患者累积常用词汇（表 3-16）。

表 3-16　分类抄写作业示例

项目	示例
一般分类作业	蔬菜:白菜_____　动物:狗_____ 骆驼、胡萝卜、芥兰、猫、黄瓜、牛
配对词、反义词分类作业	男人和____　学生和____　鱼和____ 高和____　慢和____　胖和____ 老师、瘦、女人、矮、水、快
抽象词分类作业	国家____　傍晚____　鬼怪____　职业____ 护士、中国、夕阳、恐惧

（3）语句完形：语句完形的训练对象为书面语理解能力较强的失写患者（表 3-17）。

表 3-17　语句完形作业示例

词语	示例
送信、上课、种田、看病	老师_____　医生_____　农民_____　邮递员_____
吸吮手指、大声吼叫、拄拐行走、有爱慕者	老爷爷_____　美女_____ 婴儿　_____　愤怒的人_____

（4）看短文回答问题：当阅读理解为中度或轻度受损时，抄写和选择书写的作业难度水平可以更高一些。治疗师可以让失写患者阅读短文后，根据短文内容写出简单的回答（表 3-18）。

表 3-18　看短文回答问题作业示例

短文	问题
王欣在考山北路上开了一家修车行，他修了 10 年车，他家离车行只要走 5 分钟就到，他家住三楼，他家里还有一个老婆、两个儿子、一条狗。	是非问答： ①王欣是修车师傅吗？ ②王欣家离车行很远吗？ ③王欣家有三口人吗？ 简单问答： ①王欣住几楼？ ②修车行在哪？ ③王欣养了什么宠物？

（四）提示书写阶段训练方法

当患者抄写作业达到 65%~70% 正确时，可考虑进行自发书写训练。

1. 偏旁部首书写　要求患者按偏旁或部首随意书写，如车字旁，可以随意书写出：转、轮、软、轻、较、辅等。在这类练习中体现了汉字的"字形类联"的特点，对形近字归类辨析，可加强正确字形的构成，使患者建立起信心，充分调动患者的学习积极性，逐步达到正确字形的形成阶段。

2. 字形构成　要求患者根据图画，将字形的各偏旁部首组合成一个完整的字。

3. 字完形　要求患者根据句子的内容写字或词作为回答，如："洗脸用____""好的反义词是____"等，此环节体现了汉字的"字义类推"的特点，帮助患者简化思维过程，减轻记忆强度，培养良好的思维方法，如果字形完成存在困难，可呈现该字、词的偏旁部首作为提示或给更多的提示。

4. 视觉记忆书写　将字词呈现数秒，然后移开，患者根据记忆写出字词。训练的字词的笔画开始时要简单，选用常用词，随着患者视觉记忆能力的提高，逐步增加字词的笔画和长度，并缩短呈现时间。

（五）自发书写阶段训练方法

1. 句法构成　建立简单句法结构的方法与口语表达训练方法近似。方法如下：①给患者若干图片及字卡,让患者根据图片将字卡按顺序排列;②治疗师拿走字卡,让患者写出语句;③给患者若干图片,让患者书写语句。

2. 语句完形 根据语句的内容,在没有提示的情况下,将未完成的语句书写完整。如:"我把昨天没吃完的晚饭放在_____里保鲜。"根据患者的阅读理解能力,设计不同难度的书写内容,书写的内容可以是名词、动词、形容词等,也可以是动宾结构等短语。

3. 语句构成 治疗师提供数个词汇,患者将这些词汇扩展为结构完整的语句。或者设计一个书写的主题,应用简单的句法结构自发书写。如书写购物过程,涉及的内容有地点、交通、需购买的物品、费用等(表 3-19)。

表 3-19 语句构成作业示例

治疗师提供信息	患者语句
①地点:上海 ②地理方位:南 ③地区特点:金融中心 ④人口:两千多万	上海在南方,上海是一个金融中心,有两千多万人口。

第六节 传统医学针灸治疗方法

一、体针

1. 取穴 ①主穴:廉泉、哑门、金津、玉液;②配穴:通里、太溪。

2. 操作 ①廉泉穴严格消毒后予 2 寸针透刺,首先垂直进针,缓慢透至舌根部,随后针退到皮下,依次从左右 2 个方向斜向约 30° 透向舌根部,不留针;②哑门穴严格消毒后予 1.5 寸针垂直于皮肤表面进针,进针后行捻转法平补平泻增强刺激,手法操作后即刻退出针,不予留针;③通里、太溪穴给予消毒后针刺,行平补平泻,留针 30 分钟后取针;④针刺结束后,嘱患者张口,用压舌板抬高舌体,暴露出舌下系带两侧静脉,左侧取金津,右侧取玉液,用严格消毒的三棱针快速点刺放血,放血量约 1~2 滴。

二、头针

1. 取穴 运动区、舞蹈震颤控制区、感觉区、语言区。

2. 操作 左病刺右,右病刺左,用 2 寸左右毫针,斜刺深入 1~1.5 寸,快速捻转,同时嘱患者做患侧肢体运动,凡言謇失语者针刺的同时练习发音。1 次 / 日,15 日为一个疗程。

(田 莉 刘 芳)

? 复习思考题

1. 三种错语的临床表现有哪些?

2. 怎样鉴别非流畅性失语和流畅性失语?

3. 书写训练三个阶段的训练内容有哪些?

4. 影响听理解的因素有哪些?

🔍 案例分析题

陈某某,男,43岁,右利手,因"言语不利伴右侧肢体活动不灵一个月"入院。言语检查:患者说话时语量较少,非流利型言语,但可基本表达意图。口语理解较好,可以理解简单句子,复杂句子理解较困难。能指认物体却无法说出名称,可用部分单词和手势表达。复述能力较好。书写能力较差。

请问:

1. 该患者的失语症类型可能是什么?

2. 诊断依据是什么?

3. 针对该患者应如何进行康复治疗?

学习要点

　　语言的组成要素及正常儿童的语言发育；儿童语言发育迟缓的定义、分类及其临床表现；儿童语言发育迟缓的评估流程及评估方法；儿童语言发育迟缓的治疗原则、训练内容及方法。

第一节　概　　述

一、语言的组成要素

　　根据 Bloom 与 Lahey（1978）的理论，语言是由形式、内容及使用三个维度交集所形成的（图 4-1）。在形式方面包括音韵、语法（包括词法和句法）；在内容方面则为语义；而在语言使用层面则为语用。

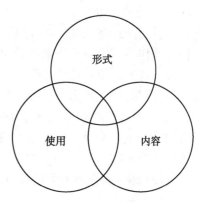

图 4-1　语言模型

　　1. 音韵　音韵主要指语言中的语音层面，包括在语言系统中应用的所有单个音素、词汇发音的基本规则、语音结合排序成词汇的规则，亦即声母与韵母结合的规则。不同的音素结合形成不同的词汇，如"包 bao、抛 pao、刀 dao"等。另外，音韵也包括四声或重音等超音段因素，如"狮子、柿子、石子"，对词汇的意义也起着决定性的作用。

　　2. 语法　语法是各种语言要素按照一定的结构关系表达有意义信息时形成的规则，它常以词为界分为词法和句法两个方面。词以下的规则叫词法，主要指词汇组成的规则。如"工人"由两个词素"工""人"组成，前者对后者起修饰作用。词以上的规则叫句法，主要指词汇与词汇结合形成有意义的短语、句子的词序安排规则。如"小明打我"和"我打小明"由于词汇顺序的不同而表达了不同的意义。

　　3. 语义　语义主要指语言系统中意义，包括词汇及句子的意义，事物、事件的概念以及经验和知识等。

　　4. 语用　语用主要指为了社会性的目的在一定的环境中使用语言的能力。包括在不同沟通情景中语言使用的社会规则，即如何以约定俗成的方式使用语言与人对话、交谈、沟通。

二、正常儿童语言发育的阶段

　　关于汉语儿童的语言发展情况，台湾学者錡宝香教授根据国内外的研究结果进行了整理,现将其简述如下。

(一)构音音韵能力的发展

1. 构音能力的发展

(1)早期发声阶段(1~4个月):婴儿从出生到1个月左右,唯一能发出的声音是哭泣,之后哭泣逐渐减少,在6到8周时,开始出现表达满足感觉的"咕咕声"。

(2)牙牙学语与声音玩耍阶段(3~15个月):从3到4个月开始,婴儿逐渐发出一些类元音和类辅音,并且开始出现音调变化。最早出现的牙牙学语声为/i/、/a/等,然后开始出现声音玩耍的行为,他们会模仿大人或自发发出各种不同的声音或音调,开始发出类音节或音节串。

(3)第一个言语声阶段(11~18个月):婴儿在12个月左右,开始发出第一个词汇,且常与牙牙学语声混在一起,这些词汇通常是发音部位在最前面与最后面的语音的组合,如"爸爸""妈妈"等。

(4)言语声系统化阶段(18~50个月):词汇增加到50个词汇后,幼儿会经历词汇爆炸期而快速地积累词汇。但这个阶段,幼儿的语音清晰度不高。

(5)构音技能的稳定阶段(50~80个月):儿童60个月左右几乎能正确发出所有声母韵母,但/r/、/c/、/sh/、/zh/、/ch/要到6岁半左右才能完全习得,此时其具有很高的清晰度。

2. 音韵能力的发展

(1)音韵历程的发展:音韵历程是幼儿在语言发展过程中,因尚未完全掌握某些语音,构音动作尚不协调或尚未自动化,而出现的语音错误现象。这些错误常发生在发音位置相近或发音方法相同的语音群上,且常遵循某种规则有很规律地发生。汉语儿童的音韵历程包括:舌前置化(狗狗→抖抖)、舌根音化、塞音化、送气化、不卷舌化、鼻音省略、边音化、音位转换、音位替代及省略、塞擦音化、摩擦音化、有声化、无声化、h-舌根音化等。随着年龄的发展,4岁半时仍会有10%的儿童还保留舌前置化、舌根音化、h-舌根音化、塞音化、不送气化、送气化等历程。总体来讲,最常见的音韵历程为舌根音化、舌前置化、塞音化。

(2)语音辨识能力的发展:对英语的研究结果见表4-1。

表4-1 英语语音辨识能力的发展

年龄	语音辨识能力
怀孕20周	耳蜗对声音的强度、频率有反应
子宫内最后6周	可分辨听到的声音的声调、语调
出生后4天	可区分自己母亲的声音和其他女人的声音 可分辨自己的母语与不同国家陌生的语言
出生后20~30天	可分辨自己母亲的声音与陌生人的声音
出生后一个月	可分辨一些对比音,如/p/与/b/、/d/与/g/;韵母,如/a/和/i/、/u/和/i/。
出生后2个月	对自己的声音有反应
出生后3个月	开始增加对环境中各项声音的知觉
出生后4个月半	相对与自己名字相似重音类型的词汇,比较喜欢听自己名字的声音
出生后5个月	可知觉语调变化所代表的粗浅含义

（3）声调能力的发展：幼儿在 2 岁以前即可正确掌握四声。一声在 12 个月发展出,四声在 14 个月习得,二声在 18 个月时稳定出现,三声在 20 个月大时发展出。幼儿在熟练声调四声的过程中,会出现二声、三声都说成二声,四声说成一声的错误。

（二）语义能力的发展

在儿童语义发展的方面,最常被探讨的是词汇、词汇所表征的概念、词汇定义、象征性或比喻性语言、语义网络、语句意义、篇章涵义等。下面主要介绍前面三方面。

1. 单词期的词汇发展

（1）第 1 个词汇:婴幼儿最早出现词汇的年龄为 8 个月。平均来看,约在 11 个月大时出现第一个有意义的表达性词汇。这些词汇以指定人物或名字的词汇占最多,包括妈妈、爸爸、宝宝等。

（2）前 50 个词汇:通常前 50 个词是缓慢发展出来的,约在 18 个月大,然后就进入词汇爆炸期。这些词汇出现的顺序依次为:生活中所接触的人的称呼、名字;表达动作的词汇;指认动物的词汇;指认食物、饮料的词汇;例行活动中常用词或问候语;指认身体器官的词汇;指认衣物的词汇;指认玩具、游戏的词汇;形容词或修饰词;指认交通工具的词汇;指认个人用品的词汇;指认家用品的词汇;指认屋外东西的词汇;指认地方名称的词汇;主词、代名词;量词;问句词汇。

2. 双词期或语句阶段的语义发展　幼儿进入词汇爆炸期后所习得的词汇已涵盖周围世界的方方面面,甚至包括从故事中学得的词汇。学前阶段的语意发展中常被提及的内容有:

（1）词汇意义的习得:包括转换词、对应关系词、空间方位词、亲属关系词、颜色词、时间词、量词等。

（2）词汇与语句的语意关系:动作者 + 动作(妈妈抱);动词 + 名词(开车、拿球);名词 + 动词(鞋鞋丢掉);实体 + 状态、经验等(哥哥坏);表示所有权关系的语句(娃娃鞋鞋);引介或说明语句(这个球);与处所有关的语句(球那边);特质 + 实体(坏妈妈、新鞋鞋)。

3. 词汇定义的发展　词汇定义是指使用其他词汇或语句去描述某个目标词汇。学前儿童及幼儿主要以物品的外表或功能来定义词汇,或是使用一个或两个词汇来解释。例如:他们会说"椅子是可以坐在上面的""球会跳"等。5~6 岁时,倾向于使用"……有……"的结构,如"桌子有四条腿"。7 岁时会用"……是……"的结构加上类别,如"苹果是(一种)水果"。一般来说,定义实词的表现较虚词优异,年龄较小的儿童在定义词汇时会以功能来描述,而年龄较大的儿童使用类别来定义。

（三）语法能力的发展

1. 双词期或词汇结合始现期的语法发展　一般而言,在 1 岁半 ~2 岁左右,幼儿能说出 50 个左右的词汇时,他们会把熟悉的词放在一起。词汇结合的出现象征着语法发展的开始。

（1）词或句(单词过渡期):有些幼儿在单词期与词汇结合期之间或在词汇结合期内,会出现一些模糊的音节与真正词汇的结合现象,近似词汇结合形式,这些现象被界定为"词汇 + 胡言乱语",即儿童会在胡言乱语中加上已会使用的词汇。

（2）双词的结合:这一时期儿童的语言特征是电报语,即其句子中只有实词,没有虚词。汉语儿童双词句中,包括 8 种语义关系类型:动作者 + 动作(妈妈抱);动词 + 名词(开车、拿球);名词 + 动词(鞋鞋丢掉);实体 + 状态 / 经验(哥哥坏);表示所有权关系的语句(娃娃鞋鞋);引介或说明语句(这个球);与处所有关的语句(球那边);特质 + 实体(林妈妈、新鞋鞋)。

其中,以动作者 + 动作、动词 + 名词为最多。

在这个过程中,幼儿所出现的简单语法结构包括主词 + 动词、动词 + 名词、要 + 动词/名词、不要 + 动词/名词、有 + 动词/名词、形容词 + 名词等。

2. 简单句及复合句发展期

(1) 简单句的发展:幼儿简单句句型以"动作者 + 动作 + 物品"最多。例如爸爸开车、爸爸拿球等(主 + 谓 + 宾)。

(2) 否定句的发展:在单词期,幼儿就会使用"不要""没有"来表达拒绝或消失的概念;在双词结合期,与名词或动词合并;到了多词结合或简单句时期,幼儿会使用"主词(人名)+ 不要/没有 + 动作"、"物品 + 不要/没有 + 动作"句型,或是否定词 + 动词 + 名词。

(3) 疑问句的发展:在双词结合期时,会将句尾的语调提高并拉长,在句尾加上疑问语气词"呢、吗"等;在句尾加上"好吗"、"是吗"形成否定疑问句。

(4) 复合句的发展:幼儿在 2 岁开始已有简单的复合句出现,但结构松散,缺少连词,仅有简单句并列组成;3 岁开始,幼儿开始使用少数的连接词,随年龄的增加,到了 6 岁时,使用连接词的句子仍然不多。而在 3~4 岁时,幼儿所使用的连词中,以"还""也""又""以后"等出现较多;到了 5、6 岁,则使用"因为""为了""结果""要不然""如果"等。

3. 量词的发展 儿童最早发展出来的量词是"个",量词的习得顺序依次为:①在 2~3 岁之间,出现"个""本""块"等量词;②在 3~4 岁阶段,发展出"种""张""件""碗""枝"等量词;③4~5 岁的儿童可习得"条""朵""支""班""把""部""包"等量词;④5~6 岁之间则出现"层""顶""样""头""堆""首""架""辆""杯""位""艘"等量词。

(四)语用能力的发展

语用能力包括沟通意图、交谈技能、语用前设能力,其中交谈技能又包括轮替技能、话题的发起与维持、交谈的修补。下面重点介绍前两个方面的发展。

1. 沟通意图的发展 婴儿从 9 个月大时开始使用手势、身体动作或发出声音来表达各种沟通意图。前语言阶段的沟通意图包括:寻求他人注意、要求、问候、转变/变化、抗议/拒绝、回应、提供信息。在单词期阶段,婴幼儿开始采用简单的词汇表达沟通意图。在双词期或多词期,幼儿采用语言表达的沟通意图包括:要求获得信息、要求动作或行为、回应别人的要求、陈述或表达己见、调整交谈行为。

2. 交谈技能的发展

(1) 轮替技能:轮替即信息发送与接收的一来一往的过程。在 4 个月左右,婴儿会与照顾者发生目光相互接触的互动,或者变换目光接触的对象,如妈妈看着奶瓶说"宝宝要喝牛奶了",婴儿也看着奶瓶,并且婴儿也开始以呀呀语来回应大人的话语。然后,随着幼儿语言能力的发展,他们开始使用话语来回应别人的话语,3 岁半左右才能理解停顿可做为交谈轮替的线索。而 3 岁儿童对话的轮替次数仍然很少,要到 5 岁时才会有约 50% 的儿童可以维持话题达到 12 轮。

(2) 话题的发起:1 个月大时,婴儿即会使用一些非语言的形式去引起沟通对象的注意,如微笑和发出声音。在 6 个月大时,会通过摆弄物品来引起大人注意。12 个月大时,可使用手势或动作来发起沟通互动。2 岁多的幼儿会常常发起新话题,但仅能维持 2 轮左右,因此常出现话题转换太快,沟通对象难以理解的状况。随着年龄的增长,话题也由环绕自身的话题发展到环境中的事物再到环境中没有的事物。到了学龄阶段,儿童已能适当地发起新话题,并维持很多轮才结束或转换至新话题。

（3）话题的维持：1岁以前幼儿建立的话题常常只有1到2个轮替，且2岁以前，幼儿通常等大人说话后才回应。3~5岁幼儿的话题转换很快，只有少部分时候能根据对方的回应将话题维持下去。4岁儿童能维持熟悉的话题，之后，儿童维持话题的能力会越来越好。

（4）交谈的修补：在交谈时，有时会出现信息不清楚的现象，这时信息接收者会要求说话者澄清，而说话者则依据请求重新修正话语，这就是交谈的修补，它可能包括重复、替换词汇、添加信息、提供背景线索等。12~36个月的幼儿倾向于改变词汇的语音形式；27~30个月的倾向于简化原来的话语；31~34个月大的则既有简化又有替换词汇的策略；3~5岁会倾向于重复；6岁会在重复时增加更细节的信息；9岁儿童则会提供背景线索，帮助对方理解。对汉语的研究则发现，8~10岁是儿童习得适当交谈修补技巧的关键阶段。

三、儿童语言发育迟缓的定义

儿童语言发育迟缓（childhood language development delay）通常又被称作"儿童语言障碍"（childhood language disorder）"发展性语言障碍"（developmental language disorder），它是指那些在语言学习或发展上有着显著困难的儿童，这些儿童所表现出来的语言行为与其生理年龄所应有的期望表现显著不同。

儿童语言发育迟缓（儿童语言障碍）常包含三大群。其一为原发性儿童语言障碍，此类儿童的语言障碍为其最显著的问题，但其病因不明或无其他明确诊断。其二为伴随读写障碍的学龄期原发性儿童语言障碍，此类儿童具有语言学习障碍，以致他们在学业成就上十分困难。其三为继发性儿童语言障碍，即其语言障碍是由于或伴随其他发展性障碍产生的，这些障碍包括自闭症、智力障碍等。

四、儿童语言发育迟缓的原因

现有的观点认为儿童语言发育迟缓不存在单一的病因，更趋向于一种综合的解释，生物因素、认知因素、环境因素都对儿童的语言发育起着重要影响。

（一）生物因素

人类大脑的复杂性是人类能掌握语言的重要生物基础。与成人的神经损伤导致的语言障碍不同的是，童年时期即使大脑曾受到损害，也不会导致语言障碍。研究表示，与正常儿童相比，语言障碍儿童可能在其大脑结构（如对称性）和功能上存在某些细小的差异。而在当代基因的研究中，则发现语言障碍儿童的某些染色体与正常儿童存在差异，但这些基因的损伤除了语言障碍外，也可能导致其他方面的障碍。总的来讲，目前并未发现特定的语言基因。

（二）认知因素

语言与认知的关系十分密切，二者之间的关系相辅相成，儿童语言的发展需要一些认知基础，而认知基础所建构的概念则与语言系统相联结。

研究发现，语言障碍儿童可能存在听处理缺陷，但并不是所有的听处理儿童都有语言障碍。另外，他们的认知加工能力有限，比如存在知觉缺陷、短时记忆容量小、程序处理缺陷等，但这些认知缺陷可能是其语言发育迟缓造成的，而他们各种各样的语言问题也不是某一种认知能力导致的。

（三）环境因素

儿童的成长环境对他的语言发育的影响至关重要。研究发现，那些社会经济地位较低的家庭出现语言发育迟缓儿童的比率更高,同时这又受到母亲受教育水平的影响。另外,接受多种语言熏陶是否也影响着儿童的语言发育,目前没有证据说明在两种语言中长大一定会导致语言障碍。

（四）语言发育迟缓的常见并发症

自闭症谱系障碍、脑瘫、构音障碍、阅读障碍、智力障碍、听力障碍等均可能伴随有语言发育迟缓。

五、儿童语言发育迟缓的主要表现

（一）语音

如果语言发育迟缓儿童仅存在语音方面的问题,那么他们通常被归为构音音韵障碍（disorders of articulation and phonology）,而不是语言发育迟缓。单纯的儿童构音障碍（disorders of articulation）目前在国内通常又叫做功能性构音障碍,具体在"构音障碍"章节中详述。而音韵障碍（disorders of phonology）是发音时需要的语言规则存在障碍,包括单个的音及音节中的各种组合模式。这类儿童可能在发育过程中,其音韵历程滞后于同龄正常儿童,表现出其年龄段不应有的音韵简化与错误。

（二）语义

语言发育迟缓儿童的语义问题可能严重至没有任何词汇出现,或者学习新词汇缓慢,理解及使用的词汇较少,对比喻或象征性语言的理解／应用能力较差,较难将语句之间的意义做整合等,具体表现为以下方面:

1. 词汇广度小与词汇深度浅　语言发育迟缓儿童很难记住新词的特征,很多在两岁时尚未发展出 50 个表达性词汇。其习得的词汇以具体词汇为主,对时间、空间有关的词汇理解与表达存在困难,而且学习动词特别困难,这也进一步影响到其语法学习。

2. 词汇意义过度类化　在习得新词过程中,会出现过度类化或过度延伸词汇意义的现象。如学会"糖"这个词后,看到吃的东西都说"糖"。

3. 词汇错用　在说话时使用与语境不合的词汇,或是自创假词,如"这支铅笔有多高""吃了一杯可乐"等。

4. 难以理解多义词　难以理解一词多义,常常会固执于最先学会的词义,而无法结合情景理解其他的词义。如听到别人说"那个人是个老油条"他会问"他在卖油条吗"。

5. 难以理解比喻或象征性语言　对于比喻或象征性语言,只能按字面意义理解,或是错误地使用。

6. 语义组织困难　语言表达还需要将词汇、句子按照一定的逻辑关系组织起来,语言发育迟缓儿童在这方面也可能存在困难,表现出虽然说了很多话,但内容相当凌乱、没有逻辑、没有重点。

（三）语法

不同类型的语言发育迟缓儿童的语法问题表现略有不同,但各类儿童都存在的问题有以下一些:在句子中省略词汇;词序颠倒,即句子中的词汇顺序不正确;多使用不完整句、简单句,复句使用困难;在助动词、动词、代名词、介词、连词等使用有困难;句子中使用的词汇数少。

（四）语用

语言发育迟缓儿童难以理解和应用语用规则,反映在交谈中则表现为:难以发起和维持谈话主题;难以表达要求和提供说明;轮替技能差;难以让交谈与环境相符合;难以理解他人的想法;难以理解别人、别的场景的情感。另外,一般认为,原发性的语言发育迟缓儿童的语用能力是不成熟而不是错误的,而某些继发性的语言发育迟缓儿童(如自闭症)则主要表现为错误的。

第二节 儿童语言发育迟缓的评估

对一名语言发育迟缓的儿童,首先应对其进行评估,以找出与正常儿童相比,在语言的形式、内容和应用三方面存在的问题,以及这些问题对他的日常生活的影响,然后才能对其做出合适的建议。言语治疗师通常不聚焦在疾病的病因和种类上,对这些方面主要是建议去进行医学的诊断或评估。

一、评估流程

针对语言发育迟缓儿童的评估流程图(图 4-2)。

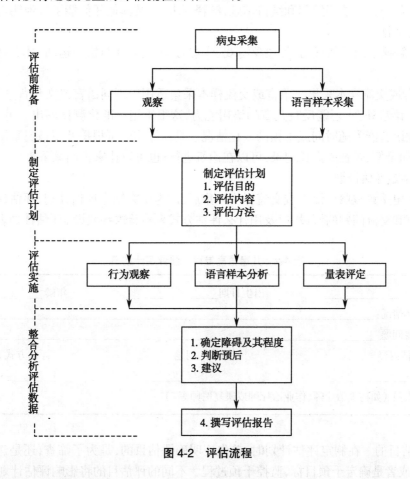

图 4-2 评估流程

(一)评估前的准备

在正式进行评估前,先要进行充分的评估前准备,主要包括下面几方面。

1. 病史采集 病史采集需收集的信息主要包括以下三方面:

（1）明确家庭担心的主要问题，家长可能对孩子的行为、社交技能、学习情况表示焦虑，这些看起来与语言无关，但都可能是语言困难的反映。

（2）反映个案与语言发展有关的、之前的、之后的一些危险因素（如药物、酒精、疾病、听力损失），以及言语、语言、读写能力的家族史。

（3）引出家长对孩子交流尝试的典型案例，如：孩子交流的动机、孩子如何交流、孩子与谁交流、交流失败时孩子的表现等。

2. 观察 观察可为治疗师提供关于个案语言障碍的特点和严重程度的初步认识，为后续的标准化评估做准备。实施时可让孩子在诊所与他的父母、兄弟姐妹等熟悉的人自由玩耍，观察并录像，或者让家长录下在家中或学校的情况。观察主要包括以下方面：

（1）了解孩子的语言表达能力：如孩子口语的句长、复杂度、清晰度，孩子选择词汇的情况如何，他说话是否流畅、是否有清晰的结构。

（2）了解孩子的语言理解能力：如孩子是否能回应他人的问题，是否能做出评论，是否能遵从大人的指令，是否能理解故事关键事件。

（3）了解孩子的语用能力：如何使用表情、眼神、手势进行交流，是否会向父母展示玩具等，怎样寻求帮助，能否发起和维持话题，解释要求，以及其他任何能了解他能否认识到倾听者需求的证据。

（4）了解孩子的其他行为：如想象游戏、注意力、粗大运动与精细运动，社交兴趣与交往行为。

3. 语言或交流样本采集 语言或交流样本采集适用于不同语言或文化背景的儿童，除构音、词汇、语法外，它还能反映儿童的语用能力，这很难用标准化测试测出。另外，它可直观记录儿童语言能力随时间或干预的变化情况。具体操作时可根据儿童情况采用合适的方式收集，例如录像、录音或家长记录，可以在诊所进行，也可以让家长回家采集。

（二）制定评估计划

完成病史采集、观察、语言或交流样本采集后，需为个案制定评估计划，评估计划需包括对儿童语言和交流问题的假设，以及用什么评估方式来检验这些假设。评估计划表见表4-2。

表4-2 儿童语言发育迟缓评定计划表

患者姓名_____	出生日期_____	年龄_____
患者的总体情况：_____		
患者的主要问题：_____		
评估内容	拟回答的问题	评估方式/工具
_____	_____	_____
评定协作人员：(如物理治疗师、作业治疗师或康复医师等。)		

1. 评估目的 在制定评估计划时，首先应明确评估目的，是为了筛查，还是建立个案的基准水平，或者是确定干预目标，监控干预过程。不同的评估目的将影响评估计划的制定。

2. 评估内容 制定评估计划时，需使用前面收集到的资料来明确评估内容。对于语言发育迟缓儿童来说，最主要的评估内容包括语言的内容、形式、运用三个方面，每个方面又包括理解和表达两个维度。另外，一些相关领域也应酌情进行评估，如听觉功能（见听力障碍章节)、口部运动功能(见构音障碍章节);而儿童的非语言认知(即跟语言无关的认知能力,评估时不会受到语言障碍的影响)、社会功能等也在评估的范围内。当然,这些能力的评估并不是全部由言语治疗师完成,也可由其他相关人员合作完成。

3. 评估方法　在儿童语言发育迟缓的评定中,常用的评估方法有行为观察、语言样本分析及量表评定,治疗师也可自行设计一些针对家长或其他儿童密切接触人员的访谈和问卷调查。本节稍后将介绍这三种评估方法。

(三)整合分析数据

当评估结束后,就需要整合分析评估数据,撰写评估报告(表 4-3)。一般应包括:①确定儿童的障碍程度,包括各个方面的受损情况,应该先干预哪一方面等;②判断预后,影响预后的因素除障碍程度外,还包括年龄、社会环境、儿童特质、与交流能力相关的其他方面情况;③提供建议,包括儿童是否需要干预、干预的目标、方法等。

表 4-3　评估报告表(提纲)

1. 基本信息: 　姓名:_____　性别:_____　出生日期:_____ 　地址:_____　联系方式:_____ 　评估日期:_____　评估者:_____ 2. 现有问题:_____ 3. 历史问题:_____ 4. 检查结果: 　量表评估结果:_____ 　语言样本分析:_____ 　行为观察:_____ 　相关方面:_____ 5. 主观印象:_____ 6. 结论: 　检查结果:_____ 　严重程度:_____ 　预后:_____ 7. 建议: 　是否需要干预:是　　　否 　干预目标:_____ 　干预方法建议:_____ 　　具体方法:_____ 　　适合的活动:_____ 　　强化物:_____

二、行为观察

行为观察通常被用来观察一种特定行为是否发生、行为发生的频率以及行为发生的背景、原因。它适用于一些不易被量表评估的项目(如语用技巧),或者目前还没有标准化的常模数据的项目。在目前国内缺乏标准化儿童语言评估工具的情况下,行为观察无疑是一种十分有用的方法,治疗师自己设计行为记录表格,系统地观察自己关注的行为。在行为观察中,最重要的有两个方面。

(一)明确行为的定义

在进行行为观察之前,治疗师应该明确行为的定义,即计划观察的行为是什么,怎样才算产生了目标行为。从沟通交流的角度来看,一切行为(基本生理行为除外)都是交流的一种方式,包括一些不良行为,如抓人、打人、哭闹等。在交流方面可观察的行为包括以下几个方面。

1. 沟通意图 沟通意图行为通常应具有某种目的,或者说打算达到某种目的。如果未得到预期的反应,儿童会坚持尝试。初级的沟通意图包括原始命令,如索要物品、发起游戏、让停止的东西动起来、拒绝或反对;还包括原始陈述,即向成人炫耀、展示、指向某种事物来让成人关注该事物,这个过程常伴随一些口头声音。高级的沟通意图则包括索取信息、确认、回应等。

2. 手势 手势包括直接手势、符号手势和象征手势等,直接手势包括展示、给、指、要(抓物品或拉大人)等。符号手势是对一些物品的操作,如拿起电话放到耳朵边、用杯子喝水等。象征手势已脱离具体的物品,如双手展翅表示小鸟,还包括一些约定俗成的手势,如拜拜、谢谢等。

3. 交谈技巧 包括发起话题、倾听、用合适的内容回应对方、恰当地打断对方、终止或改变话题、陈述相关的话题、轮流交谈、恰当地结束交谈等。

4. 特殊沟通行为 包括回声、攻击或自伤,触摸或拉扯他人,身体的方向,一般的移动(如逃离),肌肉紧张度的改变。

(二)使用行为记录系统

在行为观察时,治疗师要事先设计好行为记录系统,可根据情况选用合适的记录方式,但必要的项目包括行为、发生频率、示例。下面提供了一个行为记录表格样表(表4-4)。

表4-4 行为记录表

目标行为	经常观察到	偶尔观察到	未观察到	示例
发起话题	_____	_____	_____	_____
抓人	_____	_____	_____	_____
打自己	_____	_____	_____	_____
索要物品	_____	_____	_____	_____

三、语言样本分析

语言样本分析是语言评估的一个重要方法。它能避免量表评估的机械化,反映出受试者最自然、真实的情况。当然,语言样本分析也是一项复杂的技术,需要进行专门的学习,本章仅进行简要介绍。

(一)语言样本量与样本转录

要保证语言样本分析的可信度,首先要收集到足够的语言样本,一般来说,至少需要30

分钟以上的录音,或者 100 句以上的谈话样本。如果是录音或录像,则需要将其转录成语言符号,要转录出所有的语言符号,不管是词还是非词。

（二）语言样本分析内容

1. 前语言阶段 该阶段主要为类元音、类辅音与类音节,以及三者出现的频率。婴儿在语言产生之前或之初,会经历牙牙学语期,这个时期产生的一些声音往往与后期的元音、辅音或音节类似,如果儿童处于这个阶段,那么他们的这些声音也需要分析。

2. 早期语言阶段

（1）韵母和声母:包括具体的音和其产生频率。

（2）音节及音节结构:包括词和非词的分析以及其产生频率。

（3）词汇:词汇的类型,如名词、动词等;词汇的出现频率。

（4）词组:词组的类型,如(属性 + 实体、主体 + 动作等,详见表 4- 词汇结合训练内容);词汇的相对频率,即词组数 / 词汇数。如果相对频率接近或超过 50%,则儿童的语言年龄至少在 24 个月以上,如果远低于 50%,则低于这个水平。

3. 语言发展阶段

（1）语音的分析:包括声韵母的习得情况,言语清晰度等,详见第五章第二节、第四节。

（2）语义的分析:包括:①总词汇数,即样本中的词汇总数;②相异词汇数,即不相同的词汇数;③相异词 / 总词数,即相异词汇数量与总词汇数量的比值,该值越大,说明儿童的语言越丰富。

（3）语法的分析:包括:①完整句数;②平均句长（MLU）,即总词汇数与总句子数的比值,该值越大,说明其语言能力越好;③错误语句,包括数量及类型;④正确语句,包括数量及句型。

四、量表评定

国外针对儿童语言障碍的量表有很多,但由于语言及文化差异,大部分并不适用于汉语的评估,需要修订后才能使用。目前,国内根据国外的量表修订而得到的常用的量表以及台湾的量表有以下一些。

（一）S-S 语言发育迟缓检查法

语言发育迟缓检查法即 S-S 法,是 1990 年中国康复研究中心根据日本语言发育迟缓委员会编制的"语言发育迟缓检查法"修订而成的。它主要用于评估受测者建立符号形式与指示内容关系的能力,目前在临床应用上较为广泛。S-S 法原则上适合由于各种原因导致的语言发育水平在 1 岁半 ~6 岁半的儿童。

S-S 法的检查内容包括符号形式与指示内容关系、基础性过程、交流态度三个方面。符号形式与指示内容关系部分并不只限于言语符号形式,其中包括语前阶段的符号形式以及逐渐发展形成的语言符号形式(能够独立处理语言规则);与符号形式 - 指示内容关系密切的基础性操作过程部分,主要评估知觉、听觉的辨别、记忆、再现等与语言有关的基本学习能力;交流态度部分是评估语言发育迟缓儿童与人日常生活中的交流关系、交流动机以及机能分化等,与是否已经掌握语言符号无关。

符号形式与指示内容关系是整个评价法的核心内容,分为 5 个阶段(表 4-5)。

表 4-5　符号形式与指示内容关系的阶段

阶段	内容
第 1 阶段	对事物、事态理解困难
第 2 阶段	事物的基础概念
2-1	功能性动作
2-2	匹配
2-3	选择
第 3 阶段	事物的符号
3-1	手势符号
3-2	言语符号
	幼儿语言
	成人语言（任意性符号）
第 4 阶段	词句、主要句子成分
4-1	两词句
4-2	三词句
第 5 阶段	词句，语法规则
5-1	语序
5-2	被动语态

　　S-S 法的检查顺序为：操作性课题的检查，符号和指示内容关系的检查，基础性过程的检查，日常生活交流态度的检查。

（二）皮博迪图片词汇测验

　　皮博迪图片词汇测验（peabody picture vocabulary test，PPVT），该测验 1959 年在美国首次提出，之后进行了若干次修订，我国华东师范大学的桑标和缪小春教授在 1990 年对 PPVT-R 进行了中文版的修订，并制定了上海市区常模。它由 175 张图版组成，共有 350 个对应的词汇，组成了 L 型和 M 型两个系列。其采用的测试方式是"图片与词汇匹配"的方式，因此测验词汇主要为名词、动词和描述性的词汇。每张测试题对应一张画有 4 幅图的图板，受试者需指出与测试者口头说出来的词汇意义相一致的那幅图来。可根据受试者的得分与常模的比较，判断受试者与同龄正常儿童之间的语言水平发育情况。此测验测试时间大约在 10~15 分钟，适用于 2.5~18 岁的儿童及青少年，由于其操作迅速，引进的时间较长，在国内应用较普遍。但 PPVT 只能测试受试者对词汇的理解，不能对儿童语言发育的水平做出系统完整的评价。

（三）伊力诺斯心理语言能力测验

　　该检查以测查被试者的能力为主，能从儿童交往活动的侧面来观察儿童的智力活动情况，是测试语言发育能力的方法之一。适用范围为 3 岁 ~8 岁 11 个月。该测验由五大部分、十个分测验构成，分别是理解能力（言语的理解、图画理解）；综合能力（言语推理、图画推理）；表达能力（言语表达、动作表达）；构成能力（作文、构图）；记忆能力（数字的记忆、图形记忆）。

（四）学前儿童语言障碍评量表

台湾学者林宝贵和林美秀于 1993 年编制并发表了学前儿童语言障碍评量表，该量表用于评估 3 至 5 岁 11 个月的学前儿童的口语理解能力、表达能力、构音、声音、语言流畅性等方面，其由语言理解和口语表达两个分测验组成。前者共有 30 题，后者有 32 题。

第三节　儿童语言发育迟缓训练

 案例导入

案例：李某，男，4 岁零 5 个月。妊娠及分娩史正常，运动发育史正常，吞咽喂养史正常。韦氏智力测验分数 103，S-S 语言发育迟缓检查中符号与指示关系处于 4-2 阶段，但交流态度检查中存在与人视线接触少，对他人的问候、招呼有时不能正确回答，存在回声现象。进一步对其进行家庭中的行为观察发现，其很少主动发起话题，且仅能轮流交谈 1 次，通常以重复对方话语作为交谈的回应，但一些简单的问题如"要不要"可回答"要""不要"。在对方讲话时不能注意倾听。对其家庭中的语言样本进行分析发现，其大部分声韵母已习得，但在句子中有时将 pīn 替代为 bīn，gāo 替代为 dāo；其相异词 / 总词数比值为 0.4，平均句长为 2.0，正确句子类型均为两词结合句，三词句中常省略谓语。

讨论：a. 李某属于哪种类型的语言发育迟缓？ b. 其存在的主要的语言问题包括哪些方面？ c. 可先对其进行哪些方面的训练？

一、训练原则

（一）循证实践

为了能让患者获得最适合的治疗，在治疗过程中，必须坚持以循证实践为基础。循证实践包括外部证据、内部证据、个案证据三方面的证据，治疗师需要依据患者的情况，为可能的治疗方法寻找外部文献证据支持，并结合内部的针对患儿评估得到的证据，同时还需要考虑儿童本身及其家人的偏好、意愿这些个案证据，综合考虑后为患者确定最优的治疗方法，同时在治疗过程中要不断进行治疗情况的监控。

（二）儿童中心与治疗师中心

1. 儿童中心　以儿童为主导，治疗师除了选择儿童可能喜欢的材料外，其他部分都跟随患者，做他做的事，说他说的话，并要耐心等待，对儿童的行为做出及时的反应。治疗师在这个过程中，也需要掌握一些特定的操作技术，如模仿、扩展、延伸、组合与分解等。此类方法以儿童为主导，贴近自然，儿童的参与度高，也更利于治疗目标的泛化与迁移，但其对治疗师的要求更高，操作上更为不易。

2. 治疗师中心　治疗师为主导，决定治疗中的所有内容，包括治疗的目标、治疗活动、反馈方式、训练材料、强化物等。此类方法的优点是：提供了语言刺激的详细说明；提供了清晰的指令和正确反应的标准；提供了能逐渐增加正确率的强化方式；和其他方法相比，单位时间内可以产生最多的目标反应，这让儿童能够得到大量的练习机会。但其训练情境不自然，儿童很难将治疗时学到的内容迁移到日常生活中去。另外，一些"倔强的、有行为问题"或"被动的"儿童，会拒绝此类治疗方法，而不管强化物有多诱人。

3. 中间的方法　这类方法介于上述两类方法的中间，可称为"双主体"方法。治疗师事先营造出良好的交流环境,在治疗中注重发挥儿童的主观积极性,或者以儿童感兴趣的话题进行训练,或者以患者的生活经验为基础设计治疗活动,让儿童能轻松快乐地进行训练,并且保证其训练目标的泛化和迁移。

二、训练目标及计划

(一)训练目标

成功的干预不是患者能正确地反应出诸多的测验题目,也不是在治疗中他能对你的语言刺激做出精确的模仿,而是他能够将治疗中使用的形式和功能应用到真实生活中去。根据患者不同的情况,其最终治疗目标也不同,概括起来有下述四类训练目标(长期目标)。

1. 消除障碍、恢复正常 改变或消除潜藏的问题及障碍,让患者成为一个正常的交流者或语言学习者,之后不再需要干预。对于一些病因明确且可恢复的案例,可制订此类目标,但这类案例可能只占少数,特别是对于儿童语言障碍而言,大部分案例可能较不易治疗或病因不明,如智障、自闭症等。

2. 改变障碍、促进功能 提高患者的语言功能相对较差的方面,使他们成为一个相对较好的沟通者,但不保证后续不需要再进行干预。如增加词汇量、句子长度、复杂度、让其更流畅更恰当地使用语言等。

3. 代偿策略 让患者学会利用自己的残余功能来进行交流。或患者语言功能上的不足之处经过训练后已达到瓶颈,则教他们采用一些代偿的策略来补偿这些缺陷,如线索提示等。

4. 改变环境 改变患者的生活、学习环境,为其营造良好的交流环境。这不仅包括训练环境的改变,也包括其照顾者、家人、朋友、同学等的交流态度的改变等。此项常和其他三个目标结合,很少单独进行。

(二)训练计划

在评估后进行治疗前,要为患儿制定详细的治疗计划,包括治疗目标的具体化、治疗活动的安排,治疗频率与时间的确定、正确率的计算、提示的层级、反馈的方式、强化物的选择等。具体见表4-6。

表4-6 儿童语言发育迟缓语言训练计划表

1. 基本信息
姓名:_____ 性别:_____ 出生日期:_____
地址:_____ 联系方式:_____
计划制定日期:_____ 计划制定者:_____
2. 训练目标
长期目标:_____
阶段目标:_____
特定目标:_____
3. 训练方法
训练活动:_____
提示层级:_____
强化物:_____
4. 训练强度:_____

1. 确定训练目标　确定长期训练目标时,应根据患儿的年龄、障碍的性质及预后、已有的干预史、与环境的交流情况以及评估中收集的数据来确定,力图让患者获得最好的干预。阶段目标应选择儿童的最近发展区,即儿童当前不具备但经过努力能具备的能力,以及最能促进沟通效果的方面。特定目标是当前就应该进行干预的内容,是语言形式、内容、使用方面的某一例子,是达到长期目标过程中的若干步骤,特定目标常选择那些儿童偶然正确使用的,或那些儿童应该要掌握却未掌握的内容。

2. 确定训练方法　训练方法包括:①计划采用的训练活动,是儿童中心还是治疗师中心或者介于二者之间,此处应详细计划出具体的训练活动、步骤等;②提示层级,在训练中,儿童可能无法主动给出目标反应,治疗师需要给予提示,但如何提示,应制定一个提示层级,如目标为说出"要",则提示层级从多到少依次为"要"的声音＋手势、手势＋口型、手势、无提示;③强化物:强化物是促进儿童保持训练兴趣的一个重要事物,治疗师可通过询问家长、观察、尝试等来选择有效的强化物,强化物可能是糖果、玩具等实物,也可能是口头表扬、小贴纸等社会强化物,还可能是儿童的异常行为(如儿童很想跑出治疗室,治疗师可以当他出现目标反应后允许他出去一会儿。)

3. 确定训练强度　总的来说,持续几周或数月的每天进行的、强化的训练比每周 2~3 次,每次 30~40 分钟,持续 1 年的训练效果更好。因此,应在可能的情况下,采用高强度的训练。

三、训练技巧

在进行语言训练及提供机会让儿童发展语言时,治疗师、家长、教师等可使用下列技巧。

1. 模仿　模仿是儿童学习语言的一个很重要的方式。它既包括让儿童模仿治疗师说出的某个目标语言,也包括儿童说话或出声时治疗师模仿儿童的语言,后者可以促进儿童交流的兴趣,获得更多的沟通互动。

2. 自言自语　当与儿童一起时,治疗师可以自己用语言描述自己的活动,即一边活动一边自言自语,此举能让儿童将听到的语言与情景中的意义相联结,然后逐渐习得该语义、语法、语用。此法最好应用于与儿童建立了联结注意的活动或事物上,注重语言的输入,而不刻意要求儿童的回应。

3. 平行谈话　当儿童注意某个事物或进行某项活动时,治疗师描述儿童的活动。此法可让儿童听到正确的语言输入,建立语义联结。如儿童正在吃糖,可以说"小明正在吃糖。"

4. 时间延迟　中断正在进行的交流过程,等待儿童反应。此举可促进儿童的沟通意图发展。

5. 扩展　当儿童出现自发语言时,治疗师进行语法或语义上的完善,将儿童自发的语言扩展得更接近成人语。如:儿童语"狗狗"或"狗狗房子",治疗师扩展为"狗狗在房子里。"

6. 延伸　当儿童出现自发语言时,治疗师进行语义上的延伸。如:儿童语"狗狗房子"延伸为"狗狗走到房子去了。"或"狗狗觉得冷了。"

7. 组合与分解　对儿童的语言进行组合或分解,如儿童语"狗狗房子"可采用不同的组合与分解方式变成:"狗狗在房子里""房子……它在房子里""在房子里……狗狗在房里""狗狗……狗狗在房子里"等。

8. 句子重组 将儿童的语言扩展成不同形式。如儿童语"狗狗房子"变成"狗狗在房子里吗""狗狗不在房子里""狗狗不在房子里吗"。

9. 示范 最常用的一种训练技巧,当让儿童学习新内容时,通常会采用示范的方式,即语言治疗师或另一个搭档说出目标语言,要求儿童仔细听。多次示范后,创造情景让儿童自发性使用。如治疗师用图片示范"被"的用法,先示范"苹果被妈妈吃掉了""苹果被妹妹吃掉了",然后拿出哥哥吃苹果的图片,对儿童说"看,苹果怎么了",诱导儿童说出"苹果被哥哥吃掉了"。

10. 调整语言信号 作为一名合格的言语治疗师,其语言应该是训练有素的。治疗师应根据儿童的状况对自身的语言进行调整,以促进干预。要注意的有以下几方面:

(1)语速:治疗师要保持一种恰当的语速,针对儿童一般来讲要降低语速,以保证其理解。

(2)重复:在训练时目标语言或问题不断重复,不要经常变化。一些治疗师及家长常不断变化询问方式,如问"你想要去外面玩吗",如果儿童没能及时反应,再次询问时则变成了"你想不想去外面玩",第三次可能变成"我们去外面玩,好不好",当儿童无反应时,正确的做法是重复相同的询问,并耐心等待,而不是不断变化,增加其理解的负担。

(3)在韵律、词序上突出目标词:在训练时,可通过将目标词读得更重来强调,或将目标词放在句首或句尾来吸引儿童的注意力。

(4)控制语言的复杂度:要根据儿童的情况控制语言的复杂度,保证儿童能理解或努力后能模仿。这些语句通常为语法上正确,语义较为简单的句子。

(5)能促进恰当的语用反应:直接让儿童说完整的句子不可取,应使用恰当的引导语让个案自然回答出完整的句子,如"小狗在奔跑,女孩在奔跑,男孩呢"。

四、训练内容及方法

针对语言发育迟缓儿童的训练内容同样包括语音、语义、语法、语用四个方面,每个方面都包括理解和表达两方面。

(一)语音

在语音训练方面,按照其发育顺序,可进行如下的一些训练。

1. 增强语音辨识能力 在语音的学习中,对语音的辨识能力十分重要,它可以是儿童能准确发出两个相近的音如"笔、皮"的前提条件之一。具体的训练方法可参照第二章听觉言语识别的训练。

2. 增强音韵技能 增加儿童能发出的元音、辅音(声母、韵母)数量及音节数,可根据儿童的声韵母习得顺序安排。需注意的是其目标不是让儿童产生特定的音,而只是增加他的声母数量,因此,在训练时要注意拓展他的发音数量,而不是按照成人语的方式来纠正他的发音。

(二)语义

语义训练的内容主要以语言发育迟缓儿童的常见的语义问题为根据。以下介绍台湾锜宝香教授整理的一系列训练方法,且重点介绍词汇、语义网络、语义整合三方面的训练方法。

1. 词汇训练 词汇的学习是儿童与外在世界互动或由实际经验所建立的一种符号表征与概念联结的产物,在进行词汇训练时,可采用下列方法:

（1）实物及动作命名训练：在进行名词或动词的学习时，可提供对应的实物或示范实际的动作，接着在句子中练习这些词汇，然后创造一定的情景让儿童能有机会使用目标词汇，最后让其能在生活中用到这些词汇。

（2）分类游戏：此活动可帮助儿童有系统地组织其词汇库，具体的训练活动包括：说出物品的类别（苹果是水果）；说出不同类别下的物品名称（水果有苹果、梨、香蕉……）；物品分类（提供很多物品让儿童分类）等。

（3）描述词汇：让儿童描述图片所代表词汇的名称、功能、特征、属性等。或者治疗师问"** 看（摸、闻、听）起来像什么""它常与什么在一起"。

（4）同义词/反义词训练：用同义词、反义词来增强儿童对词汇的理解与运用。

（5）句子填空：治疗师说出句子的一部分，让儿童填入目标词，如"我们用牙刷……"。

2. 语义网络训练 词汇语义网络的建立，是将新学得的词汇与已学得的词汇相比较，寻找其相似与相异特性的一种认知处理过程，是儿童认识世界、学习词汇的一个重要方式。治疗师要帮助儿童建立词汇的语义网络，首先，可将与中心词汇相关的词汇都列出来，让儿童进行学习；然后，将这些词汇依其语义类别进行分类训练；最后画出语义网络图，让儿童练习。图 4-3 为苹果的语义网络图。

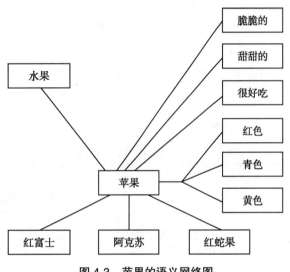

图 4-3 苹果的语义网络图

3. 语义整合 语义整合是指将各个句子中的概念/信息整合在一起的能力。无论是口语还是书面语的理解，都需要将一段话整合才能理解其意。常用的语义整合训练方法有下列几种。

（1）图片故事排序：治疗师可准备具有因果关系或者前后顺序的图片小故事（图片数量可根据儿童程度选择），让儿童对其进行排序，并且按照自己的排序叙述这些小故事。

（2）故事预测：同样是一些顺序小故事，治疗师可将其中的一张图片藏起来，让儿童预测这张图片在说什么。

（3）语句配对：治疗师将根据儿童情况选择好的句子（包含上、下两个从句的复句）分成两部分做成纸条或图片，让儿童分别从两组中抽取一张，由儿童或治疗师念出来，然后由儿童判断是否合理。也可将这些从句顺序打乱，让儿童做匹配练习。

（三）语法

提升儿童语法能力的训练目标按照其发展顺序包括几方面：①发展双词结合能力；②增加句子长度；③增加句子复杂度；④增加不同句型的使用率；⑤增加对句子词序安排的理解。台湾錡宝香教授整理了其具体内容如下。

1. 词汇结合 目标：可以结合两个及以上的词汇。具体内容见表 4-7。

2. 简单句 目标：训练儿童能使用恰当的简单句，具体内容见表 4-8。

3. 复合句 目标：训练儿童能使用恰当的复合句，具体内容见表 4-9。

表4-7　词汇结合训练内容

类型	示例	类型	示例
1. 实体＋特质	杯子脏脏	14. 主体＋名词	爸爸眼睛、妈妈衣服
2. 特质＋实体	坏小孩、大镜子	15. 的词汇结合	我的妈妈、我的杯子
3. 实体＋状态	车坏了、小鸟飞	16. 这个＋名词	这个苹果、这个玩具
4. 有＋名词	有玩具、有苹果	17. 那个＋名词	那个苹果、那个玩具
5. 没有＋名词	没有人、没有苹果	18. 这里＋名词	这里猫咪、这里狗狗
6. 没有＋动词	没有去、没有穿	19. 那里＋名词	那里猫咪、那里狗狗
7. 动词＋受词	买玩具、抱我	20. 动词＋这边	坐这边、看这边
8. 要＋动作	要刷牙、要尿尿	21. 动词＋那边	坐那边、看那边
9. 要＋物品	要糖糖、要玩具	22. 动词＋这里	坐这里、看这里
10. 还要＋名词	还要糖果、还要玩具	23. 动词＋场所	躺地上、坐床上
11. 不要＋名词	不要帽子、不要妈妈	24. 身体部位＋状态	手手脏、脚好痛
12. 不＋动词	不去、不喝、不吃	25. 量词＋名词	一棵树、一只猫
13. 主体＋动作	妈妈抱抱、我要	26. 简单句	爸爸开车、妈妈抱我

表4-8　简单句训练内容

句型	示例
1. 简单的祈使句	给我、你看
2. 主语＋谓语	苹果是红色的、娃娃会动
3. 简单的主＋谓＋宾	宝宝吃糖糖、我穿衣服
4. 这是／那是＋名词短语／形容词短语	这是玩具、那是漂亮的阿姨
5. 简单的否定句	哥哥不去、我不要、妹妹没有积木
6. 简单问句	"什么、干嘛、谁、那里、要不要、好不好、会不会、可不可以"等类型的问句
7. 将助动词放在简单句中	要、会、可以、能、敢、应该
8. 被动句	"把、被、给、让"句型
9. 表示位置的简单句	"在、在里面、在外面、在上面、在下面、在这里、在那里、在中间、在旁边"的句型
10. 表示时间的简单句	"的时候、以后、以前、之前、之后、正在、不久、现在、从前、很快"的句型
11. 将代名词放于简单句中	"你、我、他、你们、我们、他们"
12. 含比较性质的简单句	"比、更多、更少"句型

表4-9 复合句训练内容

句型	示例
并列复句	"又……又""既……又""既……也""一边……一边""不……也不"
递进复句	"不但……而且""并且""何况""甚至""尚且……何况""不但不……反而""不仅仅……也会"
选择复句	"不是……就是""是……还是""要么……要么"
承接复句	"……于是""……然后""……接着""……就""……还要"
总分复句	他有两个书包,一个大的,一个小的。
转折复句	"虽然……却""尽管……却""虽然……但是""……然而"
假设复句	"如果……那么""假如……就""要是"
因果复句	"只有……才(能)""除非……才(能)""不管……都""尽管……也"
目的复句	"为了……以便""……以免""……免得"

具体的训练方法治疗师可参考前述的训练技巧,将训练内容有机地结合在恰当的训练技巧中。

(四)语用

语用能力是进行有效沟通的重要方面,而根据临床情况来看,在语言发育迟缓儿童的语用能力的训练中,沟通意图、交谈技能等又是其主要方面。

治疗师可根据儿童情况,如其语言能力、兴趣爱好等,设计恰当的活动来训练其语用能力,常用的活动包括角色扮演、问题解决、新闻访谈等。另外,在促进儿童的沟通意图方面,治疗师要注意训练环境及活动的安排,如将儿童喜爱的物品放在能看见但不能拿到的地方,故意忘记提供其必要的物品,提供难以操作的玩具,故意忘记将儿童纳入活动中等。

 知识链接

语用训练目标解读

台湾錡宝香教授整理的语用训练目标:①可以使用词汇或手势与熟人打招呼、要求物品或做活动;②会问"去哪里""做什么""吃什么"的问题;③会问"是不是""要不要""会不会""可不可以"的问题;④对物品消失或出现的状况会表达意见;⑤会寻求帮助;⑥能维持话题;⑦当别人说的话不完整时,会补充完整;⑧可以描述发生的事情或看到的事物;⑨别人问"你在做什么""你昨天去了哪里"等问题时,可恰当地回答;⑩与别人交谈时能使用"后来呢""怎么会这样""为什么"等用语来维持话题;可以引起听话者的兴趣,让人想与其沟通。将自己知道的讯息说给他人听。

五、家庭环境调整

家庭是儿童成长过程中十分重要的场所,也是儿童语言发育十分重要的影响因素之一。言语治疗师应嘱咐家长营造良好的家庭沟通环境,让儿童在家中能有大量的沟通需求、能有丰富的沟通体验。

1. 理解儿童的沟通模式 沟通是一种双向的行为。早期家长与儿童的互动可能会因儿童的缺乏反应而受到打击。但实际上,语言发育迟缓儿童由于其障碍,可选的沟通方式很少,有些甚至是不理睬、尖叫、打人等异常行为。家长能为孩子做的就是"喜欢他",与孩子一起做任何他喜欢的事情,对幼儿的任何主动行为做出反应,即使那是手势或非交流的发音。对儿童的沟通信号给予敏锐和丰富的反应,并经常给予儿童各种有关刺激。

2. 增加交流诱惑　在家庭生活中要增加能诱惑孩子进行交流的事件或环境,如将孩子喜欢的东西放在他能看到但不能拿到的地方,吃饭时将他喜欢的食物放得远一些,对儿童的需求不立即满足,而当他发出交流信号或求助时再给予满足。

3. 与儿童建立良好互动　互动行为包括轮流说话、模仿、建立联结注意等,家长应时刻观察儿童的状态,在他愿意的时间进行互动,或在日常生活中(如吃饭时、玩耍时、吃零食时)进行互动,避免每天固定一个时间进行互动。家长应多与儿童做游戏,特别是一些传统的家庭游戏。

4. 鼓励儿童表达自己　用恰当的方式鼓励儿童进行表达,从对其牙牙学语的模仿,到认真倾听其讲述幼儿园里发生的事情,都是鼓励儿童表达的良好方式。一些"强势"的家长习惯打断孩子的话语,习惯让孩子遵从家长的方式去做事情或叙述事情,这会严重地挫伤孩子交流的积极性。

六、辅助沟通技术的应用

辅助沟通技术(augmentative and alternative communication,AAC)包括图片、图片交换系统、交流板、一些简单的发音装置及高科技的微电脑控制设备等。AAC 在语言障碍中的应用越来越广。对语言发育迟缓儿童来说,AAC 不仅是一种交流替代工具,还是一种语言发展促进工具,国外有大量的研究表明使用 AAC 可以促进语言能力的发展。当然,AAC 的成功应用也涉及到一整套复杂的评估及训练技术,在临床应用中需要谨慎使用。

（金　星）

复习思考题

1. 儿童语言发育迟缓的训练目标是什么? 分别针对哪些患儿?
2. 对儿童进行语言训练有哪些训练技巧?

案例分析题

王某,男,3 岁零 4 个月。妊娠及分娩史正常,运动发育史正常,吞咽喂养史正常。韦氏智力测验分数 80,S-S 语言发育迟缓检查中符号与指示关系处于 3-2 阶段。进一步对其进行家庭中的行为观察发现,其很少主动发起话题,对家人的询问通常无反应,但拿走他喜欢的玩具时会尖叫,如果不立即归还会打自己的头。想要东西时拉大人去拿,但很少出声要求。在对方讲话时不能注意倾听。对其进行构音检查及分析家庭中的语言样本发现,其大部分声韵母已习得,其相异词 / 总词数比值为 0.2,平均句长为 1.0,但有时有正确的双词句出现。

请问:
1. 王某存在的主要的语言问题包括哪些方面?
2. 可先对其进行哪些方面的训练?

第五章 构音障碍

学习要点

构音障碍的定义、分类及言语症状；Frenchay 构音障碍评定法；中康汉语构音障碍评定法；运动性构音构障碍的分类、评定与治疗；功能性构音障碍与器质性构音障碍。

第一节 概　　述

一、定义

构音障碍（dysarthria）是由于构音器官先天性和后天性的结构异常，神经肌肉的功能障碍导致构音器官的肌肉麻痹、收缩力减弱或运动不协调而出现发声、发音、共鸣、韵律等异常所致的言语障碍。主要表现发声困难、发音不准、吐字不清，语调、语速、节奏等异常，以及鼻音过重等言语听觉特征的改变。构音障碍是口语的言语障碍，患者通常听理解正常，并能正确地选择词汇和按语法排列语句，但不能控制重音、音量和语调等。不包括由于失语症、儿童语言发育迟缓、听力障碍所致的发音异常。

正常人的构音是指自胸腔呼出的气流经过声带的振动后，经由唇、舌、牙齿、上腭、咽喉等构音器官的摩擦或者阻断等动作发出语音的过程。但在构音过程中，由于构音的部位、方式、强度或动作的协调性出现问题，就会导致发音的错误，形成构音障碍。

最常见的病因有脑血管疾病、颅脑外伤、脑肿瘤、脑瘫、肌萎缩性侧索硬化、重症肌无力、小脑损伤、帕金森病、多发性硬化症等。构音障碍可单独发生，也可与其他语言障碍同时存在，如构音障碍常与失语症合并出现等。

构音障碍的患者其言语损害的程度与神经肌肉受损的程度是一致的。言语肌群运动的速度、力量、范围、方向和协调性是言语是否清晰的关键，如果言语肌群受损严重，不能产生任何可被理解的语音，这种障碍称为"呐吃"。这种患者往往不能应用言语进行交流，多采用书写方式与他人进行交流与沟通。

二、分类及言语症状

构音障碍一般分为三大类型。

（一）运动性构音障碍

运动性构音障碍（dysarthria）是由于神经病变、与言语有关的肌肉麻痹、瘫痪、收缩力减弱或运动不协调所致的言语障碍。此种言语障碍主要强调呼吸运动、共鸣、发音和韵律方面的变化，从大脑到肌肉本身的病变都可能引起言语方面的症状。常见于脑血管疾病、脑肿瘤、脑瘫、肌萎缩侧索硬化、重症肌无力、小脑损伤、帕金森病、多发性硬化等。

根据神经解剖和言语声学特点,运动性构音障碍可分为以下六种类型。

1. 痉挛型构音障碍 为中枢性运动障碍。

(1)病因:常见于假性球麻痹,双侧上运动神经元病变,如脑血管病、脑瘫、脑外伤、脑炎、脑肿瘤、假性延髓麻痹、多发性硬化等疾病。

(2)运动障碍的性质:为自主运动出现异常模式,伴有其他异常运动,肌张力增强,反射亢进,无肌萎缩或失用性萎缩,病理反射阳性。

(3)言语特征:说话缓慢费力,音拖长,缺乏音量控制,单音调,音调低,偶尔音调中断,粗糙音,元音和辅音歪曲,鼻音过重。临床伴见吞咽困难、流涎、舌唇交替运动减弱、强哭强笑等。

2. 弛缓型构音障碍 为周围性构音障碍。

(1)病因:常见于下运动神经元疾病或球麻痹,如脑神经麻痹、延髓麻痹、肌肉本身障碍,进行性肌营养不良、感染、外伤、循环障碍、代谢性和变性性疾病,还可见于重症肌无力等构音肌肉的病变。

(2)运动障碍的性质:为肌肉运动障碍,肌力低下,肌张力降低,腱反射降低,肌萎缩。

(3)言语特征:不适宜的停顿,气息音,辅音不准,鼻音减弱。临床伴见进食呛咳,食物常从鼻孔流出,流涎,舌肌萎缩与颤动,并可见咽肌软腭瘫痪的代偿性鼻翼收缩和扮鬼脸样面部动作等。

3. 失调型构音障碍 为小脑系统障碍。

(1)病因:常见于小脑或其脑干内传导束病变,多因肿瘤、多发性硬化、酒精中毒、外伤等原因造成构音肌群运动范围、运动方向的控制能力差引起。

(2)运动障碍的性质:为构音肌群的运动不协调(力、范围、方向、时机),肌张力低下,运动速度减慢,震颤。

(3)言语特征:元音辅音歪曲较轻,主要以韵律失常为主,不规则的言语中断(分节性言语或呈吟诗状),声音的高低强弱呆板震颤,初始发音困难、含混不清、声音大,重音和语调异常,字音常出现突然发出(爆发性言语)。

4. 运动过强型构音障碍 为锥体外系障碍。

(1)病因:常见于舞蹈病,肌阵挛,手足徐动症等。

(2)运动障碍的性质:为异常的不随意运动。

(3)言语特征:元音和辅音的歪曲,辅音不准,元音延长、变调,失重音,不适宜的停顿,费力音,发音强弱急剧变化,鼻音过重。临床伴见快速不自主运动,肌张力异常,扭转或扭曲运动,运动缓慢等症。

5. 运动过弱型构音障碍 为锥体外系障碍。

(1)病因:常见于帕金森病等疾病。

(2)运动障碍的性质:为运动范围和速度受限,僵硬。

(3)言语特征:发音为单一音量,单一音调,重音减弱,有呼吸音或失声现象。临床伴见运动缓慢、活动范围受限,肌强直,丧失自主运动,震颤等症。

6. 混合型构音障碍 为运动系统多重障碍。

(1)病因:见于上下运动神经元病变后的多种运动障碍的混合或合并引起,如威尔逊病、肌萎缩侧索硬化、多发性硬化等。

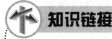

威 尔 逊 病

威尔逊病（Wilson病）：又称肝豆状核变性，本病于1911年首先由Wilson报道，是一种与遗传有关的铜代谢障碍导致脑基底节变性和肝功能损害引起的疾病，属常染色体隐性遗传，有家族倾向。本病好发于儿童和青年，病变主要损害大脑的基底节和肝脏，引起豆状核变性和肝硬化。临床表现有进行性加剧的肢体震颤、肌强直、构音困难、精神改变、肝硬化和角膜色素环。本病因起病隐袭，临床表现多样，早期诊断较困难，故应引起警惕。该病如能及早发现，及早治疗，预后良好，治疗不及时，病情多持续发展，晚期因肝硬化，肝功能衰竭或并发感染死亡。故早期诊断、早期治疗是关键。因本病属遗传性疾病，有家族倾向，对患者的同胞兄弟应及早检查。

（2）运动障碍的性质：多种运动障碍的混合或合并。

（3）言语特征：为各种症状的混合。

运动性构音障碍的预后取决于神经病学的状态和进展情况，但双侧皮质下和脑干损伤、退行性疾病，如肌萎缩性侧索硬化症等预后最差；脑瘫患者如伴有频繁的吞咽困难和发音很差预后亦较差；单纯性构音障碍的患者预后比构音障碍合并失语症、听力障碍或智力障碍的患者预后好；儿童患者由于随着年龄的增长其症状常有所减轻，因而比成人患者有更多的康复机会。

（二）器质性构音障碍

器质性构音障碍（organic dysarthria）是由于构音器官的形态异常所致，常见的病因包括先天性唇腭裂、先天性面裂、巨舌症、齿列咬合异常、先天性腭咽闭合不全、外伤致使构音器官形态和功能异常、神经疾患导致的构音器官麻痹等。

器质性构音障碍的代表是腭裂，腭裂患者的异常语音是由于构音能力和共鸣能力出现障碍，其呼吸功能和发声功能均正常。常见的语音异常有：

1. 构音异常　构音活动中最主要的是舌和腭的相对运动，由于舌位的变化和舌腭的接触，从而发出不同的元音和非鼻辅音。腭裂患者由于有或者曾经有过腭咽闭合不全，口腔内气流自鼻腔流出，口腔内压力不足，为了获得充足的口腔内压力，患者需要使舌位后置以缩小气流腔体积，另外在发声时患者也会尽量使舌背高抬来协助闭锁咽腔，以增加口腔内气流压力，这种发声习惯是患者为补偿形态异常而形成的错误的构音方法，此习惯即使在手术矫形后也不容易自我纠正，必须要在术后进行功能锻炼。构音异常包括：

（1）腭化构音：发音时舌在硬腭或软腭前部形成卷曲，舌背呈卷曲状，气流从舌腭之间的空隙通过。摩擦音、鼻音和爆破音都可出现腭化构音，临床上以［k］、［g］、［c］等音检查时容易出现，这类患者常常在发"猜一猜"等语句时会出现异常语音，是腭裂患者中发生率最高的发声方式。

（2）侧化构音：发音时舌与硬腭或齿龈接触，形成阻碍，除阻时气流从患者的口腔一侧或两侧的缝隙中流出，形成气流与颊黏膜之间的共振，比较典型的是把［ki］发成［gi］，并能听到气流的杂音，在［i］、［sa］、［za］、［j］等音检查时容易出现。

（3）鼻腔构音：发音时的构音点在鼻腔，舌后部后缩，舌与腭部接触良好，关闭口腔通路，气流不穿过腭部的表面，而是由软腭的振动形成软腭的摩擦音，气流由鼻腔通过，似鼻后部摩擦音。临床上最常见的是把［gu］（估）发成［ku］（哭）。与［i］、［u］相关的音比较容易出现鼻腔构音。临床上诊断这类患者的主要方法是在发音时堵住其鼻孔,就难以发出声音。

2. 共鸣异常 在正常生理状态下,发元音及非鼻音的任何辅音时,鼻口腔因腭咽闭合而完全分隔,口腔独立完成共鸣;而当腭咽闭合不全时,口鼻腔相通,一部分气流进入鼻腔,而产生鼻腔共鸣。按照气流进入鼻腔的不同程度,鼻腔共鸣表现为:

(1)开放性鼻音:发音时鼻音过重,主要由于过度鼻腔共鸣引起,言语病理学上称为"鼻音化",是腭咽功能不全时的常见表现,如将[i]音发成[eng]或[en]等。

(2)闭塞性鼻音:发音时鼻音过少,类似感冒后的鼻塞音,多见于鼻腔堵塞、腺样体肥大及咽腔狭窄。多见于发[m]、[n]时出现。

(3)鼻漏气:发音时声音由鼻孔逸出,尤其在发辅音时,鼻漏气现象明显,导致发音含糊不清、音量小和音调低沉。在发[p]、[t]等送气音时更易出现。

3. 其他发音异常 腭裂患者由于腭咽闭合功能不全,所以在发音过程中总是试图在气流通过腭咽部进入鼻腔前,利用咽部与喉部肌肉的紧张性变化来阻挡住进入鼻腔的气流,这时就会形成气流在声门外的异常摩擦和舌咽部的异常摩擦,这些共同组成了腭裂患者的特殊发音。根据发音的特点分为以下几种:

(1)声门爆破音:在言语病理学中被誉为"腭裂语音"的代表音,是腭咽闭合不全的患者中最容易发生的一种异常语音。其音声特点是:语音清晰度低,发某些辅音时,声音似从咽喉部强挤出一样。在发[ka]、[pa]、[ta]等音时最容易检查到这种异常,严重的患者在发辅音时会完全省略摩擦和爆破的动作,并且伴有面部表情的变化。

(2)咽喉爆破音:语音清晰度低,整个发音过程几乎是通过舌根和咽后壁的闭锁和开放来完成的。在发[k]、[g]等音时最容易被检查到。

(3)咽喉摩擦音:发音时舌根和咽喉摩擦而形成的异常语音,语音清晰度较低,在发塞擦音时咽腔缩小,几乎看不到患者的舌尖运动。临床上以[z]、[c]、[s]、[j]、[q]、[x]等音最容易被检查到。

(三)功能性构音障碍

1. 定义 功能性构音障碍(functional dysarthria)又称为发育性发音障碍,是指发音错误表现为固定状态,但无明显原因且构音器官无形态异常和运动功能异常。临床多见于儿童,特别是学龄前的儿童。这种构音障碍通过训练大多可完全恢复。

2. 原因 引起功能性构音障碍的原因目前还不十分清楚,调查发现可能与儿童语音的听觉接受、辨别、认知因素有关。可能是幼儿,特别是 2~4 岁的幼儿,在学习发音的过程中因某种原因学会了错误的构音动作,并使这种构音动作逐渐养成习惯。由于这个年龄阶段的孩子正处于语言发展时期,容易造成发音的异常。多数幼儿并不清楚自己发音的错误。

3. 诊断

(1)构音器官形态无异常(无腭裂、错位咬合、严重的舌系带短缩)。

(2)构音器官运动功能无异常(无脑瘫、先天性软腭麻痹等)。

(3)听力正常,但要注意在轻度至中度听力障碍、高频突发性聋,如高频区辅音的听力障碍往往会出现发音异常。

(4)如有构音错误,但语言发育大致达到 4 岁以上,构音错误已经固定化。

4. 言语表现

(1)[k]—[t]、[g]—[d]等位置相互替代,如把"姑姑"说成"嘟嘟","裤子"说成"兔子"等。

（2）[zh]、[ch]、[sh]发成[z]、[c]、[s]。如把"知"发成"滋"，"茶"说成"擦"，"是"发成"四"等。

（3）声母、韵母的歪曲，这是儿童功能性构音障碍的常见言语症状，如将 duan 发成 uan，省略 d。

（4）把 l 发成 n（除外地方语音的发音地点，比如我国的部分地区 n、l 不加区分）。

（5）鼻腔构音，发与[i]、[u]相关的音比较容易出现用舌背闭锁口腔，从鼻腔发出气流和声音。

第二节　运动性构音障碍的评定与治疗

构音障碍的评价是通过对构音器官功能检查和器械检查，判断言语产生过程中某一言语组成部分（指呼吸、喉部声带、腭咽机制、口腔发声动作）受损情况，以确定治疗目标，评定治疗效果。构音器官功能检查法易受评定者经验的影响，而器械检查则通过采用空气动力学测量、声谱分析、放射学检查、纤维镜观察、肌电图检查等，可进一步明确某一言语组成部分、解剖结构与生理功能受损的严重程度，两者可以相辅相成。本章节只阐述构音器官功能检查法。

运动性构音障碍的评定方法种类很多，现主要介绍以下两种方法。

一、Frenchay 构音障碍评定法

河北省人民医院康复中心张清丽、汪洁等依据汉语的特点，于 1988 年对 Frenchay 构音障碍评价法进行了修改和增补，目前已被临床广泛应用。评价完成后，患者的障碍类型、哪些功能未受损、哪些功能受损严重等情况清晰可见。Frenchay 构音障碍评价包括反射、呼吸、唇、颌、软腭、喉、舌、言语 8 个项目 28 个测验内容（表 5-1）。每个细项按严重程度分为 a~e 共 5 级，a 级为正常；b 级为轻度异常；c 级为中度异常；d 级为明显异常；e 级为严重异常。根据 a 级项数 / 总项数这个指标来评定构音障碍的严重程度，正常为 27~28/28；轻度障碍为 18~26/28；中度障碍为 14~17/28；重度障碍为 7~13/28；极重度障碍为 0~6/28。

表 5-1　Frenchay 构音障碍评定法评价内容

项目	评价	测验内容	要求及说明	分级
1. 反射	询问患者、亲属或其他有关人员，并观察、评价咳嗽反射、吞咽动作是否有困难和困难的程度；观察患者有无不能控制的流涎。	（1）咳嗽	询问患者吃饭或喝水时，是否发生咳嗽或呛咳。	a. 没有困难。 b. 偶有困难，呛住或有时食物进入气管，说明患者必须小心。 c. 必须特别小心，每日呛 1~2 次。清痰可能有困难。 d. 在吃饭或喝水时频繁呛住，或有吸入食物的危险。偶尔不是在吃饭时呛住，如在咽唾液时。 e. 没有咳嗽反射，患者用鼻饲管进食或在吃饭、喝水、咽唾液时连续咳呛。

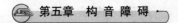

项目	评价	测验内容	要求及说明	分级
1. 反射		(2) 吞咽	在可能的情况下,让患者喝140ml的温开水和吃2块饼干,要求尽可能快地完成,并询问患者吞咽时有无困难,进食速度、饮食情况。正常饮水时间为4~15秒,平均8秒,超过15秒为异常缓慢。	a. 没有异常。 b. 患者述说有一定困难,吃饭(喝水)缓慢。喝水时停顿次数比平时多。 c. 进食明显缓慢,主动避免一些食物或流质饮食。 d. 仅能吞咽一些特殊的如单一的或绞碎的食物。 e. 不能吞咽,需用鼻饲管。
		(3) 流涎	询问患者是否有流涎,并在会话中观察。	a. 没有困难。 b. 嘴角偶有潮湿。 c. 当倾身向前或精力不集中时流涎,略能控制。 d. 静止状态时非常明显,但是不连续。 e. 连续不断地流涎,不能控制。
2. 呼吸	观察患者在静止未说话和谈话状态时呼吸的状况。	(1) 静止状态	在患者静坐未说话时,进行观察和评价。当评价有困难时,可要求患者先用嘴深呼吸,听到指令尽可能地缓慢呼出,记下所用的时间(秒),正常人平稳地呼出需用5秒。	a. 没有困难。 b. 吸气或呼气不平稳或缓慢。 c. 有明显的吸气或呼气中断,或深吸气有困难。 d. 吸气或呼气的速度不能控制,可能显出呼吸短促,比c级更加严重。 e. 不能完成上述动作,不能控制。
		(2) 言语状态	与患者谈话并观察呼吸,询问患者平时有无气短。辅助评价:令患者尽可能地一口气数到20(10秒内),观察呼吸次数。正常人能一口气完成。	a. 没有异常。 b. 患者一口气完成有一定困难,需外加一个呼吸可达到这一要求。 c. 患者可能需要4次呼吸才能完成要求。 d. 呼吸非常表浅,或用吸气或呼气说话,仅能运用几个词,不协调,并有明显的可变性。患者大约需要用7次呼吸才能完成要求。 e. 言语受到严重阻碍,整个呼吸缺乏控制,可能1次呼吸数1个数。
3. 唇的运动	观察患者在未说话时和运动时唇的位置变化。	(1) 静止状态	观察患者未说话时唇的位置。	a. 没有异常。 b. 唇轻微下垂或不对称。 c. 唇下垂,但是患者偶尔试图复位,位置可变。 d. 唇非常明显的不对称或变形。 e. 严重不对称或两侧严重病变,位置几乎不变化。

项目	评价	测验内容	要求及说明	分级
3. 唇的运动		(2) 唇角外展状态	令患者做一个夸张的笑，鼓励其尽量抬高唇角，观察双唇抬高和收缩运动。	a. 没有异常。 b. 仔细观察有轻微的不对称。 c. 严重变形的笑，显出只有一侧唇角抬高。 d. 试图做这一动作，但是外展和抬高两项运动均在最小范围。 e. 不能做唇的外展。
		(3) 闭唇鼓腮状态	①令患者闭唇吹气鼓腮坚持15秒，记下实际时间，并注意唇边是否有气漏出。若有鼻漏气，评定者应捏住患者的鼻子。②示范并鼓励患者清脆地发出"P"音10次，记下所用时间并观察闭唇的连贯性。	a. 唇闭合极好，能保持唇闭合15秒或用连贯的唇闭合来重复"P"音。 b. 偶尔有漏气，在每次爆破音发声中唇闭合不一致。 c. 能保持唇闭合7~10秒。在发声时观察有唇闭合，但声音微弱。 d. 唇闭合很差，唇的一部分闭合丧失。试图闭合但不能坚持，听不到发声。 e. 唇闭合不能，并看不见也听不到患者发声。
		(4) 交替动作状态	示范并令患者在10秒内重复"u""i"(不必出声)10次，记下所用时间。	a. 能在10秒内有节奏地连接这两个运动，唇收拢和外展很好。 b. 能在15秒内连接这两个运动，在唇收拢和外展时可能出现有节奏的颤抖或改变。 c. 试图做这两个运动，但是很费力。 d. 只能辨别唇形有所不同。 e. 不能做任何运动。
		(5) 言语状态	观察患者在说话时唇的运动及发音的口形。	a. 唇运动在正常范围内。 b. 唇运动有些减弱或过度，偶尔有漏音。 c. 唇运动较差，声音微弱或出现不应有的爆破音，嘴唇形状有多处不符合要求。 d. 有一些唇运动，但听不到发声。 e. 没有观察到两唇的运动。
4. 颌的位置	观察患者在静止和言语状态时颌的位置变化。	(1) 静止状态	当患者不说话时观察颌的位置。	a. 正常位置。 b. 颌偶尔下垂或偶尔过度闭合。 c. 颌松弛下垂，口张开，但是偶尔试图闭合或频繁试图复位。 d. 大部分时间颌松弛下垂，且有缓慢不随意的运动。 e. 颌下垂非常严重或非常紧地闭合，不能复位。

项目	评价	测验内容	要求及说明	分级
4. 颌的位置		(2) 言语状态	当患者说话时观察颌的位置。	a. 没有异常。 b. 有轻微的偏离。 c. 颌没有固定位置或颌明显的痉挛,但是患者在有意识地控制。 d. 患者虽有意识地明显控制,仍有严重异常。 e. 没有明显的运动。
5. 软腭运动	询问并观察患者在吃饭或饮水时的反流情况及软腭运动时的变化。	(1) 反流	询问并观察患者在吃饭或饮水时是否有水或物进入鼻腔。	a. 没有。 b. 偶尔有 1~2 次进入鼻腔,或咳嗽时偶然出现。 c. 1 周有几次。 d. 每次进餐时至少有 1 次。 e. 进食时连续进入鼻腔。
		(2) 软腭抬高状态	令患者发"啊"音 5 次,并在每个"啊"音之间要有一个充分的停顿,观察发音时软腭的运动。	a. 软腭能充分保持对称运动。 b. 有轻微的不对称,但是能运动。 c. 在所有的发声中软腭均不能抬高,或严重不对称。 d. 软腭仅有一些最小限度的运动。 e. 软腭没有扩张或抬高。
		(3) 言语状态	观察患者在说话时唇的运动及发音的口形。	a. 唇运动在正常范围内。 b. 唇运动有些减弱或过度,偶尔有漏音。 c. 唇运动较差,声音微弱或出现不应有的爆破音,嘴唇形状有多处不符合要求。 d. 有一些唇运动,但听不到发声。 e. 没有观察到两唇的运动。
6. 喉的位置	观察患者发声及言语时的清晰度、音量和音高的适宜变化。	(1) 发声时间	令患者尽可能长时间地发"啊"音,并记录下时间,同时注意每次发音时的清晰度。	a. 持续 15 秒。 b. 持续 10 秒。 c. 持续 5~10 秒,但时断时续,声音沙哑或发音中断。 d. 能清楚持续 3~5 秒;或虽能发音 5~10 秒,但有明显的沙哑。 e. 不能持续清楚地说"啊"达 3 秒。
		(2) 音高	示范并令患者唱音阶(至少 6 个音阶)。	a. 没有异常。 b. 好,但有一些困难,嗓音嘶哑或吃力。 c. 可唱出 4 个清楚的音高变化,上升不均匀。 d. 音高变化极小,显出高、低音间有差异。 e. 音高无变化。

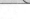

项目	评价	测验内容	要求及说明	分级
6. 喉的位置		（3）音量	令患者从 1 数到 5,逐渐加大声音量。	a. 能控制和改变音量。 b. 音量变化有些困难,偶有声音相似处。 c. 音量变化明显不均匀。 d. 音量只有轻微的变化,很难控制。 e. 音量无变化,或全部过大或过小。
		（4）言语	观察患者在会话时的发音的清晰度,音量和音高是否适宜。	a. 无异常。 b. 轻微的沙哑,偶有音量或音调的运用不恰当。 c. 说话时间稍长则声音变质,并频繁地调整发声,或音调有异常。 d. 发声连续出现变化,在持续清晰地发声和运用适宜的音量、音调方面都有困难。或其中任何一项始终有困难。 e. 声音严重异常,连续的沙哑,连续不恰当地运用音调和音量。
7. 舌的运动	观察患者的舌在静止和运动及言语时的变化。	（1）静止状态	令患者张嘴 1 分钟,在静止状态下观察舌的变化。	a. 无异常。 b. 偶有不随意运动,或有最低限度的偏歪。 c. 舌明显偏向一侧,或不随意运动明显。 d. 舌的一侧明显有皱缩,或成束状。 e. 舌严重不正常,即舌体小、皱缩或过度肥大。
		（2）伸舌状态	令患者在 4 秒内将舌伸出收回 5 次,记录所用时间。	a. 舌在正常范围内活动平稳、清晰。 b. 活动慢(在 4~6 秒内),其他正常。 c. 活动不规则或伴随面部怪相,或伴有明显的震颤,或在 6~8 秒内完成。 d. 只能把舌伸出唇外,或运动不超过 2 次,时间超过 8 秒。 e. 不能做。
		（3）上下运动状态	令患者伸舌,向上指鼻,向下指向下颌,连续做 5 次,在 6 秒内完成,并记下所用时间。	a. 无异常。 b. 活动好,但速度慢(8 秒内)。 c. 上下都能运动,但吃力或不完全。 d. 只能向一个方向运动,或运动迟钝。 e. 舌不能上下运动。
		（4）两侧运动状态	令患者在 4 秒内伸舌并左右摆动 5 次,记下所用时间。	a. 无异常。 b. 运动好,但速度慢(5~6 秒内完成)。 c. 能向两侧运动,但吃力或不完全,可在 6~8 秒内完成。

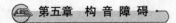

续表

项目	评价	测验内容	要求及说明	分级
7. 舌的运动				d. 只能向一侧运动,或不能保持,8~10秒完成。 e. 患者不能做任何运动,或超过10秒才能完成。
		(5) 交替运动状态	令患者用尽可能快的速度说"喀(kǎ)、拉(lǎ)"10次,记下所用时间。	a. 无困难。 b. 有一些困难,轻微的不协调,稍慢完成需要5~7秒。 c. 发声时一个较好,另一个较差,需10秒才能完成。 d. 舌仅在位置上有变化,只能识别出不同的声响,听不到清晰的词。 e. 舌没有位置的改变。
		(6) 言语状态	观察舌在会话时的运动。	a. 无异常。 b. 舌运动稍微不准确,偶有发错的声。 c. 在会话过程中需经常纠正发声,运动缓慢,言语吃力,个别辅音省略。 d. 运动严重变形,发声固定在一个位置上,舌位严重偏离正常,元音变形,辅音频繁遗漏。 e. 舌没有明显的运动。
8. 言语	观察患者在读字、句子、会话时言语的变化。	(1) 读字 将事先准备的一组字以每字一张地写在卡片上。	评分方法:打乱卡片,字面朝下放置,随意选12张卡片。注意:评定者不要看卡片,患者自己或评定者帮其揭开卡片,让患者读字,评定者记下所能听明白的字。12张卡片中的前两个为练习卡,其余10张为测验卡。当患者读完所有的卡片时,用这些卡片对照所记下的字,把正确的字加起来。	a. 10个字均正确,言语容易理解。 b. 10个字均正确,但评定者必须特别仔细听并加以猜测才能理解。 c. 7~9个字正确。 d. 5个字正确。 e. 两个或更少的字正确。
		(2) 读句子 清楚地将事先准备的一组句子写在卡片上。	要求同"读字"	分级同"读字"
		(3) 会话	鼓励患者会话大约持续5分钟,询问有关工作、业余爱好、亲属等。	a. 无异常。 b. 言语异常但可理解,患者偶尔会重复。 c. 言语严重障碍,其中能明白一半,经常重复。 d. 偶尔能听懂。 e. 完全听不懂患者的言语。

续表

项目	评价	测验内容	要求及说明	分级
8. 言语		（4）速度	根据会话录音,计算患者每分钟说字的数量,判断其言语速度。正常言语变化的速度为 2~4 个字 / 秒,100~200 个字 / 分钟。	a. 108 个字 / 分钟以上。 b. 84~95 个字 / 分钟。 c. 60~71 个字 / 分钟。 d. 36~47 个字 / 分钟。 e. 23 个字 / 分钟以下。

Frenchay 评定方法侧重于评定患者构音障碍的严重程度,而非性质。

二、中康汉语构音障碍评定法

此评定法是由首都医科大学附属中国康复研究中心的李胜利等依据日本构音障碍检查法和其他发达国家构音障碍评定方法的理论,结合我国的文化特点和汉语普通话的发音特点研制而成。通过此方法的评定,不仅可以检查出患者是否患有运动性构音障碍和程度,还可用于器质性构音障碍和功能性构音障碍的评定。同时,此方法对治疗计划的制订具有明显的指导作用。现介绍如下:

（一）构音器官的评定

1. 目的　通过构音器官的形态和粗大运动检查确定构音器官是否存在器官异常和运动障碍。常需要结合医学、实验室检查、言语评定才能做出诊断。另外,病史、交往史、听觉和整个运动功能的检查能促进诊断的成立。

2. 范围　包括肺(呼吸情况)、喉、面部、口部肌肉、硬腭、腭咽机制、下颌、反射。

3. 用具　压舌板、笔式手电筒、长棉棒、指套、秒表、叩诊锤、鼻息镜等。

4. 方法　在观察安静状态下构音器官的同时,通过指示和模仿,使其做粗大运动并对以下方面做出评价。

（1）部位:评定构音器官哪个部位存在运动障碍。

（2）形态:确认各器官的形态是否异常。

（3）程度:判断异常程度。

（4）性质:判断异常是中枢性、周围性或失调性的。

（5）运动速度:确认是单纯运动还是反复运动,有无节律变化,是否速度低下。

（6）运动范围:确认运动范围是否受限,协调运动控制是否低下。

（7）运动的力:确认肌力是否低下。

（8）运动的精确性、圆滑性:可通过协调运动和连续运动来判断。

5. 检查说明　做每项检查前应向患者解释检查目的,按检查表和构音器官检查方法的要求记录,见表 5-2、表 5-3。

（二）构音检查

构音检查是以普通话语音为标准音,结合构音类似运动,对患者的各个言语水平及其异常的运动障碍进行系统评价。此检查对训练具有明显的指导意义,对训练后的患者进行评价,也有价值,根据检查结果可制订下一步的训练方案。

表 5-2　构音器官检查记录表

Ⅰ　呼吸

1. 呼吸类型:胸腹_____　胸_____　腹_____　　2. 呼吸次数 / 分_____

3. 最长呼气时间_____秒　　　　　　　　　　4. 快呼气:能_____　不能_____

Ⅱ　喉功能

1. 最长发音时间_____秒

2. 音质、音调、音量

(1) 音质异常_____	(2) 正常音调_____	(3) 正常音量_____	(4) 总体程度　0　1　2　3
嘶　哑_____	异常高调_____	异常音量_____	气息声　0　1　2　3
震　颤_____	异常低调_____	异常过低_____	无力声　0　1　2　3
(5) 吸气时发声			
			费力声　0　1　2　3
			粗糙声　0　1　2　3

3. 音调、音量匹配

(1) 正常音调_____	(2) 正常音量_____
单一音调_____	单一音量_____

Ⅲ　面部

(1) 对称_____　不对称_____	(2) 麻痹(R/L)_____	(3) 痉挛(R/L)_____
(4) 眼睑下垂(L/R)_____	(5) 口角下垂(L/R)_____	(6) 流涎_____
(7) 怪相:扭曲_____抽搐_____	(8) 面具脸_____	(9) 口式呼吸_____

Ⅳ　口部肌肉

1. 撅嘴	2. 咂唇	3. 示齿	4. 唇力度
(1) 缩拢范围正常_____	(1) 力量正常_____	(1) 范围正常_____	(1) 正常_____
缩拢范围异常_____	力量减低_____	范围缩小_____	减弱_____
(2) 对称缩拢_____	(2) 口角对称_____		
不对称缩拢_____	口角不对称_____		

Ⅴ　硬腭

1. 腭弓正常_____　高窄腭弓_____	2. 新生物_____	3. 黏膜下腭裂_____

Ⅵ　腭咽机制

1. 大体观察	2. 软腭运动
(1) 正常软腭高度_____	(1) 中线对称_____
软腭下垂(L/R)_____	(2) 正常范围_____
(2) 分叉悬雍垂(L/R)_____	范围受限_____
(3) 正常扁桃体_____	(3) 鼻漏气_____
肥大扁桃体_____	(4) 高鼻腔共鸣_____
(4) 节律性波动_____	低鼻腔共鸣_____
或痉挛_____	鼻喷气声_____

3. 鼓颊	4. 吹
鼻漏气_____	鼻漏气_____
口漏气_____	口漏气_____

Ⅶ　舌

1. 外伸	2. 舌灵活度		3. 舔唇左右侧
(1) 正常外伸_____	(1) 正常速度_____	(3) 灵活_____	(1) 充分_____
偏移(L/R)_____	速度减慢_____	笨拙_____	不充分_____
(2) 长度正常_____	(2) 正常范围_____	扭曲_____	
外伸减少_____	范围减少_____		

Ⅷ 下颌

1. 颌张开闭合

(1) 正常下拉_____   (2) 正常上抬_____   (3) 不平稳扭曲_____

  异常下拉_____   异常上抬_____   或张力障碍性运动_____

(4) 下颌关节杂音_____   膨出运动_____

2. 咀嚼范围   正常范围_____   范围减少_____

Ⅸ 反射

1. 角膜反射_____   2. 下颌反射_____   3. 眼轮匝肌反射_____

4. 呕吐反射_____   5. 缩舌反射_____   6. 口轮匝肌反射_____

表 5-3 构音器官检查方法

用具	说明	方法及观察检查方法
Ⅰ 呼吸(肺)		
无	1. 坐正两眼往前看	患者的衣服不要过厚,较易观察呼吸的类型。观察是胸式、腹式、胸腹式。如出现笨拙、费力、肩上抬,应做描述
无	2. 请你平静呼吸	检查者坐在患者后面,双手放在胸和上腹两侧感觉呼吸次数。正常人 16~20 次/分
无	请你深吸气后,以最慢的速度呼气	用放在胸腹的手,感觉患者是否可慢呼气及最长呼气时间,注意同时看表记录时间,呼气时发 f、s 音
无	请用最快的速度吸一口气	仍用双手放在胸腹部感觉
Ⅱ 喉功能		
无	1. 深吸一口气然后发"啊"尽量平稳发出,尽量长	1. 不要暗示出专门的音调音量,按评价表上的项目评价,同时记录时间,注意软腭上提、中线位置 2. a. 正常或嘶哑、气息声、急促,费力声及震颤 b. 正常或异常音调,低调 c. 正常或异常音量 d. 吸气时发声
无	2. 请合上我唱的每一个音	随着不同强度变化发出高音和低音,评价患者是否可以合上,按表上所列项目标记
Ⅲ 面部		
无	请看着我	观察整个脸的外观,脸的绝对对称很可能不存在,不同的神经肌肉损伤,可具有不同的面部特征: a. 正常或不对称 b. 单侧或双侧麻痹 c. 单侧或双侧痉挛 d. 单侧或双侧眼睑下垂 e. 单侧或双侧口角下垂 f. 流涎 g. 扭曲,抽搐,鬼脸 h. 面具脸 i. 口式呼吸

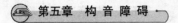

用具	说明	方法及观察检查方法
Ⅳ 口部肌肉检查		
无	1. 看着我,像我这样做(同时示范缩拢嘴唇的动作)	评价嘴唇: a. 正常或范围缩小 b. 正常或不对称
无	2. 闭紧嘴唇,像我这样(示范5次)准备、开始	评价咂嘴: 正常或接触力量降低(上下唇之间)
无	3. 像我这样呲牙(示范两次)	观察:a. 正常范围或范围减小 b. 口角对称或偏移
带绒绳的纽扣	4. 请张开口,把这个纽扣含在唇后,闭紧嘴唇,看我是不是很容易的把它拉出来	把指套放在纽扣上,把它放在唇后,门牙之前,患者用嘴唇含紧纽扣后,拉紧线绳,逐渐增加力量,直到纽扣被拉出或显出满意的阻力: a. 正常唇力 b. 唇力减弱
Ⅴ 硬腭		
指套和手电筒	头后仰,张口	把指套戴在一只手的食指上,用另一只手打开手电筒照在硬腭上,从前到后,侧面及四周进行评价,用食指沿中线轻摸硬腭,先由前到后,再由左到右,观察指动: a. 正常腭弓或高窄腭弓 b. 异常生长物 c. 皱褶是否正常 d. 黏膜下腭裂
Ⅵ 腭咽机制		
1. 手电筒	"张开口"	照在软腭上,在静态下评价软腭的外观及对称性,观察要点: a. 正常软腭高度或异常的软腭下垂 b. 分叉悬雍垂 c. 正常大小,扁桃体肥大或无腭扁桃体 d. 节律性波动或痉挛
2. 手电筒和小镜子或鼻息镜	"再张开你的嘴,尽量平稳和尽量长的发'啊'(示范至少10秒),准备,开始"	照在软腭上,评价肌肉的活动,并把镜子或鼻息镜放在鼻孔下,观察要点: a. 正常中线无偏移,单侧偏移 b. 正常或运动受限 c. 鼻漏气 d. 高鼻腔共鸣 e. 低鼻腔共鸣,鼻喷气声
3. 镜子或鼻息镜	"鼓起腮,当我压迫时不让气体从口或鼻子漏出"	把拇指放在一侧面颊上,把中指放在另一侧面颊,然后两侧同时轻轻的施压力,把鼻息镜放在鼻孔下, 观察要点: a. 鼻漏气 b. 口漏气

用具	说明	方法及观察检查方法
4. 气球小镜子	"努力去吹这个气球"	当患者企图吹气球时,把镜子放在鼻孔下, 观察要点: 　a. 鼻漏气 　b. 口漏气
Ⅶ 舌		
无	1. "请伸出你的舌头"	评价舌外伸活动 　a. 正常外伸或偏移 　b. 正常或外伸缩短,如有舌肌萎缩,肿物或其他异常要记录
无	2. "伸出舌,尽量快地从一侧向另一侧摆动(示范至少3秒),开始"	评价速度,运动状态和范围 　a. 正常或速度减慢 　b. 正常或范围受限 　c. 灵活笨拙,扭曲或张力障碍性运动
无	3. "伸出舌,舔嘴唇外侧及上下唇"(示范至少三次)	观察要点: 　a. 活动充分 　b. 困难或受限
Ⅷ 下颌(咀嚼肌)		
无	"面对着我,慢慢地尽量大地张开嘴,然后像这样慢慢地闭上(示范三次)准备好,开始"	把一只手的食指、中指和无名指放在颞颌关节区(TMJ),评价下颌的运动是否沿中线运动或异常的下颌运动,观察指征: 　a. 正常或异常的下颌下拉 　b. 正常或偏移的下颌上抬以及不自由的张力障碍性运动(TMJ)弹响或异常突起
Ⅸ 反射		
细棉絮	1. 患者睁眼,被检测眼球向内上方注视	用细棉絮从旁边轻触侧角膜,则引起眼睑急速闭合,刺激闭合为角膜直接反射,同时引起对侧眼睑闭合为间接反射: 　a. 被检测消失,直接反射(+) 　b. 对侧消失,间接反射(+) 　c. 反射类型:一侧三叉神经疾患 　　　　　患侧直接反射(+) 　　　　　间接反射(−) 　d. 反射类型:一侧面神经麻痹
叩诊锤	2. "下颌放松,面向前方"	将左手拇指轻放于下颌齿裂上,右手持叩诊锤轻叩拇指,观察其反射有无及强弱程度: 　a. 轻度咬肌收缩或明显收缩为阳性 　b. 无咬肌收缩为阴性
叩诊锤	3. "双眼睁开,向前看"	用叩诊锤轻叩眼眶,两眼轻闭或紧闭为阳性;无闭眼为阴性,左右有差异要记录
长棉棒	4. "仰起头,大张开口"	用长棉棒轻触咽弓周围,呕吐反应为阳性,无呕吐反应为阴性
纱布块	5. "伸出舌"	用纱布握住舌体突然向前拉舌,突然后缩为阳性,无后缩为阴性
叩诊锤	6. "口部放松"	轻叩唇周,向同侧收缩为阳性,不收缩为阴性,需注明左(L),右(R)

1. 房间及设施要求

（1）房间内应安静、简洁，没有可能分散患者注意力的物品。

（2）光线充足，通风良好，只需备两把无扶手椅和一张训练台。

（3）椅子的高度以检查者与患者处于同一水平为准。

（4）检查时，检查者与患者可隔着训练台相对而坐，也可检查者坐在患者的侧面。

（5）为避免患者分散注意力，除非是年幼儿童，患者的亲属或护理人员不宜在室内陪伴。

2. 检查用具 单词检查用图片 50 张、记录表、压舌板、卫生纸、消毒纱布、吸管、录音机、鼻息镜。为便于每次检查，上述检查物品应放在一清洁小手提箱内。

3. 检查范围及方法

（1）会话：可以通过询问患者的姓名、年龄、职业等，观察患者是否可以发声、讲话，音量、音调的变化是否清晰，有无气息音、粗糙声、鼻音化、震颤等。一般 5 分钟即可，需录音。

（2）单词检查：此项共由 50 个单词组成，根据单词的意思制成 50 张图片。所有检查项目的音标均采用国际音标，检查结果的记录也采用国际音标，对无法用国际音标记录的要尽量描述。

检查方法：首先向患者依次出示图片，患者根据图片进行命名，若患者不能命名可由治疗师采取复述的方式引出单词。50 个单词检查结束后，将查出的各种异常构音类型标记在相应的表格里，记录方法见表 5-4。

表 5-4 构音障碍的记录方法

表达方式	构音类型	标记	举例		
			国际音标	汉语拼音	汉字
自述引出、无构音错误	正确	○	tʂuan	dàsuàn	大蒜
自述、由其他音替代	置换	—	tʂuan t̄	dàsuàn t̄	大蒜
自述、省略、漏掉音	省略	/	t/ʂuan	dàsuàn	大蒜
自述、与目的音相似	歪曲	△	▲ʂuan	▲àsuàn	大蒜
歪曲严重、很难判定是哪个音歪曲	无法判断	×	tʂuan ×	dàsuàn ×	大蒜
复述引出		（ ）	（tʂuan）	（dàsuàn）	大蒜

注：如有其他异常要加相应标记，四声错误要在单词上面或角上注明。

（3）音节复述检查：此项检查是按照普通话发音方法设计，共 140 个音节，均为常用和比较常用的音节。

目的：在患者复述时，在观察发音点的同时并注意患者的异常构音运动，发现患者的构音特点及规律。

检查方法：检查者说一个音节，患者复述。标记方法同单词检查，应记录患者错误的构音类型及异常的构音运动。

（4）文章水平检查：通过在限定连续的言语活动中，观察患者的音调、音量、韵律、呼吸运用。

检查方法：选用的是一首简单的儿歌，让患者自己朗读，若患者无阅读能力不能自己朗读,由治疗师复述引出,记录方法同前。

（5）构音类似运动检查:依据普通话的特点,选用代表性的15个音的构音类似运动。

检查方法:检查者示范构音类似运动,患者模仿,观察患者是否可以做出。如检查[f](f)音的构音类似运动,主要检查发"f"音时患者上齿与下唇是否保持窄缝,上齿与下唇保持窄缝时能否出气。此检查可发现患者构音异常的运动基础,对指导今后训练有重要意义。

（6）结果分析:将前面单词、音节、文章、构音类似运动检查发现的异常加以分析,确定错误类型。结果分析共设10个栏目,下面分别说明:

1）错音:是指发什么音时出现错误。

2）错音条件:在什么条件下发成错音,如词头以外或某些音结合时。

3）错误方式:所发成的错音方式异常。举例见表5-5。

表5-5　错音、错音条件、错音方式举例

错音错误	条件	错误方式
[p]	与[a]和[o]结合时	[p']
[k]	词头以外	歪曲

4）一贯性:包括发声方法和错法两个亚项。若发音错误为一贯性的,在发声方法一项中以"+"表示,非一贯性也就是有时发音正确,以"-"表示;若错误方式与错音是一致的,在错法一项中以"+"表示,各种各样以"-"表示。

例如记录[ts][ts']的异常发音为[t][t'],发声方法标记为"+",说明患者只要发[ts][ts']音时就出现发音错误;错法标记"+",说明患者将[ts][ts']总是错发成[t][t']的音。

5）被刺激性:以音节或音素形式进行提示,能纠正构音错误的为有刺激性,以"+"表示,反之为无刺激性,以"-"表示。

6）构音类似运动:可以完成以"+"表示,不能完成以"-"表示。

7）错误类型:根据目前所了解的构音异常,共总结出26种类型。常见的构音错误类型见表5-6。

表5-6　常见的构音错误类型举例及说明

错误类型	举例	说明
1. 省略	布鞋（buxie）	物鞋（wuxie）
2. 置换	背心（beixin）	费心（feixin）
3. 歪曲	大蒜（dasuan）	类似"大"中的d的声音,并不能确定为置换的发音
4. 口唇化		相当数量的辅音发成b、p、f的音
5. 齿背化		相当数量的音发成z、c、s的音
6. 硬腭化		相当数量的音发成zh、ch、sh和j、q、x的音
7. 齿龈化		相当数量的音发成d、t、n的音
8. 送气音化	大蒜（dasuan）	踏蒜（tasuan）将多数不送气音发成送气音

错误类型	举例	说明
9. 不送气化	踏（ta）	大（da）
10. 边音化		相当数量的音发成"l"的音
11. 鼻音化	怕（pa）	那（na）
12. 无声音化		发音时部分或全部音只有构音器官的运动但无声音
13. 摩擦不充分	发（fa）	摩擦不充分而不能形成清晰的摩擦音
14. 软腭化		齿背音,前硬腭音等发成 g、k 的音

（7）总结:把患者的构音障碍特点归结分析,结合构音运动和训练计划观点进行总结。

（三）语音清晰度测试

适用于构音障碍的初次评价及语言治疗和训练的效果,采用残疾人分类分级标准(国标)中的语音清晰度测试方法,可以评价患者的语音清晰程度。

（四）仪器检测

1. 发声空气力学检测　常用于检测嗓音障碍和运动性构音障碍的发声功能。

2. 鼻流量检测　是判定运动性构音障碍患者鼻音化情况的客观指标。

3. 多维嗓音发声分析系统(MDVP)　是一种以计算机为基础的多参数噪音发声分析系统,主要用于理论研究及构音障碍患者的临床评价及治疗。

三、运动性构音障碍的治疗

 案例导入

案例:患者陈某,男,44 岁,汉族,湖南长沙人。左侧肢体活动不利,伴言语不清 40 天。患者因脑梗死 40 天收入康复科,查体:神志清晰,言语不清,左侧肢体不能自主运动,鼻饲进食,大小便不能自控。影像学检查:MRI 示:右侧额颞叶区脑梗死灶。右侧大脑前中动脉狭窄。语言检查:患者无自发语,不能自主发音,交流用手语回答,基本正确。经中康构音检查法检查:单词、音节复述、文章、构音类似运动等检查均无法完成。

经中康构音器官检查示:胸腹式呼吸,以腹式呼吸为主;最长发音时间为 1 秒;流涎;撅嘴、咂唇、示齿不能完成,双唇力度弱;软腭上抬可,鼓腮漏气;舌灵活度差,不能伸舌、缩舌及左右摆舌;张口幅度半横指;咽反射存在,吞咽反射启动慢,口腔内有唾液残存,偶有呛咳。

讨论:a. 根据病案分析患者存在的言语障碍。b. 根据评定结果制定患者的近期治疗目标。c. 可对患者进行哪些言语训练,并进行操作演示。

（一）治疗原则

1. 侧重针对言语症状制定治疗计划　临床上,既有按照构音障碍类型制定不同的治疗方案,又有针对构音障碍的不同言语症状设计治疗计划。按照目前言语治疗学的观点,治疗时往往侧重于异常的言语表现,而不仅仅局限于按构音障碍的类型进行治疗,因此制定治疗计划时应以言语表现为中心,兼顾各种不同类型的构音障碍的特点。言语的质量受身体姿势、肌张力、肌力和运动协调性的影响,言语治疗应该从改变这些状态开始,这些状态的改善会促进言语的改善。

2. 按评定结果选择治疗顺序　构音器官评定所发现的异常部位便是构音运动训练的出发点,训练时主要以自身主动训练为主,遵循由易到难的原则。一般情况下,按呼吸、喉、腭和腭咽区、舌体、舌尖、唇、下颌运动逐个进行训练。目的就是促进患者发声说话,使构音器官重新获得运动功能。

3. 根据个体选择恰当的治疗方法和强度　训练时可根据个体具体情况,对患者采取有针对性、有目的的训练。根据患者的病史、构音障碍的严重程度、损伤部位、范围和性质,选择适当的治疗方法。急性期可在床边进行训练,如果患者采取坐位时能坚持 30 分钟,可在治疗室内进行。治疗的次数和时间原则上越多越好,但要避免患者过多疲劳,通常一次治疗时间为 30 分钟为宜。

（二）放松训练

痉挛型构音障碍的患者,在咽喉肌群紧张的同时肢体肌张力也增高,通过放松肢体的肌紧张,可以使咽喉部肌群得到松弛。

1. 放松训练的部位

（1）足、腿、臀;

（2）腹、胸和背部;

（3）肩、颈、头。

2. 放松训练的操作方法

（1）训练时取放松体位,闭目,注意力集中于放松部位,由足部开始,直至头部肌肉松弛。

（2）按照脚趾屈曲、踝旋转、跖屈、膝伸展、髋伸展、收腹深吸气、握拳、上肢前伸、耸肩、颈屈曲旋转、皱眉闭目、用力咬牙闭唇、下颌上下左右移动旋转及舌用力抵硬腭的顺序,每个动作保持 3 秒,然后放松,重复 10 次。

（3）设计一些运动使患者先紧张肌肉,然后再放松,并且体会紧张后的松弛感,如做双肩上耸保持 3 秒钟,然后放松,如此重复三次可使肩关节放松。

这些运动不必严格遵循顺序,可根据患者的具体情况,把更多的时间花在某一部位的训练上。

（三）呼吸训练

呼吸是发音的动力,呼吸气流的量和呼吸气流的控制是正确发音的基础,所以进行呼吸控制训练是改善发音的关键。建立规则的、可控制的呼吸为发声、发音动作和韵律训练打下了坚实的基础。重度构音障碍患者往往呼吸很差,尤其是呼气相对短而弱,应着重进行呼吸训练。

1. 坐姿　训练时首先要调整坐姿,双肩保持水平,腰板挺直,两眼目视前方。

2. 增加呼吸气流训练　使用吸管在水杯中吹泡,吹气球,吹蜡烛,吹纸张等,也可进行吸气 - 屏气 - 呼气训练,尽可能延长呼气的持续时间。即治疗师数 1、2、3 时,患者吸气;然后数 1、2、3 时,患者憋气;再数 1、2、3 时,患者呼气,以后逐渐增加呼气的间隔时间至 10 秒。

3. 主动控制呼气　尽量让患者自主控制延长呼气时间。一般呼吸时采用鼻吸口呼,可结合发音训练,如在呼气时尽可能长时间的发出"s""f"等摩擦音,并可变换发摩擦音的强度和长短。

4. 手法辅助训练　如果患者呼气时间短而且较弱,可采用手法辅助呼吸训练,即治疗师在患者呼气终末时用双手在胸部施以压力,使患者呼气量增加,以延长呼气。

5. 口、鼻呼吸分离训练　平稳地由鼻吸气,然后从口中缓慢呼出。

(四)构音运动训练

构音运动训练有助于产生准确的、清晰的发音,在进行构音运动训练前,治疗师应认真分析患者构音评定结果,有针对性地制定训练方案。一般来说,首先应训练患者构音器官的运动力量、运动范围和运动的准确性,然后再进行运动的速度、交替运动的协调性训练。

1. 舌、唇、下颌运动训练　双唇的训练不仅可以为发双唇音做好准备,而且也可以使流涎逐步得到改善或消失,舌运动的范围和灵活度对发音的清晰度非常重要。唇、舌的运动训练可采取以下方法:

(1)双唇尽量前噘(为发 u 音的位置)、后缩(发 i 音的位置),保持最大的运动范围,并进行交替运动。

(2)深吸一口气鼓腮,保持数秒后猛然呼出气,治疗师可在患者鼓腮时轻轻挤压双侧面颊以增加抵抗力。鼓腮的训练有助于爆破音的发音。

(3)双唇尽量闭紧夹住压舌板,治疗师可向外轻拉压舌板,以增加唇的闭合力量。

(4)舌尽量前伸、后缩、上举、侧方运动和舌面抬高运动(舌尖紧贴下齿,舌面抬高)等。重度构音障碍患者舌的运动严重受限,无法完成舌的前伸、后缩、上举等运动,训练时治疗师可用压舌板协助患者做运动。

(5)舌及下颌抵抗活动训练:肌张力低下的构音障碍的患者应做抵抗性活动。①伸舌抵抗压舌板;②患者用力张口,治疗师用手上推下颌;③患者闭口,治疗师下拉下颌。

2. 软腭抬高训练　软腭运动无力或运动不协调可造成共鸣异常和鼻音化构音,导致音的清晰度降低,说出的话难以让人听懂。软腭抬高训练可采用以下方法。

(1)叹气法:深吸口气后用力叹气,促进软腭抬高。

(2)推撑法:患者双手支撑在椅背上、桌面或墙面用力推压,同时吸气后屏气,大声发"啊"音,可促进腭肌收缩和上抬的功能。

(3)重复发舌根音与开元音 "ka、ga",爆破音与开元音 "pa、ba",摩擦音与闭元音 "xi、si",鼻音与元音 "mi、na"。

(4)在发元音时,把镜子或手指放在鼻孔下,观察是否漏气。

(5)用细毛刷等物直接刺激软腭。如果是软腭轻瘫,可用冰块快速擦软腭,数秒后休息,可增加肌张力。在刺激后立即发元音,然后鼻音与唇音交替发,作为对照。

3. 本体感觉刺激训练　用长冰棉棒依次刺激唇、牙龈、上齿龈背侧、硬腭、软腭、舌、口底、颊黏膜。如果软腭软瘫致鼻音过重,使用冰条快速直接刺激软腭,每次数秒,刺激后让患者发短元音 "a",同时想象软腭抬高;元音、鼻音交替发出,以形成对照,利用听觉反馈纠正。

(五)发音训练

1. 先发元音,然后发辅音,再将元音与辅音相结合,熟练掌握后,就可以采取元音 + 辅音 + 元音的形式进行训练,最后到训练单词和句子。

2. 克服鼻音化的训练　鼻音化是由于软腭、腭咽肌无力或不协调,不能适当闭合而将非鼻音发成鼻音,使音的清晰度降低而使对方难以理解。训练方法包括:

(1)引导气流法:吹蜡烛、吸管、喇叭、哨子、纸张等,可以引导气流通过口腔,减少鼻漏气。

(2)推撑疗法:详见本节软腭抬高训练。

（3）腭托的使用：重度构音障碍的患者如经过长时间的训练，仍无明显改善可考虑使用腭托。

3. 克服费力音训练　此音是由于声带过分内收所致。听起来喉部充满力量，声音似从其中挤出来的，治疗目的是让患者获得容易的发音方式。具体的训练方法是：

（1）打哈欠法：让患者处在很轻的打哈欠状态时发声，因为打哈欠时声门完全打开，声带内收过紧的状态得到停止。另外可以训练患者随着"喝"的音发音，由于此音是由声带的外展引起的，因此可以用来克服费力音。

（2）颈部肌肉放松法：头颈部从前到后缓慢旋转使颈部充分放松，并同时练习发声。颈部放松可以产生较容易的发声方式。

（3）咀嚼练习：咀嚼训练可以使声带放松和产生适当的肌肉张力，训练患者咀嚼时不发声到逐渐发声。

4. 克服气息音训练　气息音的产生是由于声门闭合不充分引起，主要训练途径是在发声时关闭声门，上面所述的"推撑"方法可以促进声门闭合。另一种方法是用一个元音或双元音结合辅音和另一个元音发音，如"ɑdɑ"等，用这种方法可以诱导产生词、词组和句子。

5. 音量控制训练

（1）自主的呼吸控制训练：呼吸是发音的动力，自主的呼吸控制对音量的控制和调节也非常重要。训练时指导患者持续而强有力的呼气，尽量地延长呼气时间。

（2）音量变化训练：可采取让患者数数、朗读儿歌、古诗等方式，要求音量由小到大，然后由大到小，或者音量一大一小交替。在进行复述训练时，治疗师可逐步拉大与患者的距离，鼓励患者尽量用最大音量。

（3）对儿童患者可以利用具有控制音量开关的声控玩具训练，将音量由高至低进行调节，来有效地改善儿童的音量。成人患者可使用具有监视器的语言训练器来训练和调节发音的音量。

（六）韵律训练

目的是改善说话时的速度、节律、重音等，使言语更自然清晰。例如减慢言语速度训练，可用节拍器或治疗师轻拍桌子，由慢开始逐渐变快，患者随节拍发音可明显增加言语清晰度。

（七）语调训练

语调是声带振动的一种神经生理变化，同时又是人表达情绪的一种方式。通过构音检查发现构音障碍的患者多表现为音调低或单一音调。训练时可随乐器的音阶变化来治疗单一的音调；此外，也可以用可视音调训练器来帮助训练。

（八）交流辅助系统的应用

重度构音障碍是由于严重的肌肉麻痹、瘫痪及运动功能严重障碍而难以发声和发音，由于患者自己无法进行自主运动或自主运动很差，所以构音器官检查中的绝大部分项目不能完成，而构音检查的项目中仅能完成个别音节的复述和个别音节的部分构音类似运动，且还不充分，治疗时更多的需要治疗师采用手法辅助治疗，通过手法辅助进行呼吸训练、舌训练、唇训练及口面肌感觉刺激等，使患者逐步自主完成构音运动；对病情长且已形成后遗症或病情逐渐加重的退行性患者进行适当的替代言语交流的方法训练，包括图片板、词板和句子结构板等，训练患者通过交流板上的内容进行与人沟通表达。

第三节 功能性构音障碍的评定与治疗

一、功能性构音障碍的评定

功能性构音障碍的评定主要依靠检查者的听觉来判断是否存在发音错误,并仔细观察构音动作是否异常。

(一)情报的收集及检查

1. 构音障碍发生和经过的调查

(1)口腔的技能、进食动作、吸管的使用、吹气、吹的游戏等;

(2)运动功能发育状况;

(3)语言发育的情况;

(4)目前日常会话的状况:错误的持续性及其程度,会话时的可懂度,本人的意识,有无继发性问题,如回避谈话,书写错误、被他人讥讽等。

2. 构音检查(见构音障碍检查)。

3. 构音器官检查(表5-7)。

表5-7 构音器官检查

构音器官	形态及功能
口唇	1. 对称性,突出的程度和速度 2. 闭合的状态,开闭的程度和状态
齿	1. 咬合的状态,咬合是否紧密 2. 哪些牙齿缺损
舌	1. 大小、对称性,前伸后缩、上下左右活动的程度和速度 2. 有无不随意运动,有无萎缩
硬腭	长度充分与否,有无腭裂或黏膜下腭裂
软腭	悬雍垂形状,发"啊"时软腭上举的程度
咽喉	软腭与咽后壁的距离是否过长
协调运动	吹气观察鼻咽腔的关闭功能观察连续构音功能

4. 语言发育检查 详见语言发育迟缓检查法。

5. 听力检查 详见纯音听力检查。

6. 智力检查 必要时可做智商测定。

(二)整理评价结果

1. 错误构音种类 错误发音种类有哪些,以较容易发的音的错误来判定轻重度。仔细观察错误和正确发音的种类的表现。

2. 错误的一贯性 不稳定的错误为未成熟构音,一贯性的错误为固定、习惯化的构音,这些有时都可成为训练的关键词。观察能否使其正确,是否受发音环境的影响,单词与音节水平,检查和生活中有何不同等。

3. **错误的类型** 通过对音节省略、替代、歪曲有无特异性错误型的认定,来判断距构音发育的阶段有多大。

4. **被刺激性** 通过复述、构音动作的模仿及其他等方法以达到能否纠正为正确构音的目标,来判断训练的难易程度或提示有自然治愈的可能性。

5. **听觉记忆力** 观察对语音、数字等的记忆表现,如有问题应采用专门的方法考虑。

6. **语音辨别力** 观察能否区分正确与错误的发音,以此来选择不同的训练途径。

7. **构音器官** 通过对形态、功能的观察,来区别器质性与功能性构音障碍。

8. **错误的内容** 仔细观察在错误构音中共同缺少的构音动作是什么,且此动作是否在正确构音时也存在,应采用何种构音训练,从哪一音开始训练等,以此作为制订训练计划的指标。

二、功能性构音障碍的治疗

通过训练以改变患者固定化了的构音习惯,纠正错误的构音动作,掌握正确的构音动作。训练的项目包括听辨别音的训练、构音动作的训练、排除错误构音习惯的影响。

习惯化的构音异常,年龄在 4 岁以上的幼儿,应进行早期的构音训练。在构音错误无特异性,错误方式不固定或有波动,有构音的被刺激性或伴有语言发育迟缓时,在促进语言发育的同时,要观察构音发育情况。

(一)发音训练

1. 参照构音发育标准,训练音要选一贯性低、未定型、易发的音为主,即如不能发 k 和 s 时,则要先选择训练 k。

2. 根据构音点、构音方法的相似性制定发音训练内容。

3. 训练时如发现某音训练效果不佳时,可实验性的训练另一个音。

(二)纠音训练

利用听觉来训练听音、辨音的方法。

1. **听音辨别训练** 适用于不能分辨语音或分辨能力较差的患者,特别是功能性构音障碍的患儿。方法是让患者多次听取言语治疗师发出的正确音,然后对错误发音进行辨别,并同时复述正确音。

2. **听觉刺激法** 适用于错误语音具有被刺激性(未定型时),作为配合训练方法时使用,方法简单,就是让患者复述单词和音节。

(三)构音运动训练

适用于构音错误已成固定化、习惯化的患者。主要是训练患者避开习惯的错误构音运动。

1. **训练过程** 引导构音运动→自发正确发音→熟练正确发音→向其他发音泛化。

2. **构音运动的学习**

(1)从构音运动较相似的音开始,诱导目的音的正确构音动作,治疗师可用语言说明,并让患者在模仿时对照镜子练习以加深理解;

(2)用单音节稳定正确音的构音动作;

(3)在说话时引用正确的发音,对儿童可以利用说儿歌,做游戏等方式逐步训练。训练时先使用特别挑选的词汇,从音节数少,发音组成容易的实用性词开始,如自己或熟悉人的名字、称呼词、问候语等。

第四节 器质性构音障碍的评定与治疗

一、器质性构音障碍的评定

（一）构音器官的评定

1. 目的 通过构音器官形态和功能的评定来了解构音器官解剖形态、完整性、运动状态和功能的基本情况，用以指导患者进行相应的治疗。

2. 范围 包括口面部、鼻部、唇、舌、硬腭、软腭、咽喉和下颌。

3. 构音器官的形态检查

（1）口面部：主要检查口面部发育情况，部分腭裂患者会并发唇裂、面裂、鼻畸形、面部发育异常、小耳畸形等口面部畸形及治疗后瘢痕对口面部的影响。

（2）鼻部：唇腭裂患者由于裂侧鼻翼周基底组织缺损而使鼻形变异，出现鼻翼两侧不对称、患侧鼻翼扁平、鼻尖塌陷、鼻腔狭小、鼻小柱变短、外鼻不正、鼻中隔偏歪、下鼻甲肥大、鼻腔通气功能障碍等表现。

（3）唇：合并唇裂的患者术后患侧上唇瘢痕增生或挛缩，表现为唇两侧不对称、唇缘不齐、上唇组织缺损、上唇运动无力。因此，需重点观察唇形特点，检查患者圆唇、咂唇、撅唇、展唇的运动情况及双唇闭合的力量。

（4）口腔：检查是否有腭裂、上腭瘘、腭部瘢痕、腭高拱、软腭短小等病变，同时察看软腭上抬运动充分与否、悬雍垂的形态、有无隐性腭裂等。

（5）齿：察看牙齿缺失、扭转的现象，上齿弓形的程度及咬合形态的异常等情况。

（6）舌：检查患者舌的伸缩、舔上下口唇、左右嘴角等动作完成的情况，舌尖上抬及外伸是否因舌系带过短而受限，观察舌体是否对称，有无肥厚、凹陷、萎缩现象，是否采用过舌瓣修复上腭部瘘孔的术式。

（7）硬腭：观察有无上腭瘢痕及上腭瘘，检查硬腭的长度、腭穹隆的拱度。

（8）软腭：观察有无瘢痕、瘘孔，检查软腭的长度、运动的能力。

（9）下颌：观察是否有反颌畸形、开颌畸形和错颌畸形等。检查下颌关节运动的稳定性，下颌有无侧向摇摆。

（10）咽喉：观察咽瓣蒂部的位置，腭裂是否采用咽后壁复合组织瓣修复，同时还应注意腭裂术后患者的上腭两侧松弛的切口留下的蒂是否过于宽大而限制开口动作；对于运用颊肌黏膜瓣修复延长软腭，是否存在因蒂部过于宽厚而影响咬合。

4. 构音器官的功能评定

（1）构音器官的运动功能评定：详见运动性构音器官的评定。

（2）鼻漏气的评定：常用的检查方法有两种，一种是吹气法，即将一个吸管放置于一个盛水的杯子里，让患者吹气，计算患者吹气最长时间。一般正常人可以连续吹气40秒以上，而腭裂的患者因为存在鼻漏气，时间会大大缩短，小于5秒。另一种是鼻息镜检查法，即用一块带有刻度的金属板或玻璃板，当患者发"ɑ"音时平放于鼻腔下方，注意于鼻唇部紧贴，观察在板上的哈气程度来评价鼻漏气的程度。

（3）腭咽闭合功能的相关评定：具体的方法分为主观评估方法和客观评估方法。主观评估方法有耳测法、语音清晰度检测；客观评估方法有X线影像、鼻咽纤维镜、语图仪、鼻音计仪、频谱分析仪、腭电图仪等。

（二）构音的评定

详见运动性构音障碍的评定。

二、腭裂的构音训练

（一）语音训练

1. 训练时间　语音训练一般从术后 2~3 月开始,在腭裂修复术后,年龄小的一部分儿童可自行纠正某些语音,但大部分构音动作仍有障碍,所以多数患者仍需进行构音训练。

2. 训练方式　语音训练进行一对一训练,1~2 次／周,30~60 分钟／次。训练时要调整患者的情绪,选择家长陪伴训练,采用休息和游戏交替的方式进行。并同时指导家长在家中训练的方法。

3. 训练原则

（1）腭裂术后语音训练原则上,应在伤口恢复良好的基础上越早训练越好。

（2）腭裂术后语音训练一般训练过程应遵循由易到难进行。即按照"音素 - 音节 - 词汇 - 短句 - 短文与会话"的顺序进行。

（3）训练最好在有系统的语音设备和隔音功能的录音室内进行,录音条件的参数要进行校正,并保持一致,可采用语音频谱分析。

4. 常用的语音训练方法　腭裂术后常用的语音训练有:

（1）双唇音（p、b）的训练。

（2）唇齿音（f）的训练。

（3）舌尖中音（t、d）的训练。

（4）舌根音（k、g）的训练。

（5）舌尖前音（s、c、z）的训练。

（6）舌尖后音（sh、ch、zh）的训练。

（7）舌面前音（x、q、j）的训练。

5. 注意事项　腭裂术后语音训练应注意:

（1）做好心理辅导,对腭裂儿童的父母要给予良好的心理安慰;并增强腭裂儿童对改善口语能力的信心;对伴有听力、智力、心理等方面异常的腭裂儿童,要及时添加相关的语言和认知心理的干预训练。

（2）训练年龄小的患者时,可用形象化的工具,如可视仪器、图片、玩具、图书、相册等,更好地发挥他们的观察能力和模仿能力。训练年龄相对较大的患者,则要尊重他们,使他们产生信任感,树立治疗的信心,提高疗效。

（3）尽早使腭裂儿童获得良好的腭咽闭合功能,以改善口语交流能力。

（4）重视患者家属的作用。

（二）腭咽闭合功能训练

1. 唇的运动功能训练

（1）张口、展唇、圆唇、咬唇、双唇互压、咂唇等运动,反复练习。

（2）双唇用力夹一硬纸片或其他轻薄物体,屏气,手用力抽取纸片或物体,反复练习。

2. 吸气将气流分别从口腔、鼻腔中缓缓释放出来,仔细体会细微的感觉差异。鼓腮使口腔内充满较强的气压,然后缓缓前伸舌体,注意尽量不让气流从颊侧逸出,反复练习。

3. 捏住鼻孔通过口腔向外呼气,然后突然松开鼻孔,向外呼气,再捏住鼻孔通过口腔向外呼气。反复练习,来体会软腭的运动及腭咽闭合,反复练习。

4. 患者自己或治疗师用中指由硬腭的后缘向腭垂肌方向轻柔按摩,以便软化术后瘢痕。同时鼓气,凭空做含漱动作和吞咽动作,来改善腭部肌肉的知觉和运动功能,反复练习。

5. 对腭化构音、侧化构音及鼻腔构音者,练习时可通过舌平伸来平展舌体、限制舌的后缩,同时还可根据各辅音的构音位置来正确诱导舌腭接触位置,再辅以正确的出气方式,反复训练。

6. 对咽部及声门代偿性语音中的声音爆破音、咽摩擦音、咽爆破音及会厌摩擦音进行矫正时,在训练舌腭功能的同时,应尽量使患者喉部肌肉及声带处于放松状态,并把易发正确的辅音及音节作为早期训练的靶音,逐一进行纠正,逐渐形成正确的发音。

(李玉强)

复习思考题

1. 运动性构音障碍的预后如何?
2. 构音器官评估过程中,需要对哪些方面进行评估?
3. 痉挛性构音患者如何进行放松训练?
4. 如何进行克服鼻音化的训练?

病案分析题

患儿,4岁,吐字不清来诊,查体:肢体运动正常;构音检查:言语清晰度低,g、k、d、t发音不清;构音器官检查:舌、唇、腭结构,运动正常;听力、智力检查:平均听力阈值30dB,智商正常。

请问:

1. 该病例考虑为何言语障碍?
2. 请制定治疗计划及训练项目。

第六章　嗓音（发声）障碍

 学习要点

嗓音障碍的定义、分类；嗓音障碍的各临床表现；嗓音障碍的主观、客观评定方法；音调异常、响度异常、音质异常的常用治疗方法。

第一节　概　　述

一、定义和分类

（一）嗓音障碍的定义

发声（phonation）是指由喉部声门发出声波，通过喉以上的共鸣腔产生声音，嗓音（发声）障碍所指的"声"是嗓音（voice），在嗓音的层面，通常不考虑声音的意义因素。嗓音（发声）障碍是由于呼吸系统及喉存在器质性、功能性或神经性异常引起的，常见于喉和声带炎症、新生物以及神经的功能失调。

（二）嗓音障碍的分类

嗓音障碍根据病因可分成器质性嗓音障碍、功能性嗓音障碍以及神经运动性嗓音障碍三类。

1. 器质性嗓音障碍　是指各种疾病、外伤或先天发育原因导致的声带及其相关肌肉组织出现形态和组织病理结构的改变，常见的有声带息肉、声带小结、喉炎、喉蹼、声带沟、喉声带肿瘤术后等。

2. 功能性嗓音障碍　主要是因嗓音的滥用与误用所致，开始并没有声带的结构性改变，如果这种不良的发声行为得不到及时纠正，将引起声带形态和结构的改变，如声带小结、息肉等。另外，某些心理障碍也可能引起功能性嗓音障碍，如癔症等。

3. 神经运动性嗓音障碍　主要是由于中枢或外周神经系统疾病导致发声肌群肌张力或肌力发生改变，进而导致发声运动障碍，常见的有痉挛性发声障碍、声带麻痹（中枢性或外周性）等。

二、嗓音障碍的临床表现

（一）响度异常

响度是声带振动幅度的最直接的反映，也是呼吸气流量、声带阻力、声带振动形态和声门下压等因素共同作用的结果。响度异常主要包括响度过强、响度过弱、响度单一等。

(二)音调异常

音调是声带振动快慢的最直接的反映,它主要受声带的长度、质量、张力和声门下压等因素的影响。音调异常主要包括音调过高、音调过低、音调单一和音调变化过大等。

(三)音质异常

在嗓音的领域,音质代表一个人声音的个性与特色,不同的人具有不同的音质。而音质异常主要表现为发声时存在嘶哑声、粗糙声和气息声。音质异常是嗓音障碍最常见的临床症状。

第二节　嗓音(发声)障碍的评定

一、言语呼吸功能的评定

呼吸系统是言语发声的动力源,只有呼吸系统与发声系统的精确配合,才能发出正常的嗓音,因此进行言语呼吸功能的评定非常重要。言语呼吸功能的评定主要包括言语呼吸方式、呼吸支持能力、呼吸与发声协调能力的评定。除言语呼吸方式采用主观评估外,其他两个方面均可以客观测量的方式进行评定。

(一)言语呼吸方式评定

言语呼吸方式的评定主要采用主观评估。治疗师可通过观察或用自己的双手分别接触患者的胸壁和腹壁,检查患者平静时、言语时的呼吸方式和程度。如果吸气时,胸腔隆起,腹部凹进,则为胸式呼吸;如果胸腔隆起不明显,而是腹部隆起,则为腹式呼吸;吸气时,胸腹腔均表现为明显的隆起运动,则为胸腹联动式呼吸。在言语时,最为科学省力的呼吸方式为腹式呼吸。

(二)言语呼吸功能的客观测量

1. 最长声时(maximum phonation time,MPT)　最长声时是指一个人在深吸气后,平稳舒适地发 /ɑ/ 音的最长时间,发音时要求音调、响度适中。它反映了人在深吸气后的最大发声能力,是衡量言语呼吸能力的最佳指标之一。最长声时受性别、年龄、健康状况、身高、体重、肺活量以及呼吸方式等因素的影响。

(1)最长声时的测量:如果仅需获得粗略的测量结果,可用一只秒表或手表进行。如想获得精确的测量结果,可采用声学软件进行测量。测量要求是:①发声时间尽可能长;②气息均匀;③响度均匀;④音调变化幅度较小。图 6-1 是通过声学设备测得的最长声时声波,取其中一段强度和基频均匀一致且相对长的声波红柱进行起止端定位,获得最长声时数据 0.8 秒,而非总发声时间 4.2 秒。

(2)最长声时的临床意义:黄昭鸣等(2006)制定了中国人的"最长声时参考标准",如果患者的最长声时没有达到参考标准,则可能存在:①呼吸方式异常(如胸式呼吸);②呼吸支持不足(如肺活量下降);③呼吸和发声运动不协调(如吸气时发音、硬起音或软起音)。

2. 最大数数能力(maximum counting ability,MCA)　最大数数能力是指一个人在深吸气后,连续说 1 至 5 的最长时间。最大数数能力主要反映呼气和发声之间的协调性、言语呼吸控制能力等。

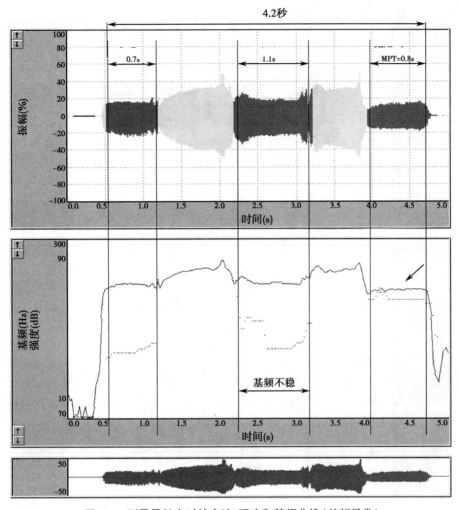

图 6-1　测量最长声时的声波、强度和基频曲线(基频异常)

（1）最大数数能力的测量：可使用声学软件进行精确测量（图6-2），其测量要求为：①一口气连续数数；②数数时速度均匀；③基频和强度变化连贯；④数数时间尽可能长。

（2）最大数数能力的临床意义：黄昭鸣等（2006）制定了一个中国人的"最大数数能力参考标准"，如果患者的最大数数能力没有达到参考标准，则提示患者可能存在呼吸和发声功能不协调。

3. 平均气流率（meaning flow rate，MFR）　平均气流率是指发声时每秒通过声门的空气量，单位是毫升/秒（ml/s）。它是反映声门闭合程度的主要指标之一。在一定范围内，平均气流率越大，声门闭合程度越差；平均气流率越小，声门闭合控制能力越好。

（1）平均气流率的测量：可使用呼吸速度描记器来进行。其测量要求为：令患者含住测试口嘴，舒适地发单韵母 /i/ 音，记录并保存数据。将测得的平均气流率与相应年龄和性别组的平均气流率的参考标准进行比较，以此来判断患者声门闭合的程度。如果平均气流率测量值不在该年龄和性别组的正常范围内，则应进行动态喉镜检查，以明确诊断。

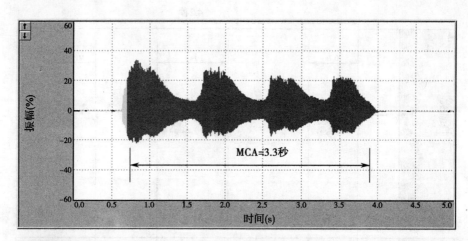

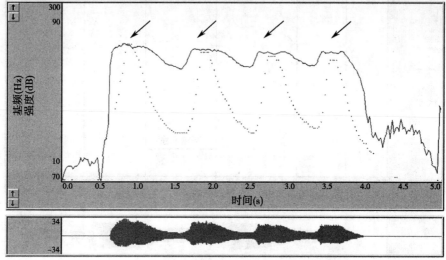

图 6-2　最大数数能力测量（在正确的基频范围之内）

（2）平均气流率的临床意义：如果患者的平均气流率没有达到参考标准，则存在以下几种可能：①如平均气流率的测量值小于同年龄和性别组的正常范围下限，则可能存在喉肌功能亢进，声门挡气功能过度，从而导致呼出气流过少；②如平均气流率的测量值大于同年龄和性别组正常范围上限，则可能存在喉肌功能低下，无法充分实现声门挡气功能，从而导致呼出气流过多。

二、发声功能的评定

（一）响度的评定

1. 响度的主观评估

（1）响度等级表：共有五个不同的响度等级，言语治疗师根据与患者交谈的情况来确定其嗓音的响度级别。具体见表 6-1。

（2）响度自我评价表：该表可帮助言语治疗师更全面了解患者在日常生活中的响度情况。要求患者根据自己的实际情况来填写，如果自我评价都做了肯定回答，说明其言语响度是合适的。如果有一项或多项否定的回答，应对其响度做进一步评估，具体见表 6-2。

表 6-1　响度等级表

	等级	描述
1	耳语声	用耳语声与周围人交流时,只有相互说话的两者能听见,此时声带是不振动的
2	轻声	这类言语不会吵醒周围休息的人
3	交谈声	这种响度水平适合与他人进行正常交流
4	大声	适合在大众面前演讲使用(没有麦克风),或者想引起他人注意的时候使用
5	喊叫声	当生气时,或者运动场上的拉拉队成员

表 6-2　响度自我评价表

序号	描述	答案
1	声音响度在任何场合都是适合的	
2	他人很少要求我再重复说一遍	
3	他人很少要求我说话轻一点	
4	他人很少要求我说话响一点	
5	说话时,声音的响度有所变化	
6	总体对言语的响度表示满意	

2. 响度的客观测量　响度的客观测量主要通过对言语声音进行声学分析,获得其强度参数来判定。强度与声带振动幅度有关(图 6-3、图 6-4),其单位为分贝(dB)。当增加肺通气量时,通过呼气压(声门下压)推动声带振动的气流量增加,声带振动波幅增大。因此声门下压越高,声音强度越强。临床上常用的强度参数主要为平均言语强度。

(1)平均言语强度的测量:强度测量所需的言语材料可以通过交谈、阅读和数数来获得,例如询问患者的年龄与姓名,将获得的声音文件输入专业的语音分析软件进行言语强度分析。强度的测量易受环境的影响,因此要保持环境安静,并控制嘴唇到话筒的距离在10cm 左右。

(2)平均言语强度的临床意义:平均言语强度≥80dB,患者存在响度过大的可能性;≤65dB SPL,患者存在响度过小的可能性。

(二)音调的评定

每个人在说话时有一个经常使用的音调,这个音调被称为习惯音调。除习惯音调外,还存在一个自然音调。使用自然音调说话时,喉部肌群的耗能最低,由此所产生的声音听起来让人感觉自然、舒适和放松。自然音调是一个范围的概念,这个范围包含一到两个音级,通常位于正常音域下限之上的几个音阶之中。对不同性别和年龄段的群体而言,自然音调都有各自的正常范围,而习惯音调则存在着较大的个体差异。

1. 音调的主观评估

(1)"嗯哼"法:"嗯哼"即人们在表示赞同时发出的"嗯哼"音,"嗯哼"法可以对自然音调进行主观而粗略的测量。方法简单,录下患者在不同情况下发"嗯哼"的音,言语矫治师主观判断患者的音调和音调变化是否存在问题。例如,言语矫治师手拿苹果图片大声

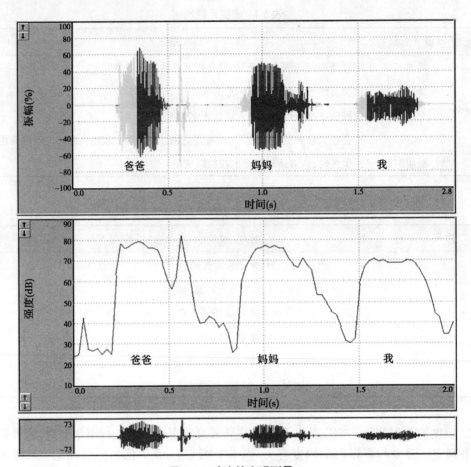

图 6-3 响度的客观测量 1
（平均言语强度值 56.74dB）

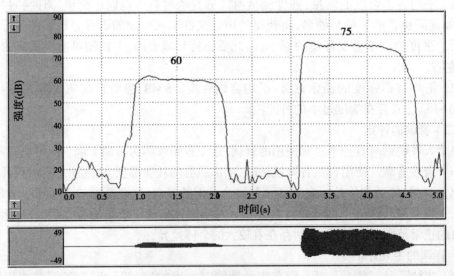

图 6-4 响度的客观测量 2
（平均言语强度值 44.97dB）

问"你喜欢苹果吗",并自我以"嗯哼"来应答;然后要求患者重复模仿"嗯哼"若干次,录下发音,仔细聆听。也可要求患者说"一、一、一",比较是否与说"嗯哼"时的音调处在同一水平。

(2)音乐定调辅助法:音调也可以用音乐尺度来表示(图6-5)。钢琴键盘(52个白键,36个黑键)被划分成七个完整的八度音阶,左右两端各有一个不完整的音阶。每个完整的八度音阶包含七个音级(CDEFGAB)。键盘中音调最低的音级是A2,最高的音级是C5,C1被用来区分低音区和高音区。评估者首先选择一个琴键,此键的音调必须对应于患者年龄和性别的正常音调水平,然后将其发出的音作为示范音,要求患者模仿,判定患者声音的音调能否与之相匹配。如患者的音调高于示范音的音调,提示可能存在音调过高,如低于示范音的音调则可能音调过低。

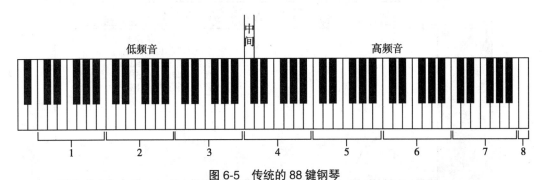

图6-5 传统的88键钢琴

(1=大字一组,2=大字组,3=小字组,4=小字一组,5=小字二组,6=小字三组,7=小字四组)

2. 音调的客观测量 音调的客观测量主要通过对言语声音进行声学分析,获得其基频参数来判定。基频(fundamental frequency,F0)是声带做周期性振动的频率,即一秒钟声带振动的次数,单位是赫兹(Hz)。F0是嗓音分析的基本参数,除与声带本身的基本特性(长度、质量、张力等)有关外,还受环甲肌,甲杓肌及声门下压的调节。正常男性的基频在110~130Hz范围,正常女性在220~250Hz范围,正常儿童在340Hz左右。临床上常用的基频参数主要为平均言语基频、基频标准差。

(1)平均言语基频的测量:基频测量所需的言语材料同样可以通过交谈、阅读和数数来获得,通常与强度的测量同时进行(图6-6)。例如,言语治疗师可以在交谈时询问患者的年龄与姓名,将获得的声音文件输入专业的语音分析软件进行言语基频分析。

(2)平均言语基频的临床意义:黄昭鸣等(2006)制定了中国人的"平均言语基频参考标准",将测得的值与之进行比较,就可以判断患者是否存在音调异常。①如果患者的平均言语基频高于参考标准,则可能存在音调过高,反之则可能存在音调过低。②如果测得的基频标准差大于35Hz时,可能存在音调变化过大;③而如果测得的基频标准差小于20Hz时,可能存在音调单一。

(三)音质的评定

1. 音质的主观评估 目前国际上临床上比较通用的方法为听觉感知评估GRBAS系统。GRBAS评估包括5个描述参数(表6-3):总嘶哑度(grade,G)、粗糙声(rough,R)、气息声(breathy,B)、无力嗓音(asthenic,A)和紧张嗓音(strained,S)。采用4级评估量表:0正常;1轻度障碍;2中度障碍;3重度障碍。嗓音样本为谈话声,言语治疗师根据自身的主观听觉感受来对患者的嗓音音质进行一个主观分级判断。与其他嗓音主观评估方法相比,GRBAS 方法具有简单易行,适合于日常临床工作的优点。

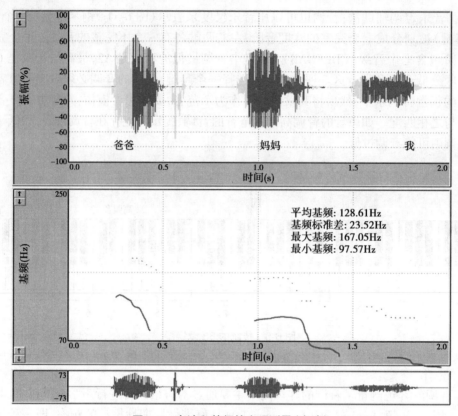

图 6-6 声波和基频的客观测量（交谈）

（平均值 128.61Hz、标准差 23.52Hz、最大值 167.05Hz、最小值 97.57Hz）

表 6-3 嗓音音质主观评估表

听觉感知评估 GRBAS 描述					
用舒适的发音方式,尽可能响地发 /æ/ 音(英文)。					
日期	嘶哑声 G	粗糙声 R	气息声 B	无力嗓音 A	紧张程度 S

注意:GRBAS 尺度:(0)正常,(1)轻度,(2)中度,(3)重度。

1. G 代表嗓音嘶哑的程度(嗓音异常)。

2. R 表示声带振动的不规则程度,它取决于基频和振幅的不规则变化程度。

3. B 表示声门漏气的程度,它与声门处气体的湍流程度有关。

4. A 表示嗓音的疲弱程度,它与低强度的声门振动或缺少高频谐波分量有关。

5. S 代表发音功能亢进的现象,它包括基频异常的增高、高频区噪音能量的增加,或含有丰富的高频谐波成分。

2. 音质的客观测量 音质的客观测量十分复杂,包括声学测量、电声门图测量及空气动力学的测量。声学测量及电声门图测量均分析患者的 /æ/ 音,前者收集其声学信号进行分析,主要分析的参数有基频微扰、振幅微扰、基频标准差、噪声能量、谐噪比;后者收集其电信号进行分析,通过基频微扰、振幅微扰、接触幂、接触率、噪声能量等参数分析声门闭合时间、声带振动的规律性。空气动力学测量即通过对声道气流及气体容量的测量,确定发音的有效性,帮助了解生理及病理状态下发音的生物动力学改变,参数包括平均气流率(见呼吸功能的测量),声门下压等。

 知识链接

声 门 下 压

是指肺气压到达声门下的压力,呼气量能直接影响声门下压。声门下压与音强呈正相关,但对基频的影响较小,同时它也是影响音质的重要因素。大多数嗓音病变都伴有不同程度的声门下压增高,因为嗓音障碍患者通常都存在不同程度的声门闭合不全,这导致气体经声门漏出,为了补偿漏出的气体,患者只能增加声门下压。

三、嗓音障碍患者自我评估

以患者主观感受为中心的嗓音障碍评估,是嗓音疾病评估的重要组成部分,也是临床检查和声学测试的重要补充。这类评估既可用来判断患者在工作、社会生活中使用嗓音时受损伤的程度,也可反映嗓音障碍对患者心理、社会生活的影响,还能帮助治疗师考虑患者生理功能的恢复和社会适应能力,使临床治疗目标与患者的主观感受和生活要求相一致。目前,在国际上最常采用的患者自我评估方法是嗓音障碍指数(voice handicap index,VHI),其中文版本的信度和效度已得到检验。

VHI由功能(F)、生理(P)和情感(E)三个范畴(维度)的30个条目(问题)组成,每一范畴包括10个条目。功能范畴描述了患者日常生活中使用嗓音的障碍情况;情感范畴反映嗓音障碍引起的情感反应;生理范畴描述了患者喉部不适的感受和发出声音的变化。用0到4描述情况发生的频繁(或严重)程度,0,从未出现;1,偶尔出现;2,有时出现;3,经常出现;4,总是出现。总分越高,则表示嗓音障碍对患者的影响越大。具体的条目见表6-4。

表6-4 **嗓音障碍指数**(voice handicap index,VHI)

嗓音问题	严重程度				
第1部分　功能					
(1) 人们难以听到我的声音;	0	1	2	3	4
(2) 在嘈杂的屋子里,人们很难听懂我的话;	0	1	2	3	4
(3) 当我在房子的一头喊家人时,他们很难听到;	0	1	2	3	4
(4) 我用电话比以前用得少了;	0	1	2	3	4
(5) 因为我的嗓音,我喜欢避开人群;	0	1	2	3	4
(6) 因为我的嗓音,我和朋友、邻居或亲戚说话少了;	0	1	2	3	4
(7) 当和人面对面说话时,人们常要我重复;	0	1	2	3	4
(8) 我的嗓音问题限制了个人和社会生活;	0	1	2	3	4
(9) 因为我的嗓音,我感觉谈话中插不上话;	0	1	2	3	4
(10) 我的嗓音问题使我收入减少;	0	1	2	3	4

续表

嗓音问题	严重程度				

第2部分　生理

(1) 我说话时喘不上来气；	0	1	2	3	4
(2) 我一天中说话的声音有变化；	0	1	2	3	4
(3) 人们问我："你的嗓子怎么了？"；	0	1	2	3	4
(4) 我的嗓音听起来又哑又干；	0	1	2	3	4
(5) 我感觉发音时必须用力；	0	1	2	3	4
(6) 我无法预知声音的清晰度；	0	1	2	3	4
(7) 我试图改变声音；	0	1	2	3	4
(8) 我说话很费力；	0	1	2	3	4
(9) 我的声音在晚上更差；	0	1	2	3	4
(10) 我的嗓子在说话过程当中没劲了。	0	1	2	3	4

第3部分　情感

(1) 因为我的嗓音，我和别人说话时感到紧张；	0	1	2	3	4
(2) 人们因为我的嗓音而恼怒；	0	1	2	3	4
(3) 我发现别人不理解我的嗓音问题；	0	1	2	3	4
(4) 我的嗓音问题使我不安；	0	1	2	3	4
(5) 因为我的嗓音问题，我外出减少；	0	1	2	3	4
(6) 我的嗓音使我觉得低人一等；	0	1	2	3	4
(7) 当人们要我重复时，我感到恼怒；	0	1	2	3	4
(8) 当人们要我重复时，我感到受窘；	0	1	2	3	4
(9) 我的嗓音使我感到无能；	0	1	2	3	4
(10) 我因我的嗓音问题感到羞耻。	0	1	2	3	4

第三节　嗓音障碍的康复治疗

 案例导入

　　案例:李某,男,40岁。声音嘶哑,响度低,说话似女声20年。自述变声期后曾无法发出声音,经自己的努力摸索练习后能发出目前的这种声音,但特别容易疲劳。喉镜检查发现,其双侧声带沟,声门闭合不全。言语呼吸方式为胸式呼吸,行声学检查发现,MPT值10.01s,MCA值8.5s,平均言语强度30.2dB,平均言语基频290Hz,基频标准差10Hz,GRBAS检查发现总嘶哑度(3级)、粗糙声(2级)、气息声(3级)、无力嗓音(2级)和紧张嗓音(3级)。

　　讨论:a. 李某属于哪种类型的嗓音障碍? b. 其存在的主要的嗓音问题包括哪些方面? c. 针对其的训练方案是什么?

一、嗓音障碍的治疗目标

（一）恢复正常嗓音,避免复发

　　通过恰当的嗓音治疗,大部分的嗓音障碍特别是其中的功能性嗓音障碍最终都能恢复正常,因此对这类患者而言,其嗓音训练目标即为恢复正常嗓音,掌握科学的发声方式,避免复发。

（二）改善嗓音状况，获得较省力的发音方式

对于某些器质性或神经性的嗓音障碍，如严重的声带沟、双侧声带麻痹等，目前还没有很好的方法能让其完全恢复正常。通常在其致病病因的治疗同时或后期进行嗓音训练，其目标应为改善嗓音状况，获得较省力的发音方式。

（三）代偿与适应

对于全喉切除的患者需考虑采用代偿发声装置，因此其嗓音训练目标应为适应代偿的发声器官（食管发音）或发声装置（人工喉），减少嗓音障碍对其工作生活的影响。

二、嗓音功能康复训练

当嗓音障碍的病因已经得到治疗后，可以开始进行嗓音的功能康复训练。在训练时应注意嘱咐患者多进行嗓音的自我练习，将训练内容内化为日常的用嗓习惯。对大部分的嗓音障碍患者来说，嗓音训练均遵循从基本训练到对症训练再到综合训练的思路。

（一）嗓音障碍的基本训练

嗓音基本训练的目的在于放松患者的发声器官及其相关部位，建立正确的呼吸方式，以及科学的、放松的发声方式。主要包括颈喉部推拿、生理 - 言语腹式呼吸训练、肩颈及发声器官放松训练、哈欠 - 叹息法以及嗓音重读节奏训练。

1. 颈喉部推拿　主要通过对喉部进行推拿与按摩，从而使喉部位置下降，使喉内外肌群获得较大程度的放松。

（1）患者仰卧于按摩床，治疗师坐在患者头部后方，以右手拇指和食指置于甲状软骨两侧后缘，以拿法和揉法进行纵向地旋转按摩。

（2）治疗师用双手拇指由舌骨中间向两侧分推，直到触及舌骨大角。在舌骨大角处（即舌骨末端），分别点揉 50 次。

（3）治疗师用两手拇指分别点揉患者颈前部两侧的"人迎穴""水突穴"各 50 次。

（4）治疗师以双手拇指和食指分别拿患者两侧胸锁乳突肌各 50 次。

（5）治疗师以双手拇指分别在患者颈前部第一侧线（喉结旁开一分处直下）、第二侧线（第一、三侧线中间直下）和第三侧线（喉结旁开一寸半直下）进行自上而下的推拿。

（6）让患者在每次按摩结束后延长元音的发声，并记下音质和音调的变化情况。清晰音质和音调的降低预示着患者喉部位置降低，喉部的紧张程度得到缓解。

2. 生理腹式呼吸训练　生理呼吸训练的主要目的是将错误的胸式呼吸转变为正确、自然、舒适的生理腹式呼吸。该方法通过不同的体位让患者体验呼吸中"呼"和"吸"的过程，使患者能够充分利用呼出气流进行有效的发音活动。生理呼吸训练要在一种舒适的状态下进行。患者仰卧位，颈部、膝部各垫一小枕头，以增加其舒适感。年长并患有关节炎的患者，也可坐在直立靠背椅上进行训练。生理呼吸训练共分四节：第一节为仰位训练，包括四个步骤，即闭目静心、腹部感觉、胸腹同感、口腹同感；第二节为侧位训练；第三节为坐位训练；第四节为站位训练。

（1）闭目静心（图 6-7A）：仰躺在诊疗台或床上，双手臂自然地平放于身体两侧，全身放松，闭眼，保持该姿势数分钟。

（2）腹部感觉（图 6-7B）：观察呼吸情况，将一只手放在腹部，感觉这只手是如何随着呼吸而上下起伏的，保持该姿势数分钟。

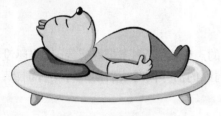

图 6-7A 闭目静心

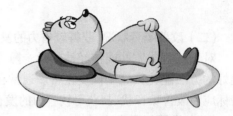

图 6-7B 腹部感觉

（3）胸腹同感（图 6-7C）：将一只手放在腹部，另一只手放在胸部。只有放在腹部的手随着呼吸上下运动。如果双手都在上下运动，应重新进行第一步的训练。

（4）口腹同感（图 6-7D）：收紧双唇发 /p/ 音，放在口前的手能感觉气流喷出，同时应能听见一种如同噪声的气流声。此时，腹肌应该主动参与呼吸运动。

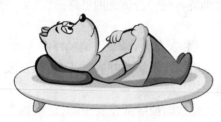

图 6-7C 胸腹同感

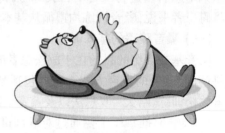

图 6-7D 口腹同感

（5）侧位训练（图 6-7E）：取侧卧位，一只手放在腹部，感觉呼吸时是否只有膈肌或腹肌在运动。如果没有，应重新进行第二步训练。

（6）坐位训练（图 6-7F）：挺直腰板坐在小凳上，一手放于腹部，感觉呼吸时的腹部运动。

（7）站位训练（图 6-7G）：取站立位，双脚左右稍许分开，前后分开 10 厘米，深呼吸，用手感觉腹壁向前运动。吸气时身体稍向前运动，呼气时身体稍向后运动。注意在吸气与呼气之间应没有停顿，试着想象在吹一朵"蒲公英"。也可通过照镜子观察身体运动。

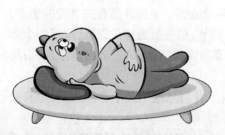

图 6-7E 侧位训练

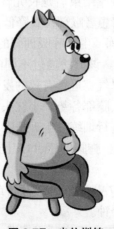

图 6-7F 坐位训练

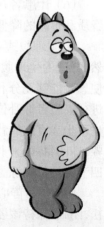

图 6-7G 站位训练

3. 生理腹式呼吸过渡到言语腹式呼吸　此类方法主要包括拟声法和数数法,具体如下:

（1）拟声法:是指在建立了生理腹式呼吸的基础之上,通过模拟简单有趣的声音,来帮助患者将生理腹式呼吸过渡到言语腹式呼吸,其主要适用于呼吸方式异常。其训练材料可从单元音（如做开火车的游戏,同时发出 /u/ 的声音）到单音节（如做骑马的游戏,同时发出"da、da、da、da"的声音）再到双音节（如模拟秒针走动的声音"dida、dida、dida、dida"的声音）。

（2）数数法:指通过有节奏地移动步伐来控制呼吸并同时数数,从而促进生理腹式呼吸到言语腹式呼吸的过渡,其训练方法为:双腿站立,左脚向后退一步时深吸一口气,同时手掌感觉腹部隆起;然后重心前移,左脚向前回到原位时数"1",延续到呼气末,同时手掌感觉腹部回缩。重复数次,直到发声和呼吸比较协调为止。可逐渐增加数字的数目。

4. 颈部放松训练　以下动作各做 5 遍。

（1）颈部前屈:头部随重力迅速向前低下,下颌触及胸部,感觉颈后部肌肉被拉直,然后头部缓慢抬起,恢复直立位。

（2）头部后伸:头部随重力迅速向后倾,下颌上抬,感觉颈前部肌肉被拉直,然后头部缓慢抬起,恢复直立位。

（3）颈部侧屈:头部随重力分别迅速倒向左右侧,感觉颈右侧肌肉被拉直,然后头部缓慢抬起,恢复直立位。

5. 发声器官放松训练　深吸气后,紧闭双唇,气流由肺部发出,双唇振动并带动声带振动:①平调持续发"嘟"音;②平调伴头部旋转持续发"嘟"音;③音调向上变化,持续发"嘟"音;④音调向下变化,持续发"嘟"音;⑤音调向上旋转,持续发"嘟"音;⑥音调向下旋转,持续发"嘟"音。以上 6 个动作各做 5 遍。

6. 哈欠 - 叹息法　通过夸张的哈欠和叹息动作,使声道充分打开,咽部肌肉放松,然后在叹息时发音并体会放松的感觉,为形成自然舒适的嗓音奠定基础。其关键点在于做夸张的哈欠叹息动作,咽后部要充分打开,并在叹息过程中舒适地发音。所发音节应选择以 /h/ 开头的音节或含有这些音节的词和句子,如"哈""好""红色""狐狸用葫芦喝水。"

7. 嗓音重读节奏训练　重读治疗法是一种整体性的治疗方法,它促使嗓音三大系统协调运动,以维持舒适的发音。它主要由慢板节奏训练、行板节奏训练和快板节奏训练三部分组成。临床上主要采用慢板节奏二和行板节奏一进行训练,并采用气息式的发音方法发高元音 /i、u、ü/（表 6-5）。

表 6-5　嗓音重读节奏训练

嗓音重读节奏	例子
慢板节奏二	/i/-/I/-/i/
	/u/-/U/-/u/
	/i/-/U/-/i/ 、/u/-/I/-/u/
行板节奏一	/i/-/I/-/i/-/I/
	/u/-/U/-/u/-/U/
	/i/-/U/-/I/-/U/ 、/u/-/I/-/U/-/I/

（1）慢板节奏二：慢板节奏二中的每一个小节有三拍，包括一个非重读的元音和一个紧接其后的重读元音。训练期间，每个元音的发音都伴随着音乐节奏，开始时以低强度发音，中间以高强度发音，结束时回到低强度的发音。

（2）行板节奏一：行板节奏采用的是进行曲节奏，每一小节四拍。训练由快速吸气开始，紧接着一弱拍和三强拍。发音结束后，接下来整四拍一小节停顿。行板节奏一的训练应确保：呼吸主动、迅速，吸入的空气要充足；弱拍为非重音拍；三个重音拍等长等强；最后一重音发完之后腹肌迅速放松。

（二）嗓音障碍的针对性训练

通过上述嗓音基本训练之后，嗓音障碍患者的障碍程度将得到一定程度的缓解，甚至大部分功能性嗓音障碍患者将得到很大的缓解。对于那些未得到全面缓解的患者，接下来可以根据嗓音听觉感知评定以及声学测量的结果，采用针对性的治疗方法，如音调治疗、响度治疗以及音质治疗。

1. 增加响度训练 如果患者的响度过低，则可以通过用力搬椅法及掩蔽法来增加其响度。

（1）用力搬椅法：嘱患者坐在椅子上，双手抓住椅子，然后突然用力搬椅子，把自己"搬"起来，同时发元音或塞音。"用力"可以增加声门的闭合程度，从而增加声门下压，提高响度。与此类似的方法还包括推撑墙壁或桌面发音，甩臂发音法等。具体步骤如下：①做用力搬椅动作；②突然用力搬椅的同时发单元音；③突然用力搬椅时发双元音；④突然用力搬椅时从元音过渡到词语；⑤突然用力搬椅时说词语：去掉过渡元音，直接说词语。注意在突然用力的同时大声说词语，但要避免出现硬起音。可逐渐增加词语难度；⑥逐渐加大力气的同时发音：对于响度过低，但不存在软起音的患者，则让其在搬椅时逐渐加大力气，同时提高响度发音，以提高患者的言语响度；⑦自然发音：让患者不用用力搬椅的动作辅助，自然响亮地发音。

（2）掩蔽法：让患者在有背景声的条件下发音，并通过调节背景声的大小，使患者不自觉地提高声门下压及声带闭合能力，从而增加响度。治疗师应谨慎调节背景声的大小，让患者能在掩蔽状态下听到自己的声音。具体步骤为：①向患者解释有外界噪声干扰的情况下说话，响度会增加，并让选择适当的背景声进行掩蔽，包括音乐声，自然声，噪声；②持续掩蔽时发音：戴上耳机，调节背景声响度，使其在患者原有的响度水平上增加 6dB 或其倍数，持续给声，并让患者发音；③间断掩蔽时发音：治疗师采用间断给声的方式，使背景声时有时无，同时让患者发音，要求患者不管是否有背景声，其发音响度都保持不变；④无掩蔽时发音：撤去掩蔽声，让患者在无声的环境下发音，要求患者保持恰当的响度。可去静音室或选择隔音效果较好的耳机创造较稳定的静音环境。

（3）利用动物数量的增多来练习，响度随着数量的增多而增加。如：

| 一只猫、两只猫 |
| 一只猫、两只猫、三只猫 |
| 一只猫、两只猫、三只猫、四只猫 |
| 一只猫、两只猫、三只猫、四只猫、五只猫 |

除上述方法外，此部分训练还包括以下策略：减少周围环境的噪声；增加呼吸深度；减少一次吸气后连续说出的字数，有助于增加声音响度等。

2. 降低响度训练：患者的响度过高，一方面可能是由于心理因素引起的，可通过心理干预的方式降低其响度，另一方面，也可采用下面的训练方法。

（1）患者按下面的组合方式从 1 数到 5：耳语声 - 轻声 - 交谈声 - 大声，轻声 - 交谈声 - 大声 - 耳语声。

（2）由强到弱的训练：大写字母代表强响度，小写字母代表弱响度。

A　A　a　a　DA　DA　da　da　da

（3）利用动物数量的减少来练习，响度随着数量的减少而降低。如：

两条鱼、一条鱼
三条鱼、两条鱼、一条鱼
四条鱼、三条鱼、两条鱼、一条鱼
五条鱼、四条鱼、三条鱼、两条鱼、一条鱼

3. 响度变化训练　即增加响度变化的训练。

（1）让患者将其双臂置于身体正前方，两臂之间的距离与肩部等宽。发以下音时，伴随肢体动作，音量增加时，双臂向身体两侧水平展开；音量降低时，双臂回收至身体正前方。

NA NA NA NA　na na na na　NA NA NA NA　na na na na

（2）一口气依次发"上上下下"，同时伴随"开心地大笑"，并逐渐增加或减弱响度。过程中，要注意维持呼吸的动力稳固持久，有效利用呼出的气流发音，使发音轻松自然。

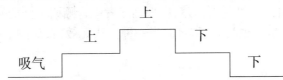

4. 音调训练　音调训练分 3 个步骤：热身运动，如哈欠 - 叹息法、咀嚼法等；变调训练（降调或升调）；转调训练。训练过程中可应用乐器或计算机软件配合。

（1）变调训练：通过"嗯哼"法（见本章音调评定部分）找出患者的自然音调作为目标音调，用音调梯度训练法让患者逐渐向目标音调接近。音调梯度训练法强调将目标分解成若干个小的目标，每次以一个小目标为训练音调，最终达到目标音调。如果患者的音调过低，则采用升调梯度训练，如果患者的音调过高，则采用降调梯度训练。在练习时可与唱调结合起来，让患者先唱调然后立即发音（中间不换气）。

（2）转调训练：即增加音调变化的训练，其训练目的在于使患者恢复正常的语调变化。

1）采用唱调的方式。

2）使用"不是""什么时候"和"是的"等用语，进行音调变化的训练，一个上升的音调紧跟着一个降调发声。

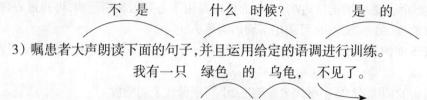

不　是　　　　什么　时候?　　　　是　的

3）嘱患者大声朗读下面的句子,并且运用给定的语调进行训练。

我有一只　绿色　的　乌龟，不见了。

5. 音质训练　嗓音基本训练之后若患者仍存在较明显的粗糙声或气息声,则采用如下的训练方法:

（1）粗糙声的治疗:这种嗓音听起来非常紧,首先应消除紧张源,可采用的治疗策略包括:①哈欠—叹息法（同前）:发音前做哈欠—叹息动作,在叹息时发声不带有粗糙的成分;②气息音法:可发一些以 /s/、/sh/、/x/、/h/ 开头的音节、词或句子。发气息音时,大量的气流通过声门,可避免声门闭合过紧。可与哈欠 - 叹息法结合起来训练;③张嘴法:即练习嘴唇略微分开,下颌放松。大部分嗓音障碍患者说话时口部运动幅度非常小,导致增加其喉部负担。张嘴法可帮助患者增加发音时嘴的张开度,从而协调发声器官和构音器官之间的运动,为获得更好的音质奠定基础。

（2）气息声的治疗:气息声通常由声门闭合不全所致,病因治疗很重要,训练方法有:①用一种硬起音的方式进行发音训练（可配合用力搬椅法、甩臂后推法、半吞咽法等;②减少每次呼吸说出的单词量;③尽量说响一些;④将音调提高一个音符;⑤针对单侧声带麻痹,将头部转向患侧,以缩小两侧声带距离,使声门闭合时间增加。

嗓音康复训练是高度个性化的治疗,应根据患者嗓音障碍不同的病因及表现症状,采用针对性方法,并且嗓音治疗也具有复杂性,当一种方法无效时,应酌情换用另一种方法进行尝试,直至起效为止。

（三）综合训练

综合训练的基本原理是改善患者的嗓音共鸣状况,利用不同的共鸣效果,来对患者的嗓音进行有益的补偿。人的嗓音中既具有低频成分,又包括中频、高频成分,人体的共鸣腔从下至上依次为胸腔、喉腔、咽腔、口腔、鼻腔、头腔,分别对嗓音中从低频到高频的成分产生共鸣,放大其音量。

1. 胸腔共鸣法　指通过以低音调持续发音,如元音、词语、短语等,使声波在胸腔产生共鸣,帮助患者体会胸腔共鸣的感觉,从而建立有效的胸腔共鸣。最能体会到胸腔共鸣的音是元音 /u/,训练时,让患者将手放在胸部,深吸气后用低音调长长地发 /u/ 音,要求患者能感受到胸腔有强烈的振动,然后逐渐过渡到词、短语、句子。

2. 口腔共鸣法　可帮助患者体会口腔共鸣感觉,建立有效的口腔共鸣,提高口腔共鸣能力。此方法要求患者以一种略夸张的口型发音,增加口腔的大小,从而增加口腔共鸣。如在咽腔打开、放松,同时舌放松,舌尖抵住下切牙的状态下,发 /hɑ/ 音;在咽腔缩紧,舌收缩成束状,下颌张开度减小的状态下,发 /hu/ 音;或者发一些包含不同舌位变化的词语和短句。

3. 头腔共鸣法　通过以高音调持续发鼻音,使声波在头腔产生共鸣,帮助患者体会头腔共鸣的感觉,从而建立有效的头腔共鸣。训练材料如:/m/、/n/、/m+ 韵母 /、/n+ 韵母 /、/m——猫 /、/n——鸭 /、/m——妈妈 /、/n——音乐 / 等。训练时让患者将手放在头顶,要求发音时能感觉到头顶有微微的振动,或者头顶有轰鸣的感觉。

4. U 声道法　指通过用胸音、头音、胸音转换到头音发 /u/,使整个声道通畅,同时体会

胸音向头音转换的过程中不同共鸣腔振动情况的变化,使共鸣的转换控制能力增加,最终获得良好的共鸣效果。具体步骤如下:

（1）胸音发 /u/:动作要领即发音时感觉到整个声道的打开,并能体会到胸腔的轻微振动。发 /u/ 音时将手放于胸前,体会胸腔在轻微振动。

（2）头音发 /u/:动作要领即发音时感觉到整个声道的打开,并能体会到头部的轻微振动。发 /u/ 音时将手放于头顶,体会头部的轻微振动。

（3）从胸音转换到头音发 /u/:动作要领即发音时感觉到整个声道的打开,从胸音转换到头音时自然连贯。将一手放于用胸前,一手放于头顶,先用胸音发 /u/,仔细体会胸腔振动的感觉,然后逐渐将胸音转换到头音,感受到胸腔的振动慢慢减弱,头顶逐渐轻微振动。

5. 鼻音 / 边音刺激法 通过交替发鼻音和边音,来促进鼻腔和喉腔间共鸣的转换,以帮助患者获得良好的共鸣音质。训练时要求采用咏叹调的形式朗读含鼻音和边音的材料,具体步骤如下:

（1）鼻腔共鸣感知:治疗师示范发鼻音 /m/、/n/,让患者用手感知治疗师的鼻腔共鸣。让患者跟着一起发音,感受鼻腔共鸣,并体会发这些音时喉部较为舒适自然的感觉。

（2）喉腔共鸣感知:治疗师示范发边音 /l/,让患者用手感知治疗师的喉腔共鸣。让患者跟着一起发音,感受喉腔共鸣,并体会发这些音时喉部较为舒适自然的感觉。

（3）鼻腔共鸣训练:让患者发以鼻音 /m/ 或 /n/ 开头的单音节词,并在每个词语之间加入一个 /a/ 音,要求其连续发音,如"男子汉啊男子汉,男子汉""蚂蚁啊蚂蚁,蚂蚁"等。如患者不能感知鼻腔共鸣,可要求他把手放在鼻部体会。

（4）喉腔共鸣训练:让患者发以边音 /l/ 开头的词语。先发单音节词,并在每个词语之间加入一个 /a/ 音,要求其连续发音,如"龙啊龙啊龙,龙"。发音注意保持连贯,逗号处深吸气再发音。

（5）鼻、喉腔共鸣交替训练:将鼻音 /m/、/n/ 与边音 /l/ 结合起来,交替训练。

鼻腔共鸣训练、喉腔共鸣训练、鼻喉腔共鸣交替训练均可先练习单音节词,后可拓展为双、三音节词,如:/ 龙啊牛啊龙 /、/ 毛虫啊绿叶啊毛虫 /、/ 练习本啊毛线团啊练习本 /。

（四）声带麻痹的嗓音训练

 知识链接

声 带 麻 痹

大部分由支配喉的运动神经受损所致,表现为单侧或双侧声带固定于声门的一定位置,这些位置包括深外展位、轻外展位、中间位、旁正中位以及中线位。其可能为中枢性麻痹、周围性麻痹以及喉肌疾病麻痹,部分还可能表现为功能性的声带麻痹,即由心理因素引起的喉肌运动失常,如功能性喉痉挛、功能性喉内收肌麻痹等。随着声带麻痹程度的不同,患者的嗓音表现出不同程度的嘶哑声、气息声,甚至无法发出嗓音,而只能用耳语声交谈。患者普遍说话费力,响度低。

声带麻痹是嗓音障碍中较为常见的一类。其嗓音训练方法可尝试采用转头法（将头转向患侧发音）,半吞咽法、哼鸣法、吸入式发音法（在吸气的时候发 /i/ 音）等,如果患者的声带麻痹状况无法好转,则可训练患者采用一种较为省力的发声方式（详见嗓音基础训练部分）,减少发音费力的状况。

1. 半吞咽法 指在吞咽进行到一半时用较低的音调大声地发"bo—m"音,产生的气流在声道内反作用于声带,以提高声带闭合的能力。主要适用于嗓音音质异常,尤其是声带闭合不全导致的嗓音音质异常。其训练步骤为:

(1)做半吞咽动作:与患者练习半吞咽时发声。向患者介绍半吞咽的动作要领,即在吞咽进行到一半,喉的位置处于最高时进行发音。指导患者用手指指腹触及喉部,体会喉的上下运动。

(2)半吞咽时发无意义音节:教患者在半吞咽时发 bo—m+/i/。发音方式:在喉部上抬时发 bo—m,紧跟着用正常发音方式发 /i/。然后,教患者在半吞咽时发 bo—m+/i/+bo—m。要求发声连贯。

(3)半吞咽时发有意义音节:利用图片,教患者在半吞咽时发 bo—m+ 以 /y/ 开头的词语。发音方式:在喉部上抬时发 bo—m,紧跟着用正常发音方式发以 /y/ 开头的词语,再开始第二次半吞咽发 bo—m。

(4)半吞咽时去掉"bo—m"发音:逐渐增加字词的长度,要求患者半吞咽时去掉 bo—m 作诱导,直接半吞咽发字词。

(5)去掉半吞咽动作,自然发音:逐渐将吞咽的动作去掉,把头和下颌移到自然位置,练习自然发音。

2. 哼鸣法 通过闭嘴哼鸣的方式发音,使哼鸣时在声道内的气流反作用于声带,促进患者声带的闭合,改善其音质。主要适用于音质障碍,尤其适用于由于声门闭合不全导致的音质障碍。其训练步骤为:

(1)闭嘴哼鸣:哼鸣时嘴唇自然闭合,气流从鼻腔出来。

(2)哼调:哼一些简单的音调,如有需要,可结合音调训练进行。

(3)哼歌:让患者哼唱喜欢的歌曲。

(4)哼调或哼歌后发音:哼鸣结束后,让患者经历保持哼鸣时的音质发音,可从易到难,从元音到词句。

三、预防与嗓音保健

自然的嗓音需要维护与保养。以下介绍国内学者万萍整理的一些常用的保健方法,治疗师可让患者将这些保健方法做成便条贴在随处可见的地方,以督促自己遵守。具体的有以下几点:

避免抽烟和过多地饮酒,清淡饮食,避免辛辣刺激的食物。多饮水,保持喉腔的湿润程度,同时将生活和工作环境的湿度控制在 20%~70% 之间。淡盐水多漱口,克服不良的清嗓习惯(尽可能减少清嗓和咳嗽的次数,做到轻声清嗓)。避免不间断说话、大喊大叫、挤紧咽喉说话的不良习惯、硬起音等,避免在嘈杂环境中说话。说话时注意停顿换气,当一口气用完后,不要用挤喉咙的方式发剩下的几个音,而应换气后再发音。说话时尽量放松,多使用低音调,大量说话后可打嘟或做哈欠—叹息的动作,使喉部放松。

(金 星)

❓ 复习思考题

1. 嗓音障碍的主要临床表现有哪些?

2. 嗓音基础训练、针对性训练、综合训练分别起什么作用? 应如何安排?

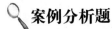 **案例分析题**

王某,男,60岁。声音嘶哑,响度低5年,伴说话时易喘气。自述退休后参加老年合唱团半年后发现声音变嘶哑,且容易喉痛,经药物治疗后能好转,但一段时间后复发。对其行喉镜检查发现,其左侧前1/3处有米粒样声带小结,声门闭合不全。其言语呼吸方式为胸式呼吸,行声学检查发现,其MPT值8.01s,MCA值6.5s,平均言语强度40.2dB,平均言语基频190Hz,基频标准差20Hz,GRBAS检查发现总嘶哑度(3级)、粗糙声(2级)、气息声(2级)、无力嗓音(1级)和紧张嗓音(3级)。

请问:

1. 王某属于哪种类型的嗓音障碍?

2. 其存在的主要的嗓音问题包括哪些方面?

3. 针对其的训练方案是什么?

第七章 口 吃

学习要点

口吃的定义；口吃症状分类和表现；口吃的评定方法；口吃的治疗方法。

第一节 概　　述

一、定义

口吃是指说话时以言语中断、重复、不流畅为主要症状的的言语流畅性障碍。当言语表达不流畅时，常伴有躯体抽搐样动作和面部异常的表情。口吃也俗称"结巴""磕巴"。

口吃的许多表现不能被他人观察到，这包括对特定音素（通常为辅音）、字和词的恐惧，对特定情景的恐惧，焦虑，紧张、害羞和言语中"失控"的感觉。从生理表现上说，主要是由于呼吸肌、喉肌及其他与发音有关的器官紧张与痉挛所造成的。

口吃这种复杂的言语流畅性障碍，涉及遗传基因、神经生理发育、心理压力和语言行为等诸多方面的因素。统计表明，全世界约 1% 的人患有口吃，一般认为男性的口吃发生率高于女性。口吃初发的年龄大多在 2~5 岁，到 5 岁时达到高峰。

知识链接

发生口吃的年龄

大多在幼儿期，特别是在已经学会说话，并能构造词句的年龄，言语和心理发展最迅速的时期是三岁左右，就是在他们抑制条件反射还不够巩固的时候。在学龄前儿童中，男童口吃的比例是女童的 2 倍，且女童口吃康复的比例高于男童。其次是学龄期 7 岁左右，也就是对孩子们的言语提出大量要求的时候。再次是 15 岁以前的青春发育期，青春期全身各器官迅速而不平衡地生长发育，在情绪发生扰乱的时候。成年之后，初患口吃人数相对较少。

二、病因及症状

（一）口吃的病因

目前，对口吃的病因和病理机制尚不十分明确。随着高级神经活动学说和现代心理学的发展，世界各国的研究者已初步找出了广为人们所接受的口吃形成的外因和内因，主要有以下几种：

1. 遗传因素　口吃患者家族发病率可达 36%~65%，故很多研究者认为口吃与遗传因素有关，可能为单基因遗传。

2. **模仿和暗示**　有的学龄前儿童罹患口吃是因模仿所致。口吃的感染性很强,口吃是儿童在语言习得过程中形成一种不良的反应行为。儿童时期是模仿性很强和易接受暗示的时期,有强烈好奇心的儿童在与口吃者经常接触的过程中,刻意去模仿,容易养成口吃的习惯。还有一些人则是由于周围口吃者潜移默化的影响造成的。

3. **精神症说**　有精神病学者和心理学家认为,一些有严重情绪障碍的口吃者的口吃与神经症有关,口吃是内心冲突的外部表现,是内心的愿望受到压抑造成的,口吃发生与个体心理因素关系密切。儿童因受到强烈惊吓、重大生活事件打击、过度紧张、环境突然改变等引起恐惧、焦虑情绪,会导致口吃。另外,父母对孩子的不流畅言语表现出急躁、不耐烦、随意打断、过多矫正甚至训斥,使孩童对自己的说话能力过多关注或反应强烈,易形成紧张—口吃—紧张—加重口吃的恶性循环。

4. **疾病因素**　较多儿童围产期或婴幼儿期曾受到有害因素作用,如胎儿期母体患妊娠毒血症、出血或躯体性疾病,或发育过程中患某些传染病使神经系统功能弱化,言语功能受累而致口吃。如儿童脑部感染、头部受伤以及百日咳、麻疹、猩红热等传染病也易引起口吃。有研究认为,口吃与中枢神经系统异常有关,口吃患者大脑血流的异常,左颞上、左颞中和前扣带区血流不对称等。

5. **大脑皮质优势学说**　有学者发现口吃患者及亲属中左利手多见,认为口吃与大脑优势侧有关。有些父母强迫左利手幼儿改用右手时,往往也会发生口吃。习惯使用左手的人优势半球在右半球,如果让人从惯用的一只手改到用另一只手,易使发送到言语肌肉的神经冲动的传递受到干扰出现功能混乱,导致口吃的发生。

6. **其他因素**　有研究表明,根据脑电图、发音肌电图和氟哌啶醇临床疗效,推断口吃可能与边缘系统和网状结构复合体活动增强、发音肌功能不协调和基底节存在生化障碍等因素有关,但尚待临床进一步论证。

（二）口吃的症状分类

口吃表现从发展的角度考虑(图7-1),将口吃的瞬间状态称之为口吃症状,一贯性和适应性是指在朗读或谈话时说一句话过程中的表现。另外,口吃与非口吃有时会交替出现,可用"波动性"来表现。口吃症状,是指说话困难,或预感到说话困难时所引起的一系列反应。从言语方面,运动方面,情绪方面考虑,又分别以言语症状、伴随症状、努力性、情绪性反应等亚项来进行具体分析。

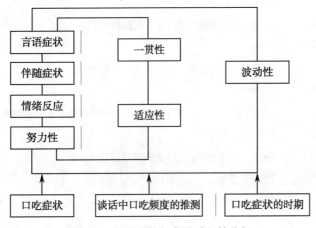

图 7-1　口吃症状与发展过程的分析

1. 言语症状　根据口吃症状及口吃在几个方面的临床表现,日本森山晴之等将其归类为以下几个症候群(表 7-1):

表 7-1　口吃的言语症状

群	略语	症状表现
A 群		音、音节的重复
	SR	sound and syllable repetition
		词的部分重复
	PR	part-word repetition
		辅音部延长
	CPr	consonant prolongation
		元音部延长
	VPr	vowel prolongation
		重音或爆发式发音(在不自然的位置中出现)
	St	stress,burst
		歪曲或紧张(努力发声结果出现歪曲音,或由于器官的过度紧张而出现的紧张性发音)
	Ds	distortion,tense
		间断(在词中或句中出现)
	Br	break
		中断(构音运动停止)
	Bl	block
B 群		准备(在说话前构音器官的准备性运动)
	Prep	preparation
		异常呼吸(在说话前的急速呼吸)
	AR	abnormal respiration
C 群		词句的重复(词句以上连贯的重复,并非强调及感情的表现)
	WR	word and phrase repetition
		说错话(言语的失误,也包括朗读错误)
	Er	error
		自我修正(包括语法、句子成分等的修正、反复)
	Rv	revision
		插入(在整个句子中插入意义上不需要的语音、词、短句等)
	Ij	interjection
		中止(在词、词组或句子未完时停止)
	Ic	incomplete
		间隔(词句中不自然的间隔)
	Pa	pause

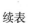
群	略语	症状表现
D 群		速度变化（说话速度突然变化）
	Rt	change of rate
		声音大小，高低，音质的变化（由于紧张在说话途中突然变化）
	Voi	change of loudness，pitch and quality
		用残留的呼气说话（用残留的呼气继续发音）
	RA	speaking on residual air
E 群		其他（不属于 A~D 群的症状）
	Oth	other

2. 伴随症状 口吃患者为了克服言语困难而产生的身体紧张、附加运动等（表7-2）。

表7-2 口吃患者的身体伴随症状

身体部位	伴随症状
构音器官、呼吸系统	喘气、伸舌、弹舌、歪嘴、张嘴、下颌开合
颜面	眨眼、闭眼、睁大眼、鼓腮、抽噎
头颈	向前、后、侧面等乱动
躯干	前屈、后仰、坐不稳、僵硬
四肢	手舞足蹈、四肢僵硬、用脚踢地、握拳、拍脸

3. 努力性 口吃患者为了努力避免口吃或极力想从口吃状态中解脱出来所表现的解除反应、"助跑"样表现、延长、回避等（表7-3）。

表7-3 努力性类型及表现

类型	内涵	临床表现
解除反应	努力从口吃中解脱出来	全身用力、加进拍子、说话暂停、再试试等
"助跑"现象	为了不口吃，想办法"助跑"	当插入、速度、韵律方面出现问题时有目地使用，重复开始的语句
延长	将难以发出的音刻意延长	发音前有婉转表现或貌似思考
回避	尽量避开目的音	放弃说话，或用别的词代替，使用非言语形式，如手势语表达等

4. 情绪性反应 口吃者的情绪性反应，不但表现在口吃时，也表现在说话前预感到口吃时，或口吃发生之后等（表7-4）。

表7-4 口吃患者的情绪性表现

类型	表现
表情	脸红、表情紧张、表情为难
视线	不稳定、移开、偷看对方、睁大眼睛(吃惊状)
态度	心神不定、故作镇静、攻击态度、作怪相、害羞
行为	焦躁、假咳嗽、手脚乱动、企图逃走、有意回避、羞涩样笑
说话方式	急重、单调、声音变小、语量渐少

5. 适应性和一贯性 适应性效果是指在同一篇文章反复朗读时每重复一次口吃频率就降低一次,口吃越重适应性就越低。一贯性效果是指在同一篇文章反复朗读时,在同一位置,同一章节中出现口吃的情况,这种情况在谈话中也常见到,一般重度口吃患者一贯性较高。

6. 波动性 口吃初期、流畅期与非流畅期常常交替出现,在此称为"波动性",但随着年龄的增长及口吃的严重,其流畅期会越来越短。

（三）口吃的症状表现

1. 言语症状

（1）连发性:在某一个字上要重复3次以上才能继续说,如"我、我、我、我要去公园玩"或"我要去公、公、公、公园玩"等,但是语句本身不中断,此现象,儿童口吃者较多见。

（2）中阻性:正常说话过程中,遇到自己平时难发、惧怕的字词时,感到紧张、呼吸急促,导致说话突然受阻。如"你学的是什么专业,是学、学、学、学……?"

（3）难发性:多是指第一个字就说不出来的现象,努力才能说出。例如:"……请问阿姨……百货大楼……怎么走?"又时常会有心急、摇头跺脚、手足乱动等动作。

（4）无义重音:在说话时掺入一个与语句无关的音,如:"你在呀……呀……等着我"容易让听者造成理解上的困难,尤其以儿童多见。

2. 伴随运动 伴随运动不是口吃者本身的意思而表现出来的动作。而是借此摆脱言语困难。最常见的伴随动作有摇头、跺脚、用手拍腿、挤眼、瞪眼、歪嘴、张嘴吐舌、身体摆动等,当患者发音困难时,会伴随着一些附加的动作,心理上认为会有助于顺利发音。久而久之,伴随运动就成为习惯。例如,有的口吃患者,在说话之前会先咳嗽几声,或者伸舌头、拍腿等。

3. 呼吸异常 口吃患者最显著的症状是异常呼吸。在说话前,呼吸开始紊乱;口吃时,呼吸变得急促、断续。说话后,仍要紊乱一会,有的还有胸闷、气短、呼吸急促等症状。

4. 痉挛 发生口吃时,发音器官出现抽搐性运动以及各组肌肉的痉挛,呼吸及发音器官的正常运动遭到破坏,出现言语障碍。患者出现口吃时,面部痉挛、咽喉部好像突然堵塞、舌唇僵硬、手脚或全身颤抖等。

5. 心理障碍 口吃患者在言语流畅性发生障碍时,通常还会出现某种心理障碍,例如恐惧感、挫折感、内疚感等。口吃者因早期不流畅的言语,遭受他人的嘲笑,导致心理自卑、羞怯、恐惧等消极情绪,从而又加重口吃症状。

第二节 口吃的评定

口吃患者的症状表现复杂多样,由于个体差异对容易引起口吃的语音不同,所以在设定检查课题时,首先,要充分考虑语言学方面的要素。这些要素包括:语音和词汇的种类;词汇的使用频率和抽象度;音的组合、词句的长度及复杂程度等等。其次,评定时必须考虑口吃者自我感受、父母及家庭主要成员和其他人的评价,结合评定中患者的具体症状进行评价,同时还要考虑特殊环境下可能出现的症状及心理承受能力,并以此作出综合判断。

一、初发性口吃的检查与评定

口吃评定常用的检查方法是根据森山晴之等的检查方法改编的,该检查方法主要从以下几个方面考虑制订:①口吃时语言环境不同的反差情况;②口吃时对语言不同的反差情况;③口吃时语言学的组合要素。另外,在制订检查项目时要考虑影响口吃的因素及口吃的临床表现,检查结果分析要依据口吃症状中的言语症状、伴随症状、努力性、情绪性反应、波动性等类型的相关情况详细分析。

(一)学龄前儿童口吃检查

主要设定以下几项:

1. 询问口吃儿童的父母　适用于年龄较小和不配合检查的儿童。

2. 自由会话　了解口吃儿童在日常生活中的说话状态。

3. 回答问题　了解口吃儿童是否有回避现象及言语困难程度。

4. 图片单词命名(选30单词)　了解出现口吃的情况以及根据语音种类来推测其口吃的特点。

5. 句子描述(选8张情景图片)　了解在不同句子长度及不同句型当中口吃情况。

6. 复句描述(选2张情景图片)　了解描述时口吃情况。

7. 复述或相伴复述(与治疗师一起复述)　了解口吃是否有被刺激性及口吃在相伴复述的情况下改善的情况。

8. 母子间谈话　了解母子间的交流状态,可设定游戏场合。

(二)学龄期和成人口吃检查

学龄期和成人期的口吃检查项目大致相同,但检查内容的难易度不同,临床上可将检查、评价与结果记录设计成表格,见表7-5。学龄期和成人期的口吃检查项目主要包括如下项目:

1. 单词命名(30个词汇)。

2. 句子描述。

3. 复句描述。上述1~3的检查目的与儿童口吃检查相同。

4. 单词朗读(用单词词卡)。

5. 朗读句子。

6. 朗读短文。

7. 回答问题。

8. 自由会话。

9. 复述及相伴复述。

10. 对口吃的预感性。

表7-5 口吃检查、评价与结果记录表

检查日期：＿＿＿＿＿＿＿年＿＿＿＿月＿＿＿＿日　　　　检查者姓名：＿＿＿＿＿＿＿

1. 基本情况：

姓名：＿＿＿＿＿＿＿＿＿＿＿　　　　性别：＿＿＿＿＿＿＿

出生年月日：＿＿＿＿＿＿＿＿＿＿　　　　年龄：＿＿＿＿＿＿＿

职业或学校：＿＿＿＿＿＿＿＿＿＿　　　　幼儿园或托儿所：＿＿＿＿＿＿＿＿＿

住址：＿＿＿＿＿＿＿＿＿＿＿　　　　家庭成员：＿＿＿＿＿＿＿＿＿

近亲中是否有类似疾病：＿＿＿＿＿＿＿＿＿＿＿＿＿＿＿＿＿＿

2. 主诉：＿＿＿＿＿＿＿＿＿＿＿＿＿＿＿＿＿＿＿＿＿＿＿＿＿＿＿

3. 口吃以外的障碍：

（1）＿＿＿＿＿＿＿＿＿＿＿＿＿＿＿　发病年龄：＿＿＿＿＿＿＿

（2）＿＿＿＿＿＿＿＿＿＿＿＿＿＿＿　发病年龄：＿＿＿＿＿＿＿

（3）＿＿＿＿＿＿＿＿＿＿＿＿＿＿＿　发病年龄：＿＿＿＿＿＿＿

（4）＿＿＿＿＿＿＿＿＿＿＿＿＿＿＿　发病年龄：＿＿＿＿＿＿＿

4. 生长史、口吃史、现病史：

（1）生长史（包括发育方面、环境方面、既往史）：＿＿＿＿＿＿＿＿＿＿

（2）口吃史的总结：＿＿＿＿＿＿＿＿＿＿＿＿＿＿＿＿＿＿＿＿＿

（3）现在口吃状态以及对口吃的态度：＿＿＿＿＿＿＿＿＿＿＿＿

（4）其他专科检查结果：＿＿＿＿＿＿＿＿＿＿＿＿＿＿＿＿＿＿

5. 检查及观察小结：

（1）交流态度：＿＿＿＿＿＿＿＿＿＿＿＿＿＿＿＿＿＿＿＿＿

（2）语言行为：＿＿＿＿＿＿＿＿＿＿＿＿＿＿＿＿＿＿＿＿＿

（3）非语言行为（游戏、非语言行为中智力发育情况,日常生活行为等）：＿＿＿＿＿

（4）运动发育（身体发育、粗大运动、精细运动发育等）：＿＿＿＿＿＿＿

（5）发育说话器官的形态及功能（发声、持续呼气、舌运动等）：＿＿＿＿＿

（6）口吃症状的评价及小结：＿＿＿＿＿＿＿＿＿＿＿＿＿＿＿

（7）口吃特征：

a. 言语症状：＿＿＿＿＿＿＿＿＿＿＿＿＿＿＿＿＿＿＿＿

b. 伴随症状：＿＿＿＿＿＿＿＿＿＿＿＿＿＿＿＿＿＿＿＿

c. 努力性：＿＿＿＿＿＿＿＿＿＿＿＿＿＿＿＿＿＿＿＿＿

d. 情绪性反应：＿＿＿＿＿＿＿＿＿＿＿＿＿＿＿＿＿＿

（8）引起口吃的场面：＿＿＿＿＿＿＿＿＿＿＿＿＿＿＿＿＿＿

（9）是否有可变性：

a. 一贯性：＿＿＿＿＿＿＿＿＿＿＿＿＿＿＿＿＿＿＿＿＿

b. 适应性：＿＿＿＿＿＿＿＿＿＿＿＿＿＿＿＿＿＿＿＿＿

（10）预感口吃发生的自我判断：＿＿＿＿＿＿＿＿＿＿＿＿＿＿＿

（11）促进口吃的原因：

a. 本人方面的条件：＿＿＿＿＿＿＿＿＿＿＿＿＿＿＿＿＿

b. 环境方面的条件：＿＿＿＿＿＿＿＿＿＿＿＿＿＿＿＿＿

二、顽固性口吃的检查与评定

对顽固性口吃进行检查时,治疗师要注意三个方面,即描述言语流畅性表现、评价消极情绪状况和程度、了解口吃者的心态。具体内容如表7-6。

(一)顽固性口吃的检查内容

表7-6 口吃检查项目及结果记录表

检查项目	讲话时间(秒)	口吃次数	口吃形式
A. 按要求说一段简单的话: 从1数到20;从星期一数到星期日;背一首短诗或说一首歌谣等。			
B. 复述: 跟着测验人员说字、词、词组或句子。(如树、春天、画蛇添足、要乐观积极生活等)			
C. 朗读: 依口吃者文化程度选择约需1分钟的文章片段。			
D. 看图说话 选用10张看图识字卡片,每次说一两个字。			
E. 自言自语: 自行选择话题(测验人员需离开现场)			
F. 讲一段故事情节: 亲身经历、他人的故事、电影、小说等。			
G. 问答: 如"你喜欢什么? 你对现在的生活满意吗?"等			
H. 交谈: 测验人员与口吃者任意交谈,时间约2分钟。			
I. 打电话: 假装给朋友或亲戚打电话谈事情(儿童不做此项)			
J. 观察口吃者在其他场合的言语情况,包括问路、交谈等。 (此项目不在治疗室内进行。)			
合计			

口吃评价的总结:每分钟口吃次数 = 口吃总次数 / 总时间

测验时的口吃印象程度(等级):1　2　3　4　5　6　7

(二)顽固性口吃检查的注意事项

1. 诊断时要录音(J项除外),计时只计口吃者的谈话和朗读的部分。

2. 儿童感到有困难的项目可以略去不做。

3. 口吃次数是计算重复拖长、阻塞等障碍的出现次数。

4. 可选择朗读和对话两部分作为筛查。

5. 测验时的口吃印象程度指的是口吃者本人或家长对测验时的口吃情况与近几个月口吃情况的比较。最轻的程度计为 1，最重的程度计为 7，由此推测口吃者平时的口吃程度。

6. 口吃评定报告中要详细描述患者的口吃行为，判断严重程度，并对口吃的可能病因及家庭环境进行记录，为制订详细而周密的治疗计划提供依据。

第三节　口吃的治疗

 案例导入

案例:王某某,男,初中二年级学生。王某某的口吃是从幼儿园开始的,他上幼儿园中班期间,同班有一女孩吴某患口吃。王某某经常学吴某说话,女孩吴某也因此哭了,老师惩罚王某某在一间光线很暗的房间里独自站了一天。从此,王某某患上口吃,说话时一个字要重复好几次,才能继续说。上初中后,王某某口吃越来越严重,口吃时,呼吸有些急促。有时,在说话之前还会先摇头、拍腿、吐舌或者咳嗽几声。现在的王某某平时害怕与人交往,也不愿独自上街买东西。

讨论:a. 导致王某某口吃的因素有哪些? b. 针对王某某的口吃症状,应该采取哪些方法对他进行矫治?

口吃是一种非常复杂的言语障碍,它是生理和心理方面的一种功能紊乱,口吃者不仅有异常的言语行为,往往还伴有情绪困扰和处世态度的改变。因而,口吃治疗必须兼顾言语流畅性与心理等其他方面的障碍,结合口吃个体情况综合治疗。

一、口吃治愈的标准

根据 Silverman 标准,口吃的治愈应具备三个条件:①患者言语不流利的数量在正常范围内;②患者的流利程度在正常范围内持续至少 5 年;③患者不再认为自己有流利性障碍或再次发生此类问题。

二、初发性口吃的治疗

初发性口吃患者是那些还未形成恐惧和其他消极心理情绪的人,绝大多数是儿童。这些口吃儿童大多数能流畅地说话,只是重复些音节或延长某些音,而且很少注意自己的口吃症状。其中的多数口吃儿童可以在别人的帮助或无需别人帮助就能克服自己的口吃,一般认为约 80% 的儿童口吃随着年龄增长可自愈。但有些儿童如果不进行针对性地及时治疗,便会发展成为顽固性口吃。

（一）改善语言环境

口吃的形成与口吃患者周围的环境因素有一定的关系,要为口吃者创造温馨祥和的家庭氛围和轻松愉悦的语言环境,使口吃者脱离不良环境刺激,避免精神紧张等消极情绪。第一,用平缓从容的语气和规范流畅的话语与口吃者交谈,能起到示范效用,有利于口吃者的模仿和学习。第二,耐心倾听。口吃者在讲话时,不要轻易打断、当面批评指责其话语,要做

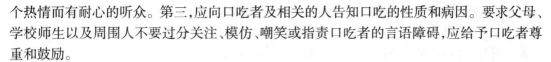

个热情而有耐心的听众。第三,应向口吃者及相关的人告知口吃的性质和病因。要求父母、学校师生以及周围人不要过分关注、模仿、嘲笑或指责口吃者的言语障碍,应给予口吃者尊重和鼓励。

（二）心理分析疗法

有些心理学家认为口吃的产生绝大部分是恐惧导致的。可以通过回忆疗法让口吃者知道恐惧感的来源,并将恐惧感和口吃现象分离开来,使恐惧感孤立起来。然后,通过观察练习让患者了解口吃现象的本质。

还应培养口吃患者乐观自信的积极心态,鼓励他们多参加社会实践活动,消除焦虑感和自卑感等消极情绪。

（三）言语行为疗法

1. 减慢语速　训练患者减慢说话的速度,既可减少口吃的发生,又可使人听得清楚。随着口吃症状的改善,再训练正常的语速。

2. 呼吸训练法　进行呼吸和发音的协调训练,口吃者因呼吸紊乱,导致说话不流畅时,可以采用符合发音规律的呼吸疗法。可调整呼吸法,让其停止说话,状态安静后,进行深呼吸,以调整气息。

3. 系统脱敏法　在安静无人的环境里,从容地练习发音,依次练习单词、短句、长句。可以配合音乐舞蹈、节拍器等有节奏地练习讲话,也可以朗读诗歌或童话故事。还可到人多的公共场合,如公园、商场、火车站等地方,进行言语练习,消除其心理障碍。

4. 阳性强化法　经常对患者语言的表达进行积极的肯定和表扬,并逐渐增加话速和流利程度的要求,提高训练积极性。

5. 游戏疗法　指导患者进行各种适合他们年龄的游戏,扮演各种角色,在游戏中释放压力与焦虑;并且让儿童在游戏中自由说话和表演,通过游戏消除不良情绪,改善口吃障碍。

三、顽固性口吃的治疗

顽固性口吃患者一般是成年人,此阶段已形成了一种自我强化的障碍。顽固性口吃者的言语症状和心理特点都非常复杂,不同类型口吃患者的病因、症状等情况各异,在治疗时需要根据个体特点进行针对性训练,并及时调整和完善治疗方案,持之以恒地进行训练。

（一）心理治疗方法

顽固性口吃患者有时会表现出焦虑、抑郁、强迫、敏感等情绪,影响其社会活动和人际交往,从而使口吃症状加重,形成口吃的恶性循环。

1. 自我催眠疗法　近几年,催眠术被广泛应用于口吃的心理治疗。自我催眠后,口吃者普遍会感觉心情变得舒畅,甚至还会感到精力旺盛。大量临床实践研究证明,催眠能使人镇定,并能消除口吃者的恐惧感等。

2. 放松疗法　是解除口吃患者的焦虑、紧张、恐惧心理。首先想象口吃最困难的情景,造成全身紧张、痉挛、呼吸停止的感觉,然后进行从局部肌肉到全身肌肉的放松训练,以消除口吃症状。

3. 认知疗法　通过与口吃者交谈,引导他们学会如何分辨口吃和正常的语言失误,了解口吃的病因、症状、发病规律,减轻心理负担,建立起健康的心理认知。

4. 系统脱敏疗法　在治疗前,划分出引起口吃不同程度的环境等级,让患者接触各种不同环境及与不同的人进行交谈,逐级消除紧张、恐惧、焦虑、抑郁等情绪,养成平静、镇定的心态。另外,还可以鼓励他们参加演讲、朗诵等各种活动。

（二）言语流畅性训练

矫正口吃就是口吃患者言语的再学习,治疗师需要改变口吃患者原有的言语习惯,通过发音、语速、呼吸、节奏、逻辑重音等方面的训练,建立新的言语结构,以改变言语机能系统中的病理性联系。

1. 发音训练　发音法训练,应以诱导、轻柔、缓慢为要领。口吃者在说话时,口吃的显著表现是在第一音,遇到难发音,表现更为突出。其实中阻性、难发性都是在第一音出了故障。他们发第一音时往往表现为:急、短、高、重等特点。训练发音时,要求做到第一音发出的时候要情绪平静,肌肉松弛。可适当慢些,少许拖长,说完第一音,再发第二音。第一音比第二音要低和轻一些。发音训练时,首先进行单词发音训练,再逐渐过渡到句子和朗读训练。患者说话基本流利时,可以尝试在各种不同的场合进行对话、朗诵、演讲等。

2. 减慢语速　言语的流畅性与语速有很大的关系,说话语速过快易导致口吃,慢速说话则有助于防止口吃。在慢速说话训练时,口吃者必须做到每个字、词、词组和每一句话都要语速很慢,再逐渐过渡到正常语速。还应训练口吃者对语速的控制能力,学会以各种不同的语速说话。在训练时,也可以用节拍器或手指敲打桌面来控制语速。

3. 长句子分段　口吃通常发生于说较长的句子时,如果将一个长句子分成几个短语,各短语之间有一定的停顿,就能防止口吃。在断句时,既要考虑语法结构,还要考虑语言的节律,使语句听起来恰当、自然。在言语流畅训练中减慢语速和长句子分断可以同时进行。

4. 韵律训练　选用一些单词让患者将字与字之间用韵律连接起来,使之接近正常的速率、节律和抑扬顿挫。熟练以后可以用同样的方法训练句子,重塑言语的正常韵律。

（三）药物治疗方法

每天或需要说话之前,服适量的镇静剂,缓解紧张情绪,可以达到一定程度的语言流利。该方法在西方国家较为流行。有一定影响力的有阿普唑仑,西酞普兰,氟苯氧丙胺,帕罗西汀,奥氮平等药物。应注意的是,药物治疗方法必须要在医生监督下使用。

（四）辅助仪器治疗

目前,用来治疗口吃的辅助电子仪器有:易比畅口吃矫正器(easytalk)、思比易口吃矫正器(speecheasy)、卡萨富利口吃矫正器(casafuturatech)等,都是延迟听觉反馈原理(DAF)治疗仪,对口吃患者口吃程度有较大的缓解作用。

（江　琼）

复习思考题

1. 对初发性口吃的患者应如何进行治疗?
2. 如何进行顽固性口吃的检查和评定?

案例分析题

张某某,男,6岁,上幼儿园大班。张某某刚入园时,适应能力较差,爱哭,但是口齿清楚,没有口吃的现象。可最近一段时间突然发生口吃,而且越来越严重,说话时一个字要重复好几次才能接着说下去。在课堂上回答问题时,口吃表现尤其严重,在着急或兴奋时也常有现象。张某某出生时一切正常,是独生子。1岁左右开始说话,发音正常,4岁之后,突然有些结巴,开始时第一个字难发,后来在中间也会出现结巴的现象。6岁的张某某性格有些内向。在3岁半时,曾经学了1个月时间的钢琴,但对此不感兴趣,每次练琴都受到责骂,母亲要求十分严格,孩子也常因此哭闹,之后就发生口吃了。据了解,孩子的父亲有时也有口吃现象,但不严重,大多数情况下都能正常发音。

请分析张某某口吃的的原因,并提出有效的矫治方法。

第八章 吞咽障碍

学习要点

吞咽障碍的定义;吞咽分期及吞咽障碍的分类;病因及临床表现;吞咽障碍筛查、临床吞咽功能检查、辅助性检查;吞咽障碍的治疗方法;吞咽障碍的管理。

第一节 概　　述

一、定义

(一)吞咽

吞咽(swallowing)是指从外部摄取的食物和水分通过口腔、咽和食道进入到胃的过程。它不仅是维持生命活动必不可少的基本生理功能,还和人们的生活质量密切相关。

(二)摄食·吞咽障碍

1. 吞咽障碍(dysphagia,swallowing disorders)　国内普遍定义:吞咽障碍是指由于下颌、双唇、舌、软腭、咽喉、食管括约肌或食管功能受损,不能安全有效地把食物由口送到胃内取得足够营养和水分的进食困难。狭义的吞咽障碍是指从外部摄取的食物和水分通过口腔、咽和食道进入到胃的过程中所出现的问题。

2. 摄食·吞咽障碍　可以理解为由于情感、认知、感觉和(或)从嘴到胃移送物质过程中的运动行为和解剖等原因出现的异常,导致吞咽过程发生障碍。它包括摄食障碍和吞咽障碍两个内涵。我们可以将摄食·吞咽障碍简称为吞咽障碍,但需要从本质意义上将两者区分开。摄食障碍指由于精神心理认知等方面的问题引起的行为和行动异常导致的吞咽和进食问题。吞咽障碍指解剖和生理学异常引起的吞咽困难。在实际的临床实践过程中,为了更好地对患者障碍进行管理,我们在处理吞咽问题的时候也应从广义的摄食·吞咽的观点来理解。以下均将摄食·吞咽障碍简称为吞咽障碍。

二、吞咽的分期及吞咽障碍的分类

(一)吞咽的分期

深入了解吞咽不同时期的生理过程有助于准确剖析吞咽障碍原因所在,为制定准确、详尽的治疗计划提供依据,常用吞咽分期模式有三种,分别为三期模式(口腔期、咽期、食道期)、四期模式(口腔准备期、口腔期、咽期、食道期)、五期模式(认知期、口腔准备期、口腔期、咽期、食道期)。三期模式和四期模式是狭义生理学上的吞咽模式,五期模式是康复医学的临床模式,在实际康复医学诊疗过程中,宜采用五期模式开展吞咽障碍的评估及治疗(图8-1)。

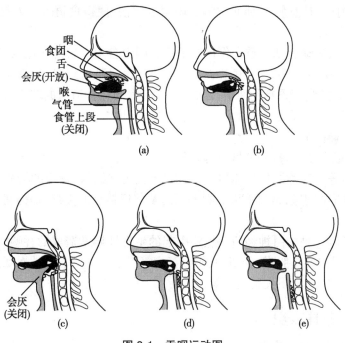

图 8-1 吞咽运动图

1. 认知期　也称作先行期。包括对将要摄取食物的硬度、一口量、温度、味道、气味的认知,决定进食的速度及食量,同时预测口腔内处理方法,直至入口前的阶段。对于正常人,这个阶段是不会被意识到的,但若存在意识障碍、吞咽失用、其他认知障碍等就会在这一阶段发生问题,进而影响整个摄食—吞咽的发生。

2. 口腔准备期　将食物摄入口腔并咀嚼的阶段。正常的味觉、触觉、温度觉、本体觉以及唇舌等肌肉的协调运动,是非常重要的。口腔准备期可随意控制,在任何时候都可以停止。食物进入口腔后,咽与喉处于静止状态,呼吸道开放且自由呼吸。

基本过程为:①口张开纳入食物,唇闭合保证食物不从口腔溢出;②舌根与软腭相接避免食物进入咽,鼻腔开放,自由呼吸;③唇舌感知食物的味道、温度和质地,舌不断将食物移动到磨牙处,食物被舌、侧方脸颊、上下磨牙固定,下颌在两侧进行前伸和后缩,并伴有升降运动,食物得到充分研磨,然后通过节律性研磨运动食物被压缩和粉碎。与此同时,舌将粉碎的食物进行搅拌,使其与唾液充分混合,形成合适黏度的适合吞咽的食团,为下一步食物运动和吞咽做准备;④口腔内食物保持,食物在舌和硬腭之间保持,由口轮匝肌、舌根、软腭、腭舌肌和腭咽肌共同完成。

3. 口腔期　把咀嚼形成的食团送入咽部的阶段。这阶段为随意运动过程,舌部开始向后推送食团的时刻为口腔期的开始,而食团越过腭舌弓的时刻是咽期的开始。

基本过程:舌尖与硬腭接触并逐渐向后挤压,以缩小口腔空间,提高口腔内压,舌部由前向后呈波浪形上抬,推动食团进入咽腔。此期时间短,一般少于 1~1.5 秒。

4. 咽期　通过吞咽反射将食物从咽送到食道入口处的阶段,食物前端超过口咽部是咽期的开始,进入上食道是咽期的结束。一般在 1 秒钟内完成,在此期间伴有呼吸运动的瞬间停止。在咽部期,食物通过腭舌弓之后,舌根部向上向后推挤食物,软腭上抬与咽接触,鼻腔关闭,会厌反转,盖住呼吸道,杓状软骨内收并向前使得声门关闭,咽部肌肉有顺序的收缩,增加咽部内压,让食物顺利通过咽。环咽肌放松,使得食道入口处打开,让食物顺利进入食道。

5. 食道期 以蠕动运动和重力作用向下把食团由食道向胃部移送的阶段,这阶段为不随意运动过程,一般 8~20 秒。食道以蠕动性运动将食团输送到胃,食道入口处的下咽部的环状咽肌及贲门处的食管胃括约肌可以防止逆流。食团在食道内的转运与重力以及腹腔内压有关,因此,体位变化可以改变食团通过食道的顺畅度。

(二)吞咽障碍的分类

吞咽障碍分成器质性障碍和功能性障碍。

1. 器质性障碍 又称结构性障碍,是指由口腔、舌、咽、喉、食道的器质性病变引起的解剖学异常造成的吞咽问题,常见病因有吞咽通道及邻近器官的炎症、损伤、肿瘤、外伤手术或放射治疗等。

2. 功能性障碍 是指由神经肌肉疾病引起的生理性异常造成的吞咽问题,口咽部功能性吞咽障碍的病因主要是肌炎、脑卒中、帕金森病等引起。食管功能性吞咽障碍的常见病因有食管肌炎、食管肿瘤、贲门失弛缓症等。

三、病因及临床表现

(一)吞咽障碍的常见病因

与吞咽障碍相关的常见疾病 引起吞咽障碍的病因众多,分述如下:

1. 中枢神经系统疾病 脑卒中、颅脑外伤、脑肿瘤、多发性硬化、帕金森病、阿尔茨海默病、中枢神经系统感染等。由中枢神经系统疾病引起的吞咽障碍中,临床上应注意鉴别球麻痹和假性球麻痹。

 知识链接

球 麻 痹

即延髓麻痹。因为延髓又叫延髓球,所以,把延髓麻痹称为球麻痹,又叫真性球麻痹。主要表现饮水进食呛咳,吞咽困难,声音嘶哑或失音等。所以,凡是病变直接损害了延髓或相关的脑神经者,称为真性球麻痹。而病变在桥脑或桥脑以上部位,造成延髓内运动神经核失去上部神经支配而出现的延髓麻痹,称为假性球麻痹。

2. 手术及药物原因 ①可能损伤咽喉部神经丛的手术,如喉部及气管切开手术、甲状腺手术、颈椎融合术等;②可能引起软腭功能损伤的手术,如腭咽成形术;③药物,如中枢系统抑制剂、氨基糖苷类抗生素、抗精神病药物、抗胆碱能药物等;④颈椎等颈部手术后。

3. 口咽部、食道器质性疾病 ①口腔及头颈部肿瘤或赘生物;②唇、腭裂;③由于炎症、纤维化或增生导致食道变窄等;④口咽喉部肿瘤、食道肿瘤放疗或化疗后。

4. 神经 - 肌肉接头和肌肉疾病 重症肌无力、咽喉肌萎缩、多发性肌炎、皮肌炎、强直性肌营养不良等。

5. 周围神经病变 如累及喉神经的感觉神经病变。

6. 精神心理因素 神经性厌食症、抑郁症、癔病等。

7. 社会因素 生活环境、介护环境等。

（二）吞咽障碍的常见临床表现

1. 吞咽障碍常见征兆与表现

（1）不愿在公开场所进餐、进食时有情绪变化；

（2）反复发热、反复肺部感染、不明原因的体重减轻；

（3）患者主诉吞咽不畅、进食后梗阻感；

（4）吞咽后食物残留在口腔内；

（5）言语清晰度下降，吞咽后出现湿音，或者出现不能发声或喘息声；

（6）吞咽时出现呼吸变化；

（7）口、鼻返流，流口水，进食后呕吐；

（8）无法自己进食、进食需要辅助、摄食量减少；

（9）进食时间、次数、种类、姿势的改变：①时间改变：时间延长或进食时突然中断，进食速度加快或减慢；②进食种类改变：偏好某种质地的食物，比如偏好吃某种质地较硬或较软的食物；③进食次数改变：分次吞咽，不能像往常一样一次吞咽动作便能将所有口腔内食物安全咽下，需要二次或是二次以上的动作才能完成；④吞咽时姿势改变：需要通过改变姿势才能顺利完成吞咽动作，如仰头吞咽、侧头吞咽、点头吞咽等；

（10）一口量减少：正常人一口量为 20ml；

（11）进食 / 饮水前、中、后呛咳；

（12）隐性误吸。

2. 吞咽障碍各期常见临床表现　具体见表 8-1。

表 8-1　吞咽障碍各期临床表现

分期	症状
认知期	①无法辨识食物；②不能意识到自己即将进食，进食时摆弄食物；③看到食物无任何反应；④进食动作异常；⑤进食时头颈部做某种刻板动作；⑥难以将食物放入口中。
口腔准备期与口腔期吞咽障碍	①口水过多或不足；②下颌位置异常及运动障碍；③下颌松弛或过度闭合，向左、右、上、下运动障碍；④舌头运动障碍：肌力、肌张力、协调障碍，无法控制食团；⑤唇运动障碍：不能完成唇闭合、鼓腮等动作；⑥咀嚼肌无力；⑦软腭运动障碍；⑧口腔感觉功能异常；⑨无牙或假牙松弛；⑩吞咽后食物残留口腔内；食物从鼻腔返流。
咽期吞咽障碍	①吞咽启动延迟；②吞咽幅度减弱，喉部上抬无力或几乎无；③咽反射无或减弱；④呼吸异常，无法屏气呼吸；⑤说话无力音或气息音；⑥主动咳嗽无力；⑦进食梗阻感，即食物残留在会厌谷或梨状窝；⑧痰液等分泌物增多；⑨声音嘶哑、吞咽后出现湿音；⑩吞咽后立即返流；⑪频繁"清嗓子"。
食道期吞咽障碍	①进食后胸痛、胸部烧灼感；②进食后胸骨后有堵塞感；③进少量食物便有饱胀感；④呕吐、反酸；⑤平卧后食物返流至口腔；⑥食道动力障碍。

第二节　吞咽障碍的评定

根据吞咽障碍检查和评估的先后顺序可分为筛查、临床功能评估和辅助性检查。临床中常将筛查与临床功能评估混淆或相互取代，筛查在于发现吞咽障碍的高风险人群，筛查时间通常为 3~15 分钟。评估人员可通过相关量表完成，全过程对患者无侵入、无伤害、低风险。

临床功能评估的目的在于明晰吞咽障碍的症状、体征以及严重程度,试图找出原因,为诊断、治疗做准备。辅助性检查则需要通过相关仪器设备得到量化的吞咽功能相关指标,探索其生理性原因,需要临床医生、治疗师、放射科及耳鼻喉科等专科工作人员合作完成。

一、吞咽障碍的筛查

(一)目的

筛查在于发现吞咽障碍的高风险人群,筛查的目的是回答"是否有吞咽障碍",而"导致吞咽障碍的原因是什么"则需要进一步的临床功能评估和辅助性检查。

(二)内容

筛查的具体内容包括查阅患者病历资料(包括患者的基础疾病、与吞咽障碍相关的疾病及用药情况等)、问诊患者及照护人员吞咽相关情况、评估患者意识与认知状况、观察经口进食患者的进食情况、非经口进食患者的空吞咽情况等等。如筛查结果显示高度怀疑有吞咽障碍,则需要进一步完善临床功能评估及辅助性检查。筛查内容应符合快速、经济、方便、低风险、无侵入的原则。

(三)筛选方法

目前没有统一的方法。各个机构有制作各种问诊表及筛查表,内容及形式多样,但其中的核心内容大同小异。筛查方法包括量表法和检查法,量表法主要筛查患者是否有吞咽障碍的常见表现,了解出现症状的频率。

1. 进食评估问卷调查工具 -10(eating assessment tool-10,EAT-10) 此量表是《中国吞咽障碍康复评估与治疗专家共识(2013 版)》推荐通用的筛查量表(表 8-2),此量表是一个问卷式自测量表,包括 10 项吞咽障碍相关问题,每项分为 5 个等级,0 分为无吞咽障碍,1 分为轻度障碍,2 分中度障碍,3 分为重度障碍,4 分为严重障碍,总分在 3 分以上考虑为吞咽功能异常。EAT-10 有助于识别误吸的征兆、隐性误吸以及异常吞咽,与饮水试验合用,可提高筛查试验的敏感性和特异性。

表 8-2 EAT—10 吞咽筛查量表

问题	得分				
	0	1	2	3	4
1. 我的吞咽问题已经使我体重减轻					
2. 我的吞咽问题影响到我在外就餐					
3. 吞咽液体费力					
4. 吞咽固体食物费力					
5. 吞咽药片(丸)费力					
6. 吞咽时有疼痛					
7. 我的吞咽问题影响我享用食物时的快感					
8. 我吞咽时有食物卡在喉咙里的感觉					
9. 我吃东西时会咳嗽					
10. 我吞咽时感到紧张					

2. 反复唾液吞咽试验　是由日本才藤荣一在1996年提出,是一种评价患者随意性吞咽反射的方法。检查者将食指放在喉结与舌骨之间,嘱患者努力干吞口水,记录患者30秒内喉结随吞咽运动出现向上抬、越过食指后再下降复位的次数。对于口腔干燥的患者,检查者可用蘸有水的小棉签湿润舌面后嘱其吞咽。记录患者30秒内吞咽次数及喉上抬幅度,高龄患者30秒内完成3次即可。对于有意识障碍或者认知障碍不能执行指令的患者,可以用蘸有冰水的棉签在口腔或者咽部进行冰刺激,观察患者吞咽情况以及吞咽启动时间。

3. 洼田饮水试验　是由日本洼田俊夫在1982年提出。

（1）评估对象:Glasgow昏迷量表（见附录四）评分小于13分或在他人帮助下仍不能保持坐位的患者不适用于饮水试验。

（2）评估方法:首先让患者用茶匙喝水,一般从1ml开始,逐步增加到5~10ml,如发生明显呛咳,可判断饮水试验异常。如无问题,则可嘱患者取坐位,让患者像平常一样饮30ml温水,观察并记录饮水过程中的各种表现,并对其进行评定。"饮水试验"是大家熟知、常用的一种吞咽功能评定方法,但是"饮水试验"也存在明显的局限性,如果临床应用不规范,其产生的评定结果将会受到质疑。应注意"饮水试验"没有分级、分期或计分等,只是用了简洁的外观、概况、特征或趋势描述,并未涉及量化概念。

（3）评估标准:见表8-3。

表8-3　饮水试验情况及评定标准

饮水试验5种情况	评定标准
①1次喝完,无呛咳(a. 5秒以内;b. 5秒以上)	①a为正常;①b及②为可疑;
②分2次以上喝完,无呛咳	③④⑤则均为异常,即饮水试验阳性。
③能1次喝完,但有呛咳	
④分2次以上喝完,且有呛咳	
⑤常常呛咳,难以全部喝完	

4. 简易吞咽诱发试验

（1）评估对象:此方法适应范围很广,可以在床边简易进行吞咽测试,可判断隐性误吸,误吸的发现比饮水测试要高。由于该试验无需患者任何主动配合和主观努力,因此对有意识障碍的患者也可以实行,尤其适用于卧床不起的患者。

（2）评估方法:将0.4ml温水滴注到患者咽部的上部,观察患者的吞咽反射和从注射后到发生反射的时间差。

（3）评估标准:如果在滴注温水后3秒钟内能够诱发吞咽反射,则判定为吞咽正常。吞咽反射在3秒以上出现或不出现则为吞咽功能异常。可将水加至2ml,再次进行试验,若3秒以内出现吞咽反射为轻度吞咽障碍,3秒以上出现或不出现吞咽反射为吞咽功能异常,存在隐性误吸可能。

5. 染料试验　专用于气管切开者,让患者服下用蓝色染料(一种无毒的蓝色食物色素)混合调配的水或食物,如蓝染水或食物从气管口咳出来,或是用吸痰器吸出,说明水或食物已进入气道。

6. 颈部听诊法　是指把听诊器放置在喉的外侧缘,听取呼吸、吞咽和讲话时气流的声音,对比吞咽前后呼吸音变化来判断咽部是否渗透和误吸的一种评价方法,一般人在呼气相开始吞咽反射,反射结束从呼气相开始再次呼吸。如果从吸气相开始出现吞咽反射或者吞咽后吸气相开始再次呼吸的现象,提示怀疑存在吞咽障碍。注意颈部听诊法不能判断隐性误吸。

二、吞咽障碍的临床功能评估

吞咽功能评估是临床进一步决策的基础,是评估患者吞咽障碍的核心部分。床旁 / 临床检查包括基础评估、吞咽功能评估、吞咽过程评估,也可按是否需要进食分为非进食评估及进食评估,通过查阅病历资料、全身状态评估、意识及高级脑功能评估、口腔功能及吞咽功能评估、吞咽过程评估等,评估需从事吞咽障碍治疗工作的专业人员完成。

（一）基础评估

1. 基础疾病　了解临床诊断、影像学检查结果、既往史等,把握不同基础疾病如脑损伤、肿瘤、重症肌无力等的发生发展,有利于采取不同康复手段。

2. 主诉　询问患者及家属出现吞咽障碍的症状、继发症状、出现时间、持续时间、频率、加重及缓解因素等。

3. 意识水平　用 Glasgow 昏迷量表等来评价意识状态,确认患者的意识水平是否可进行清醒进食,是否随着时间发生变化。

4. 营养水平　不管何种类型吞咽障碍患者,在开展评估及训练之前首要任务就是进行营养评估,找到正确的营养摄入方式保证患者足够的营养物质及水的摄入。营养科医生、言语治疗师及相关科室医生通过 team work 的工作形式讨论决定患者进食方式。营养评估主要包括 4 个方面:膳食调查,人体测量,实验室检查和临床体格检查。

（1）膳食调查:主要包括每日摄入食物的种类、数量,摄入营养素的数量、比例是否合理,能量是否足够,了解烹调方法对营养素的影响,膳食制度和餐次分配是否合理,过去的饮食情况和习惯如何等。

（2）人体测量:人体测量中最常见的指标是体重变化(表 8-4),其次是皮褶厚度和围度的测定。体重变化(%)= [通常体重(kg)- 实测体重(kg)] ÷ 通常体重(kg) × 100%。

表 8-4　体重变化的评定标准

时间	中度体重丧失	重度体重丧失
1 周	1%~2%	>2%
1 个月	5%	>5%
3 个月	7.5%	>7.5%
6 个月	10%	>10%

（3）实验室检查:如血浆蛋白(包括血清白蛋白、转铁蛋白、甲状腺结合前白蛋白和视黄醇结合蛋白),氮平衡与净氮利用率,肌酐身高指数(CHI)等对早发现营养素缺陷类型和程度有重要意义。

（4）体格检查:WHO 专家委员会建议特别注意下列 13 个方面,即头发、面色、眼、唇、舌、齿、龈、面（浮肿）、皮肤、指甲、心血管系统、消化系统和神经系统等。

（5）营养筛查：明确一个个体是否存在营养不良或营养不良的风险，以确定是否需要一个详细营养评估。常用的营养筛查工具包括营养风险筛查工具（nutritional risk screening tool 2002，NRS-2002）、主观全面评定法（subjective global assessment，SGA）、营养不良通用筛查工具（malnutrition universal screening tool，MUST）、微型营养评定法（mini nutritional assessment，MNA）。

5. 脱水状况评估 脱水症状包括口干、舌干、眼球凹陷、皮肤弹性差，意识混浊，四肢乏力，腋窝干燥，收缩期血压低下，肌痉挛抽搐，腱反射减弱或消失，尿少等症状。严重者意识模糊。

6. 服药史 镇静剂可影响精神状态，利尿剂会使患者感觉口干，肌松剂使肌力减退，这些药物会导致吞咽障碍。

7. 临床观察

（1）管道：包括鼻饲管、呼吸机、气管套管等管道情况，如气管切开/插管患者应注意气管切开/插管的种类和尺寸、充气状态、套管留置时间、痰液分泌及处理情况。若留置时间超过半年，气管会出现结痂组织影响喉部上抬幅度，同时会造成气流量减少，降低对声门下感受器的刺激，影响声带闭合度。

（2）口腔卫生：检查口腔内是否有痰液黏附、食物残留，是否有溃疡、结痂、炎症、出血，牙齿是否缺如，是否有牙垢、牙石、装假牙，假牙佩戴情况及更换时间。

（3）分泌物情况：包括口腔及鼻腔分泌物，评估其颜色、性质及量。

（二）吞咽功能评估

1. 与吞咽有关的口颜面功能评估 除仔细观察唇结构，唇黏膜、两颊黏膜有无破损，硬腭的高度和宽度，软腭和悬雍垂的体积，舌的外形等之外，还应评估唇、舌、下颌、颊部、软腭等与吞咽有关的肌肉运动、力量及感觉功能，由于部分吞咽器官也是构音器官，因此可参照Frenchary构音障碍评定法、中国康复研究中心研发的构音器官评定法。具体见第五章构音障碍相应章节。

2. 吞咽相关反射功能 包括吞咽反射、咽反射、咳嗽反射等，可参照Frenchary构音障碍评定法、中国康复研究中心研发的构音器官评定法。具体见第五章构音障碍相应章节。

3. 喉功能评估 包括音质或音量的变化、发音控制或范围、主动的咳嗽或喉部的清理、吞唾液时喉部的处理、喉上抬能力等5个方面。可参照Frenchary构音障碍评定法、中国康复研究中心研发的构音器官评定法。具体见第五章构音障碍相应章节。

（三）吞咽过程（进食）评估

在患者进食时，直接通过观察和测量评估患者吞咽功能。主要从以下列几个方面进行评估（表8-5）。

表8-5 进食过程中评估内容

方面	内容
（1）进食姿势	正常的姿势是进食的前提条件，观察患者采用何种姿势，是否能保持坐位，姿势的调整是否对进食产生影响
（2）对食物的认知	也称先行期的评估，主要观察患者是否有意识地进食

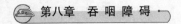

续表

方面	内容
(3) 摄食情况	观察患者用上肢将食物送入口中的过程及放入口中的位置,是否需要辅助进食,使用何种餐具
(4) 一口量及总量	评估患者一次安全进食和吞咽的食物量,一般从 2~4ml 开始开始时使用糊状食物,逐步使用半流质、流质,然后过渡到半固体、固体
(5) 食物性状	食物黏稠度、松散性等在一定程度上决定了吞咽的难易程度,什么样的食物适合吞咽障碍患者,在何种食物时出现呛咳
(6) 吞咽、进食时间	包括一次吞咽的时间和一餐的进食时间
(7) 口腔运动	重点为食团控制及咀嚼活动,咀嚼运动速度如何,是否有无圆周运动或只用一侧咀嚼,观察是否有食物漏出等
(8) 唾液和痰液的情况	观察唾液分泌量是否正常,是否与食物充分搅拌形成食团,痰液是否增多,咳出的痰液是否有食物,能否及时清理口腔及咽的唾液和痰液
(9) 协调吞咽和呼吸的情况	正常吞咽时喉入口关闭 0.3~0.5 秒,需瞬间暂停呼吸,让食物通过咽腔,咀嚼时用鼻呼吸。观察患者是否在进食过程中呼吸急促,咀嚼时用口呼吸或吞咽时有瞬间呼吸
(10) 喉部运动情况	观察及用手指触诊喉部运动,以粗略估计吞咽启动时间、喉部及舌骨上抬幅度、速度
(11) 呛咳、返流、口腔残留情况	观察呛咳出现时间:进食/饮水前、中、后呛咳。是否出现清嗓子表现,有无口、鼻返流,流口水,进食后呕吐,胸骨后堵塞感。吞咽后检查口腔内残留情况

(四)摄食·吞咽功能的等级评价
详见表 8-6。

表 8-6 摄食—吞咽障碍的等级评定

(腾岛一郎,1993)

四级评定标准	十级评定标准及相应治疗方案
Ⅰ．重度 无法经口腔摄食,完全需辅助进食	1. 吞咽困难或不能,不适合吞咽训练 2. 误咽严重,吞咽困难或不能,基础性吞咽训练 3. 误咽减少,可进行摄食计划
Ⅱ．中度 经口腔和辅助营养	4. 少量摄食 5. 一部分(1~2 餐)营养摄取可经口腔进行 6. 三餐经口腔摄取营养
Ⅲ．轻度 完全口腔进食	7. 三餐均可经口腔摄取吞咽食品 8. 除特别难吞咽的食物外,三餐均可经口腔摄取 9. 可以摄取吞咽普通食物,但需要临床观察和指导
Ⅳ．正常 完全由口腔进食	10. 摄食—吞咽能力正常

注:进食需要帮助时加上 A 字(如:7A)

三、辅助性检查

辅助性检查能更直观、准确地评估口腔期、咽期和食管期的吞咽情况,对于诊断、干预手段的选择意义重大。同时,可用来评估治疗和代偿策略对吞咽功能的改善作用。视频透视吞咽检查(videofluoroscopic swallowing study,VFSS)和纤维内镜吞咽功能检查(fiberoptic endoscopic evaluation of swallowing,FESS)是临床上成熟的两种检查方法。

(一)视频透视吞咽检查

视频透视吞咽检查是目前诊断吞咽障碍首选方法,被认为是吞咽障碍检查和诊断的"金标准"。此项检查一般由放射科医师和言语治疗师共同合作完成,因此言语治疗师需要掌握视频透视吞咽检查的操作。

1. 检查目的

(1)协助诊断:此方法可对整个吞咽过程进行详细的评估和分析,通过观察侧位及正位成像对吞咽的不同阶段(口腔准备期、口腔期、咽期、食管期)评估,也能对舌、软腭、咽部和喉部的解剖结构和食团运送过程进行观察,发现吞咽障碍的结构性或功能性异常的病因及其部位、程度和代偿状况、有无误吸或误咽等。

(2)协助治疗:检查过程中,通过对食物不同种类、患者不同姿势下进食观察何种姿势、何种食物适合患者,确保安全的吞咽方法,减少误咽及咽部残留,为选择有效治疗措施和观察治疗效果提供客观依据。

2. 检查设备及物品

(1)检查设备:X射线透视装置、影像记录装置、话筒、检查用椅子、吸引器、压舌板、一次性橡胶检查手套、杯、吸管/勺子/注射器、其他如血氧饱和度监测仪、血压计、听诊器急救物品等。

(2)所需材料:①造影剂。一般为20%或76%泛影葡胺溶液或钡剂,现常用硫酸钡剂。造影检查时,将硫酸钡剂与食物混合,用增稠剂调制成不同性状的造影食物备用;②食物。分为液体(硫酸钡稀释液)、啫喱状(含钡剂的果冻/布丁)、固体以及其他种类。根据患者的吞咽水平、喜欢的口味、温度选择食物及食物量。(图8-2a,8-2b)

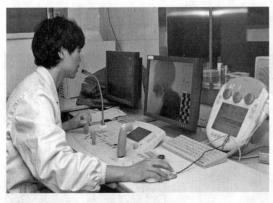
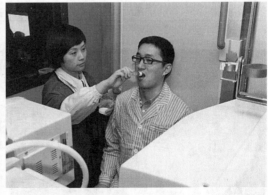

a   b

图8-2 VFSS检查

3. 操作方法与步骤

（1）检查前步骤：①清洁口腔、排痰、适当的口腔内按摩、尽量在 VF 检查前拔去或者是换用较细的胃管以方便检查（鼻饲管会影响食物运送速度）；②调制好造影食物备用；③患者横向坐在平台上，通过升高或者降低高度选择合适的位置。患者的胳膊自然下垂，勿放在椅子两侧扶手上，长期卧床患者采用 30° 仰卧位，颈部前屈，确定安全逐渐抬高角度；④让患者发声，观察唇、舌、软腭等变化，然后让患者空吞咽，观察其吞咽反射。

（2）检查时步骤：①进食显影食物：以液体为例，每口量一般从 1ml 开始，酌情加量至 3ml、5ml、10ml 等，最后可让患者自己拿水杯饮用液体。啫喱状（例如含钡剂的果冻，含钡剂的布丁）、固体以及其他种类亦从少到多；②观察并录像：一般选择正位和侧位观察，评价项目见表 8-7。主要仔细观察有无滞留、残留、反流、溢出、渗漏、误吸等（图 8-3A，8-3B，8-3C）。

4. 注意事项

（1）检查之前签署知情同意书，应先向患者及其家属说明检查的目的、方法和可能带来的风险。

（2）如果有咽部残留，可考虑以下方法：①让患者有意识地进行吞咽；②反复空吞咽；③吞咽不同形态的食物；④旋转颈部吞咽；⑤颈部前倾吞咽；⑥咳出，吸引等。

表 8-7　VFSS 正位与侧位评价项目

分期	侧位评价项目	正位评价项目
口腔准备期	食物的摄取情况（观察是否能闭唇、食物漏出）、咀嚼情况、口腔内保持、食块形成（舌的运动在口腔内形成食块的能力）、口腔残留	
口腔期	舌的推进能力（评价把食块送到咽头的能力）、引起吞咽反射所用的时间	食块通过的路径（观察食块通过梨状隐窝时的状态）
咽期	是否逆流到口腔、鼻腔（评价是否有吞咽时咽喉内压力上升导致食块逆流向口腔、鼻腔）、是否喉头侵入（食物可进入喉头但不能超越声门的情况视为喉头侵入）、误咽、反射性的呛咳、会厌谷残留、梨状隐窝残留	观察会厌谷残留左右差别、梨状隐窝残留
食管期	食物能否通过食道入口部	食道残留、食道内逆流、胃食管逆流

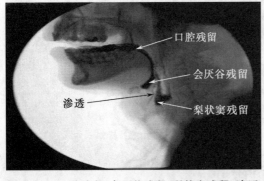

图 8-3A　口腔残留、会厌谷残留、梨状窦残留、渗透

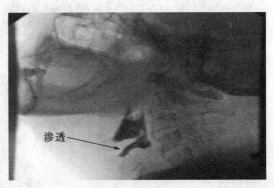

图 8-3B　渗透

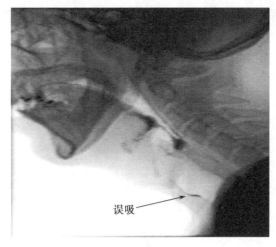

图 8-3C　误吸

（3）小儿进行检查时，要结合患儿的年龄、病情、体格等设定检查条件。应使用肺毒性较小的造影剂。为了避免小儿精神上的紧张可由妈妈陪同。

（4）检查过程出现以下情况终止检查：①误吸量较大；②不能顺利咳痰；③生命体征或者呼吸状态异常；④检查者判断需要终止检查。

（二）纤维内镜吞咽功能检查

纤维内镜吞咽功能检查是吞咽功能检查的另一种常用方法，是对咽、喉部检查最直观、最简单易行的方法之一，也是检查吞咽时气道保护性吞咽反射和食团运输功能的一种重要方法。FESS 就是使用纤维镜经过鼻腔、咽腔、喉腔，在直视下观察平静呼吸、用力呼吸、咳嗽、说话和吞咽过程中鼻、咽部、喉部、梨状隐窝、会厌、杓状软骨和声带等功能状况，了解进食时食物集聚的位置及量，评估吞咽能力及判断是否存在误吸，其附带的视频系统可将内窥镜所见内容录制，供反复观看和分析（图 8-4）。FESS 适用的范围较广，可应用于清醒并能配合检查的吞咽障碍患者，尤其是当病情严重无法将患者转运至放射科进行检查时，FESS 是更实用的检查方法。

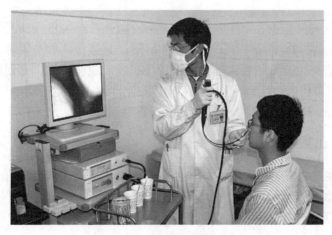

图 8-4　纤维内镜吞咽功能检查

FESS 与 VFSS 二者各具特色,临床上要根据患者情况选择适当的检查方法。两者的比较见表 8-8。

表 8-8　视频透视吞咽检查与纤维内镜吞咽功能检查的比较

	视频透视吞咽检查	纤维内镜吞咽功能检查
辐射	有	无
使用方法	复杂	简单
检查所需时间	长	短
检查设备可携带性	不可	可
实际的摄食评价	不可	可
口腔期的评价	可	不可
咽期的评价	可	可
食道期的评价	可	不可
不足之处	不能发现咽喉处的唾液残留,不能定量分析咽肌收缩力和食团内压,不能反映咽的感觉功能	吞咽时会厌翻转造成过度曝光的"白屏现象"

(三) 其他检查

1. 吞咽测压和高分辨率咽腔测压　咽腔测压可测定咽腔内的压力,量化吞咽功能,高分辨率咽腔测压可测定静息及吞咽时从口至食管的任何一点的压力及其变化,能显示食管上括约肌部分咽部的压力,反映出咽部肌肉与食管上括约肌的功能与协调性,同时还可反映出食管阶段性的功能异常。不足之处是不能直观的观察解剖结构以及食物通过状况,如能与吞咽造影相结合同步进行,则既可量化吞咽动力学变化,又可观察吞咽各期的生理功能变化。

2. 超声检查　可动态观察吞咽器官的活动,为无创性检查,能在床边进行。但分辨率较差。

3. 放射性核素扫描检查　可定量分析吞咽的有效性和误吸量,能较好地观察吞咽器官的解剖结构。但对动态的食团和器官的运动解析不佳,且接触放射线辐射,费用较昂贵。

4. 肌电图检查　主要用于吞咽活动肌群单块肌肉的功能检查。无创性检查,能在床边进行。能了解吞咽障碍的电生理机制,但对特定肌肉定位困难,对运动单位动作电位难于进行准确的定量分析。还可利用肌电反馈技术进行吞咽训练。

四、吞咽失用

吞咽失用的主要表现为患者唇舌各种运动功能都正常,在无进食和吞咽的语言提示可正常使用工具进食,吞咽无障碍,但若要求患者按照语言指示进食吞咽时,患者会自行拿勺子舀食物张口送入口中,但不会闭唇、咀嚼、搅拌运送食物,无法启动吞咽,完成整个进食过程。

第三节 吞咽障碍的治疗

 案例导入

案例:患者,男性,72岁,枕大池脑膜瘤术后吞咽困难,食物不能下咽,咳痰频繁,平均每隔3分钟咳痰一次,痰液为无色稀薄样液体,偶有浓痰。临床诊断为枕大池脑膜瘤术后,梗阻性脑积水。

吞咽障碍评价:患者仰卧位,经鼻饲管进食;能和人正常对话交流,言语清晰度欠佳;张口约3cm,下颌圆周运动正常,咧嘴、撅嘴、咂唇、鼓腮均可。舌向上运动及唇,向左右运动均及唇,舌前伸过唇0.5cm。MPT13~15秒,最长呼吸时间13秒。咽反射:左侧(-),右侧减弱,软腭上抬幅度可,主动咳嗽力量可。试饮1ml水,不能咽下,伴痰液咳出,无喉上抬动作,患者拒绝行VFSS检查。

吞咽功能评估:饮水试验:不能完成。反复唾液试验0次/30秒。摄食—吞咽障碍的等级评定为重度(2级)。

讨论:a.请根据病案分析该患者为哪期吞咽障碍。b.请根据病案设计治疗计划。

吞咽障碍的治疗可分为不使用食物,针对功能障碍的间接训练(即基础训练)和使用食物同时采用体位、食物形态等补偿手段的直接训练(摄食训练)。间接(基础)训练与直接(摄食)训练的关系见下图(图8-5)。

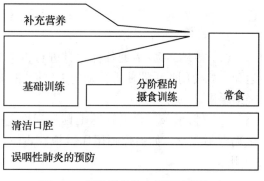

图8-5 间接训练与直接训练的关系

一、间接训练法

间接训练的尽早开展对废用性功能低下等并发症的预防很有效。间接训练的目的是以预防废用性功能低下,改善吞咽相关器官的运动及协调功能,为经口腔摄取食物做必要的功能性准备。由于间接训练在训练过程中不使用食物,大大降低误咽、窒息等危险的发生率,故所适应对象不仅包括轻度患者,严重的吞咽障碍患者也可采用。

(一)呼吸训练

正常进食在吞咽时,呼吸停止,而吞咽障碍患者有时会在吞咽时吸气,容易引起误吸。严重误吸可以导致肺炎。因此,对于吞咽障碍患者的呼吸训练非常必要。

1. 呼吸训练的目的 ①提高呼吸控制能力;②学会随意咳嗽,及时排出误吸气道的食物;③强化声门闭锁。

2. 缩口呼吸 即用鼻吸气,缩拢唇呼气,且需注意呼气控制,一般来说呼气越长越好。此方法可调节呼吸节奏、延长呼气时间,使呼气平稳。

3. 腹式呼吸 患者仰卧位,双膝屈曲,治疗师将手放在患者的上腹部,让患者用鼻吸气,以口呼气,患者吸气时不给予压力,吸气结束呼气开始时放于上腹部的手稍加压于上方膈部的方向。单独练习时,可在患者上腹部放1kg左右的沙袋,体会吸气时腹部膨胀,呼气时腹部凹陷的感觉。卧位腹式呼吸熟练掌握后,可转为坐位练习,最后将腹式呼气转换为咳嗽动作。强化咳嗽力量的练习,有利于去除残留在咽部的食物。

（二）头颈部及上肢的训练

在吞咽障碍患者中，摄食这一过程的完成需要全身各部位的协调配合，尤其对头颈部和上肢的配合要求较高，包括头颈部及上肢关节活动范围、肌力、肌张力的训练。上肢功能训练是完成吞咽认知期的必要步骤，也是是否可以独立进食的关键，进食前的上肢功能需要上肢具备一定的肌力、协调功能和精细活动。物理治疗师可行头颈及四肢肌力训练、坐位保持训练等；作业治疗师可行改善腕手功能、进食姿势训练、辅助具制作、ADL训练等。

（三）有效咳嗽训练

咳嗽，是清除气道内分泌物的有效技术。没有控制的咳嗽常会导致疲倦、胸痛、呼吸困难以及支气管痉挛加重，因此要进行有效咳嗽训练。

有效咳嗽训练步骤：①患者取坐位或立位，上身略前倾。②缓慢深吸气后，屏气几秒钟，然后张口咳嗽2~3声，咳嗽时收缩腹肌，或用手按压上腹部，帮助咳嗽。③再缓慢深吸气，重复以上动作。连续2~3次后，休息几分钟后再重新开始。

（四）口腔运动训练

主要针对口腔期吞咽障碍患者的吞咽肌运动、反射异常设计的一系列训练技术，旨在帮助改善口腔器官唇、舌、下颌等运动功能。此训练把口腔类比肢体，遵循运动机能发育原理，逐渐建立正常的口部运动模式，采用多种唇舌等活动，改善运动力量、运动协调性。

1. 舌运动训练

（1）被动运动：借助各种工具进行舌各个方向的被动运动（图8-6），主要针对舌无自主运动。如使用吸舌器使舌被动向上、前、左、右运动，用纱布包裹舌头向外拉等。舌肌牵拉宜轻柔缓慢，以免拉伤。

（2）辅助运动：借助各种工具及食物进行舌辅助运动（图8-7），主要针对舌有部分自主运动但不完全。如治疗师用压舌板在舌一侧在舌自主运动的同时帮助舌从一侧运动到另一侧。

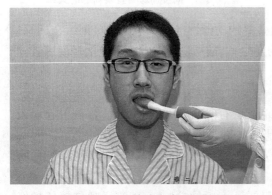

图8-6 舌头被动运动-向左

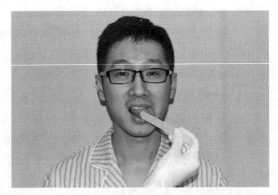

图8-7 舌头辅助运动-向左

（3）主动运动：①舌头自主向前、左、右、上、下的单个运动，每个动作尽量持续5~10秒；②单个运动达到一定幅度过渡到协调训练，即舌头向前、左、右、上、下的轮替运动；③在唇上下左右涂抹花生酱、糖、果酱或放置压舌板等（图8-8），诱导舌上下左右运动；④还可结合发音进行舌的运动训练，选择舌位不同的音，如：la、da、ga、ka等，反复发单个的音再逐渐过渡到几个音的轮替组合。

（4）抗阻运动：主要为伸舌抗阻训练和舌两侧抗阻训练。①伸舌抗阻（图8-9）：伸出舌头与压舌板抗阻，维持5~10秒，重复做3~5次；②两侧抗阻训练：把舌尖伸向左/右唇角，与压舌板抗阻，维持5~10秒，重复做3~5次。

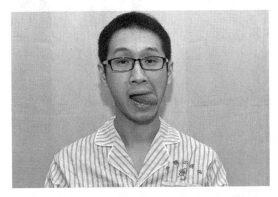

图 8-8　舌头主动运动 - 向左

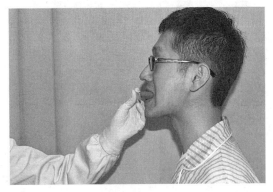

图 8-9　舌头抗阻运动 - 向前

2. 唇运动训练

（1）被动运动：治疗师借助各种工具或用手指对患者进行唇被动运动（图8-10）。

（2）辅助运动：治疗师借助各种工具或用手指对患者进行唇辅助运动（图8-11）。

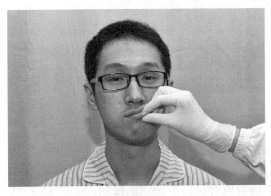

图 8-10　唇部被动牵拉 - 向上

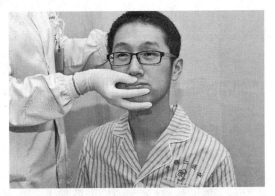

图 8-11　唇辅助运动 - 辅助闭唇

（3）主动运动：可分为借助工具与不借助工具两类。不借助工具的主动运动：①患者圆唇、展唇、闭唇、咂唇单个运动，每个动作尽量持续5~10秒；②单个运动达到一定幅度过渡到协调训练，即圆唇、展唇的轮替运动；③练习闭唇音如"宝贝""爸爸"。借助工具的主动运动：①吹吸运动：患者缩唇（圆唇）吹口哨；吹笛子、吹气球；双唇含着吸管进行吸豆子游戏；②紧吸食指运动：给患者戴上指套，患者将手指含在嘴中，抵抗手指拉出（图8-12A，图8-12B）；

（4）抗阻运动：①抵抗棉棒运动：治疗师将棉棒放在患者双唇之中，叮嘱其紧闭双唇，尽量不让治疗师把棉棒抽出；②抵抗毛巾运动：患者双唇含住毛巾或纱布条，抵抗毛巾或纱布条拉出（图8-13）；③纽扣运动：治疗师将已系好牙线的扣放于患者双唇中间含紧，然后拉着牙线往外拉，抗阻力数秒钟，再松开；也可左右拉以训练嘴角肌肉力量；④夹压舌板运动：双唇含住压舌板，在压舌板两边各放一枚至数枚硬币，每次紧含压舌板数秒后移开压舌板。

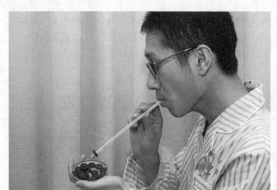
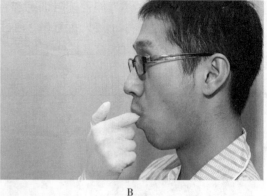

图 8-12 唇主动运动
A. 吹吸运动 B. 紧吸食指运动

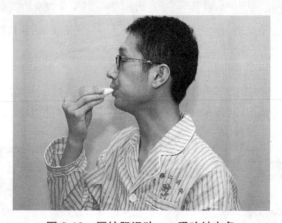

图 8-13 唇抗阻运动——吸吮纱布条

3. 下颌的运动训练

（1）被动运动：治疗师借助各种工具或用手指对患者进行下颌被动运动（图 8-14），包括下颌开合、向左向右、前伸后缩运动。

（2）辅助运动：治疗师借助各种工具或用手指对患者进行下颌辅助运动（图 8-15），包括下颌开合、向左向右、前伸后缩运动。

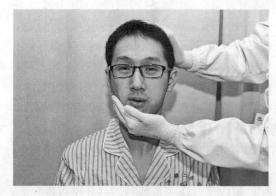
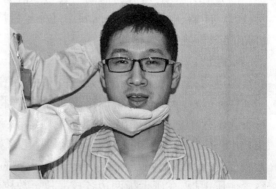

图 8-14 下颌被动运动（向左）　　**图 8-15 下颌辅助运动**（向上）

（3）主动运动：包括下颌开合、向左向右、前伸后缩主动运动（图8-16）。也可结合发音，如动作夸张地说"呀"等。

（4）抗阻运动：包括下颌开合、向左向右、前伸后缩抗阻运动（图8-17）。如让患者以臼齿咬紧压舌板以对抗治疗师向外拉的力。

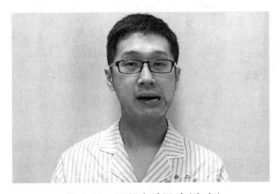

图 8-16 下颌主动运动（向左）

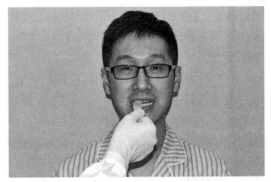

图 8-17 下颌抗阻运动

（5）当咬肌肌力降低时，可对咬肌进行振动刺激和轻拍。

（6）当下颌控制不稳时，可通过咬住不同物体的方法来调节下颌的开口度，从而促进下颌的分级控制增强下颌的外部稳定，这样能使下颌稳定在低位、高位、大半开位、小半开位等位置，患者能对下颌进行自我控制（图8-18A，图8-18B，图8-18C）

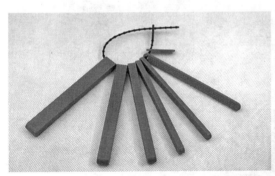

A

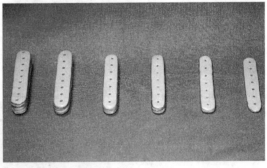

B

C

图 8-18 下颌分级训练

A. 下颌分级训练器；B. 自制下颌分级训练器；C. 自制下颌分级训练器进行训练

4. 软腭运动训练

（1）发音法：患者吸气后发短音 /ɑ/，反复数次；发长音 /ɑ/，持续数秒。

（2）推撑法：患者双手放在桌面上向下推或对墙推或两手掌对推的同时发 /ɑ/ 音（图 8-19），这种方法可以与打哈欠和叹息相结合。发舌根音如：/kɑ/、/gɑ/ 等也用来加强软腭肌力。

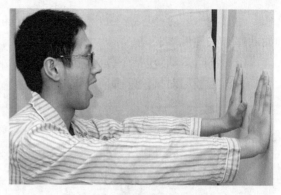

图 8-19　推撑法（对墙）

（3）引导气流法：①通过各种活动引导气流通过口腔，减少鼻漏气，如：吹吸管、吹乒乓球、吹喇叭、吹哨子、吹奏乐器、吹蜡烛、吹羽毛、吹纸张、吹风车、吹肥皂泡（图 8-20A，8-20B，8-20C）；②也可用一张中心有洞或画有靶心的纸，用手拿着接近患者的嘴唇，让患者通过发"屋"声去吹洞或靶心，当患者持续发音时，把纸慢慢向远处移，一方面可以引导气流，另一方面可以训练患者延长吹气。

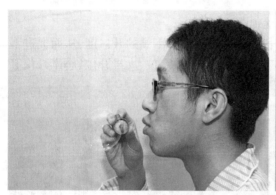
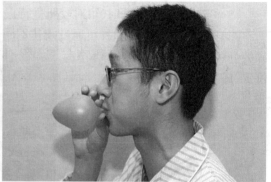

A　　　　　　　　　　　　　　　　　B

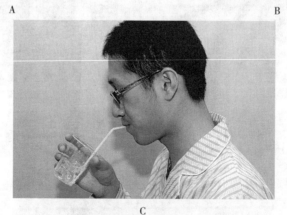

C

图 8-20　引导气流法
A. 吹肥皂泡；B. 吹气球；C. 吹吸管

（五）口腔感觉促进训练

主要针对口腔期吞咽障碍患者的口腔浅深感觉异常设计的一系列训练技术，旨在帮助改善口腔器官的感觉。此训练把口腔类比肢体，利用触觉和本体感觉刺激技术，促进口腔器官的感知正常化,改善感觉障碍。

1. 触觉刺激　进食时用汤匙将食物送入口中,放在舌后部的同时增加汤匙下压舌部的力量。

2. 味觉刺激　给患者酸的或有较强烈味道的食物,给舌以味觉刺激。

3. 嗅觉刺激　经鼻吸入有气味的气体。

4. 冰刺激　冰刺激能有效强化吞咽反射,提高对食物知觉的敏感度,减少口腔过多的唾液分泌。冰刺激快速、短时为兴奋,反之为抑制,冰刺激宜在进食前进行。冰刺激前,治疗师应认真检查患者的口腔,冰刺激时治疗师应动作轻柔,避免暴力操作导致患者门齿受损或口腔黏膜的损伤。冰刺激的方式多样,下面介绍其中一种方法:

(1)用具:将一根筷子的一头用纱布缠绕成直径约1cm的棉棒,用开水浸泡湿润后冷冻成冰棍即可,每次冰刺激准备10个左右冰棉棒备用。

(2)方法:为避免划伤口腔黏膜或冻伤,先将冻成冰棉棒蘸少许凉开水,使表面的冰凌化解,接着将冰棉棒反复刺激软腭、腭弓、咽后壁及舌后部,然后令患者做一次空咽动作,再刺激再吞咽,反复进行,每次10分钟左右,也可根据患者的配合程度和耐受程度进行调整。进行冰刺激时应快速移动棉棒前端,左右交替,大范围接触刺激部位,如出现呕吐反射则应中止刺激。如患者流涎过多,可对患侧腮腺、下颌下腺进行冰按摩。

(六)声带闭合训练

运用各种方法使声带产生运动以增强声门关闭能力的训练方法。本训练方法适用于一侧或双侧声带固定的患者。

1. 发"i"音,逐渐增加音量,以促进声带最大程度的闭合。

2. 声门闭锁　让患者坐在椅子上,双手支撑椅面屏气,此时胸廓固定、声门紧闭;然后,突然松手,声门打开、呼气发声。此运动不仅可以训练声门的闭锁功能、强化软腭的肌力而且有助于除去残留在咽部的食物。

3. 运用声带发声器(图8-21)发"乌"音,逐渐增加音量,由低音调逐渐到高音调,促进声带的闭合,同时可增强软腭及鼻咽上抬能力。

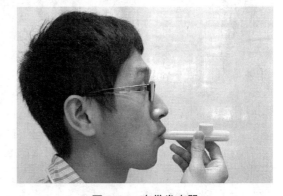

图8-21　声带发声器

(七)声门上吞咽与超声门上吞咽

在正常情况下,在食物通过咽部的瞬间呼吸暂停,但如果不能很好地协调呼吸和吞咽的关系易致误咽。声门上吞咽为在吞咽前或吞咽时,关闭声带。超声门上吞咽为在吞咽前或吞咽时,将杓状软骨向前倾到会厌软骨底部,并使假声带紧密闭合,用来关闭呼吸道入口。

方法:声门上吞咽①从鼻腔深吸一口气,然后完全屏住呼吸;②空吞咽或者屏气同时进食;③吞咽后立即咳嗽。超声门上吞咽①从鼻腔深吸一口气,然后完全屏住呼吸,用力将气向下压;②吞咽时持续保持屏气,并且向下压;③吞咽后立即咳嗽。

这一方法的原理是:屏住呼吸使声门闭锁、声门压加大、食块难以进入气管,吞咽后咳嗽可以清除滞留在咽喉部的食物残渣。其中很重要的一点是在第②与第③步骤之间不要吸气,否则会吸入残留在喉前庭的食物。

（八）门德尔松法

进食过程中,食管入口处的打开通过喉部向前上方移动及食管入口处环咽肌的扩张来实现。当喉部上抬不够、食管入口处扩张困难时,可用此手法来强化喉部上抬。

1. 对于喉部可以上抬的患者　让其空吞咽并保持上抬位置:吞咽时让患者以舌部顶住硬腭、屏住呼吸,以此位置保持数秒。同时让患者食指置于甲状软骨上方、中指置于环状软骨上,感受喉部上抬。

2. 对于喉部上抬无力的患者　治疗者可按摩其颈部、上推其喉部,来促进吞咽。即使喉部上抬无力,只要开始抬高,治疗者即可用置于环状软骨下方的手指推住喉部并固定。首先让患者感觉喉部上抬,上抬逐渐变为可能之后,再让其有意识地保持上抬位置(图 8-22A、8-22B、8-22C)。

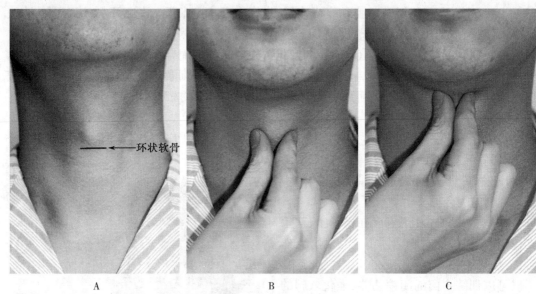

环状软骨

A　　　　　　　　　B　　　　　　　　　C

图 8-22　门德尔松手法
A. 环状软骨位置;B. 起始位;C. 终止位

（九）Shaker 锻炼

又称头上抬训练(head lift exercise, HLE)(图 8-23),目的是提高食管上段括约肌开放的时间和宽度,促进吞咽后因食管上段括约肌开放不全而引起的咽部残留食物的清除。也称等长/等张吞咽训练。

操作方法:患者仰卧位,抬头看自己的脚,但需两侧肩部不离床,保持一分钟,放松一分钟后再次抬头。每次锻炼 30 次左右,注意临床运用保持时间及次数因人能力而异,颈椎病等颈部疾病患者忌用。

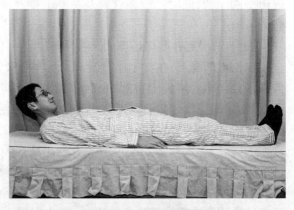

图 8-23　Shaker 锻炼

（十）Masako 手法

又称舌制动吞咽法（图 8-24），训练吞咽时，通过对舌的制动，使咽后壁向前突运动与舌根部相贴近，增加咽腔的压力，使食团推进加快的治疗方法。适用于咽后壁向前运动较弱和咽腔压力不足的吞咽障碍患者。

舌略向外伸，用上下牙齿轻轻咬住舌头或操作者戴手套用纱布包住小部分舌体并将其轻轻拉出至上下牙齿之间固定，嘱患者做吞咽动作，维持舌位置不变，使患者咽后壁向前收缩。

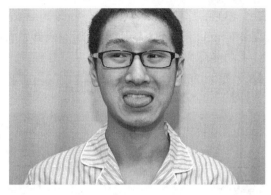

图 8-24　Masako 手法

（十一）K 点治疗（K-point 刺激）

此方法是由日本言语治疗师小岛千枝子教授创立。K-point 位于磨牙后三角的高度，腭舌弓和翼突下颌帆的中央位置（图 8-25）。通过刺激此部位可以诱发患者的张颌反射和吞咽反射。适用于上运动神经元损伤后张口困难的患者，对于认知障碍及理解力下降的患者也可用。

患者取半卧位或坐位。治疗师带上手套，手指从牙与颊黏膜缝隙进入刺激 K 点，也可用勺直接刺激 K 点（图 8-26）。对于无磨牙患者，治疗师较易接触到 K 点，一般情况下，触及 K 点之后患者即能主动张口，继而可见吞咽动作。如果刺激 10 秒以上仍无张口和吞咽动作出现，说明患者对 K 点刺激不敏感，应考虑用其他手法。

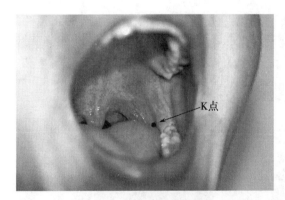

图 8-25　K 点的位置

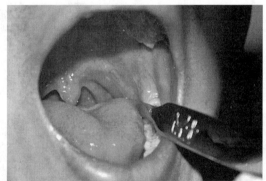

图 8-26　用勺直接刺激 K 点

（十二）低频电刺激治疗

频率小于 1000Hz 的电流刺激，称为低频电刺激。目前临床上主要是应用神经肌肉电刺激疗法，经皮神经电刺激疗法等。

1. 神经肌肉电刺激疗法　通过刺激完整的外周运动神经来激活所支配肌肉的电刺激以及直接激活去神经支配的肌肉纤维的电刺激。最常用的是 Vital Stim 电刺激治疗仪。

（1）治疗目标：是强化无力肌肉，帮助恢复喉上抬运动控制，延缓肌肉萎缩，增加咽肌收缩的力量和速度，改善局部血流，刺激吞咽系统Ⅰ型肌纤维和Ⅱ型肌纤维以提高吞咽功能，增强肌力及强化肌肉正常收缩时序，结合吞咽动作训练效果更好，现国内广泛使用。

（2）适应证:各种原因所致的神经性吞咽障碍患者。

（3）治疗参数和操作程序:Vital Stim 治疗参数已设定为双向方波,波宽 700ms,输出强度 0~15mA,频率 30~80Hz。治疗师根据患者的自我感觉调整输出强度;电极放置法可根据患者功能障碍的部位有四种方法(图 8-27,图 8-28,图 8-29,图 8-30)。每次治疗时间 30~60 分钟,每天 1 次。

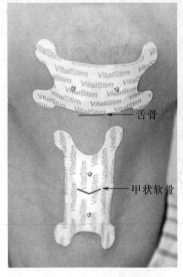
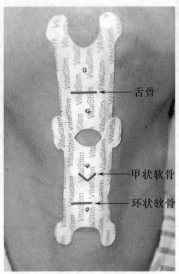
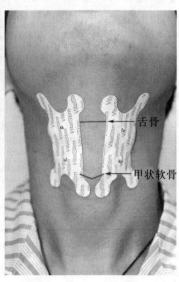

图 8-27　电极放置法(1)　　　图 8-28　电极放置法(2)　　　图 8-29　电极放置法(3)

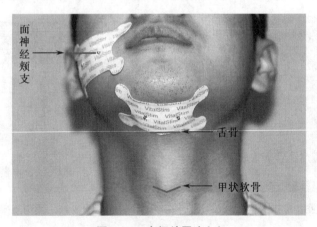

图 8-30　电极放置法(4)

2. 经皮神经电刺激疗法　一般为便携式刺激器。应用于体表,刺激感觉神经,用于吞咽障碍治疗,可改善吞咽的安全性。

3. 表面肌电生物反馈训练　通过在口唇和颈肌贴上电极监测肌肉活动,为患者提供肌肉收缩力量大小和时序的视觉提示,并通过肌电声音、波形反馈及语言提示,训练患者提高吞咽肌群的力量与协调性。

（十三）吞咽失用训练

1. 感觉促进综合训练　在患者进食之前给予早期感觉刺激,提高吞咽前的感觉输入,使患者在进食过程中能更好地感知食物。

2. 改变食物质地　给予感觉较强的食物,例如冰冷的食团,有触感的食团(果酱),或是患者喜欢的食团。

3. 口腔运动功能训练　包括张口、闭唇、咀嚼、舌头搅拌等,可让患者坐在镜子前面进行训练,利用镜子形成视觉反馈。同时在此过程让患者主动参与,如让患者自己拿着咬棒进行咀嚼训练,治疗师在旁协助。

4. 吞咽模式化训练　①将适合患者的食物装在碗中,让患者自己拿勺子,治疗师引导患者自己舀食物并送至嘴里咀嚼吞咽,形成一种固定的进食—吞咽模式;②在杯中装少量的温水(1~3ml),让患者自己拿着杯子送至嘴边饮水,治疗师在旁协助,用于吞咽失用患者训练。

(十四)食道扩张术

食道扩张术可以运用于食道良性狭窄、环咽肌失弛缓等引起的吞咽障碍治疗,包括改良的导管球囊扩张术、胃咽橡胶梭子扩张术等。改良的导管球囊扩张术为采用导管球囊对环咽肌进行机械扩张,从而缓解环咽肌失迟缓、改善吞咽协调性及咽部感觉的吞咽障碍治疗方法。目前,球囊扩张技术有经鼻球囊扩张、经口球囊扩张、主动球囊扩张、被动球囊扩张等。

(十五)间歇经管训练

是指在每次进食时插入胃管给予食物,在注食后将胃管拔出,从而减少插管的不适感及导致的并发症。间歇性经管训练法在每次插入胃管时可诱发吞咽反射,起到感觉刺激,达到一定的治疗作用,从而防止吞咽废用。

二、直接训练法

直接训练是指通过对食物准备、一口量控制以及进食技巧的训练,改善吞咽障碍患者的实际进食能力的治疗方法。它包括进食体位、食物入口位置、食物性质(大小、结构、温度和味道等)和进食环境等。直接训练以安全管理和口腔卫生为基础,随着间接训练带来的功能改善,以阶梯式推进,是一种综合性训练。

(一)能否开展直接训练的判断依据

不受刺激也处于清醒的意识状态;全身状态稳定;能产生吞咽反射;少量误吸能通过随意咳嗽将异物咳出。如果患者满足以上所有条件即被判断为适应对象,若能根据VFSS诊断评估结果判断是否开展直接训练更安全。

(二)进食体位

由于同时存在口腔期、咽期功能障碍的患者较多,因此进食的体位应因人、因病情而异。开始训练时,应选择既有代偿作用又安全的体位。无法取坐位的患者可取躯干30°仰卧位,颈部前屈,偏瘫侧肩背部垫高,喂食者位于患者健侧喂食。采取这种体位进行训练,可以利用重力使食物不易从口中漏出、有利于食团向舌根运送,还可以减少食物向鼻腔逆流及误吸的危险。颈部前屈也是预防误吸的一种体位。因为仰卧时颈部易呈后屈位,使与吞咽活动有关的颈椎前部肌肉紧张、喉头上举困难,从而容易发生误咽。若患者功能有所改善,确认能安全吞咽的话,可抬高角度。

(三)进食速度

应以较常人缓慢的速度进行摄食、咀嚼和吞咽。通常一般每餐进食的时间控制在45分钟左右为宜。如无法坚持45分钟,采取少量多次的方式进行训练,逐步延长每餐进食时间,减少用餐次数。如果进餐时间太长,患者会疲劳过度,甚至会影响其情绪,这时直接摄食训练就暂缓进行。

(四)一口量

一口量即最适于吞咽的每次摄食一口量。正常人约为20ml。调整每次吞咽时食物的份量和控制每口进食的速度对于吞咽障碍患者来说非常重要,一口进食过多或过少都会引起问题。过多的话,食团会从口中漏出或引起咽部残留导致误吸;相反,过少的话,则会因刺激强度不够而难以诱发吞咽反射。

一般先以少量(3~4ml)开始,然后酌情增加。建议每口进食量为5~20ml,每次间隔30秒左右。为减少误吸的危险,应调整合适的进食速度。前一口吞咽完成后再进食下一口,避免发生两次食物重叠入口的现象。同时,进食时应将食物放在口腔中对食物最敏感、且最适宜食物在口腔中保持及输送的位置。最佳位置是健侧舌后部或健侧颊部,有利于食物的吞咽。

(五)进食的餐具

餐具可根据患者的功能情况选择,尽量选用让患者使用方便、得心应手的餐具,以便顺利完成进食。常用的餐具有以下几种:

1. 勺子　根据不同程度的手抓握能力,选择适合其使用的匙子。一般采用边缘钝和厚匙柄较长,容量约5~10ml的勺子为宜,便于准确放置食物及控制每勺食物量,且避免损伤口腔黏膜。当患者手抓握能力较差时,可利用加粗手柄的勺子(图8-31),便于患者稳定握住餐具。

2. 碗具　可选择广口平底瓷碗或边缘倾斜的盘子等。必要时,碗底可加防滑垫或用带有吸盘底座的碗(图8-32),预防患者舀食物时碰翻碗具。

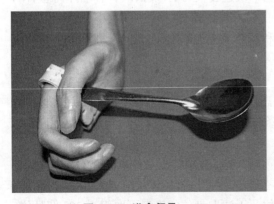

图8-31　进食餐具

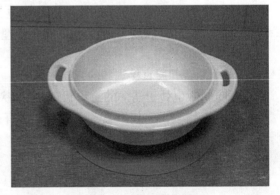

图8-32　有吸盘底座的碗

3. 杯子　可用杯口部不接触鼻部的杯子(如缺口杯),这样患者不用费力伸展颈部就可以饮用适用于因颈部伸展过多导致误吸者。

4. 吸管　当液体在口腔内传送困难者可使用吸管,当普通的吸管吸取有困难者可在吸口或注射器上加上吸管,还可采用挤压柔软容器,挤出其中的食物。啜饮液体食物时注意每口量,避免因量过多引起误吸,也应注意用吸管饮水是速度最快的,认知障碍严重无法控制一口量者禁用吸管。

（六）进餐环境

吞咽障碍患者宜选择比较安静、排除干扰的进餐环境,对于无食欲或者认知状态低下的患者。应选择与大家同时吃饭,以刺激食欲或增强对食物的认知度。

（七）饮食调整

饮食调整包括改变食物的质地和黏稠度,是指改变食物的品种、软硬、结构等特征,以适合不同吞咽障碍患者进食的方法。

美国营养学会于2002年发布了NDD(national dysphagia diet)。此方案由营养专家、言语病理学家和食品研究专家共同讨论后制定,其目的是为吞咽困难的饮食调整确立标准的规范用语和实践指导。饮食调整包括固体食物和液体两个方面。NDD根据不同食物的特性,将固体食物的质地和液体的黏度分为4个水平,值得借鉴。

1. 食物性状选择　根据性状,国内一般将食物分为五类,即①流质,如水、清汤、茶等;②半流质,如稀粥、麦片饮料、加入增稠剂的水等;③糊状食物,如米糊、浓粥等,平滑而柔软,最容易吃;④半固体,如软饭,需要中等咀嚼能力;⑤固体,如正常的米饭、饼干、坚果等。容易吞咽的食物特点是密度均匀、黏性适当、不易松散、通过咽与食道时易变形且很少残留于黏膜上。性状稠的食物能较好地刺激触、压觉和唾液分泌,使吞咽变得容易,因此比性状稀的食物安全。

应根据吞咽障碍的程度及阶段来选择食物的形态,此外,还要兼顾食物的色、香、味及温度等。不同病变所致吞咽障碍影响吞咽器官的部位有所不同,对食物的要求亦有所不同,详见列表8-9。

表8-9　不同吞咽障碍对食物的要求

分期	食物要求
口腔准备期	适宜于此期的食物应质地很软,易咀嚼,如菜泥、水果泥和浓汤。
口腔期	适于此期的食物应内聚力比较好。
咽期	应选用稠厚的液体,例如水果蔬菜泥和湿润光滑的软食。避免食用有碎屑的糕饼类食物
食管期	适于此期的食物为柔软、湿润的食物。避免食用高黏性和干燥的食物

2. 食物调制方法　主要包括增稠剂调制和搅拌机调制。

（1）食物增稠剂调制:用食物增稠剂(又称凝固粉、凝固乐、易凝、凝水宝等)调制各种不同质地的食物。如①粥水状、番茄汁状流质;②核桃露状流质;③芝麻糊、奶昔状、乳酪状流质;④果酱状特浓流质。

（2）搅拌机调制:把所需食物混合,用搅拌机搅碎,调制成各种黏稠度的流质食物。

（八）姿势改变代偿技术

姿势改变代偿技术是让患者的头部或身体采取某种姿态,通过改变食物通过的路径和采用特定的吞咽方式使吞咽变得安全的一种训练技术。有学者研究报道,改变患者头部或身体的姿势,可帮助75%~80%的吞咽障碍患者有效减少误吸,缩短口腔期或咽期的时间,减少吞咽后食物的残留。需要强调的是合适的姿势改变宜在VFSS确定后方可使用。

1. 空吞咽与交互吞咽　空吞咽即每次吞咽一口食物后,反复作几次空吞咽,交互吞咽即两种不同性状的食物交叉吞咽。空吞咽可防止食物过多聚集在咽部,超过梨状窝的承载能力而发生误吸。交互吞咽有利于刺激诱发吞咽反射,又能除去咽部残留食物。

2. 低头吞咽　是指下巴与胸骨柄部接触,将前咽壁往后推的姿势。适用于咽期吞咽启动延迟、舌根部后缩、呼吸道入口闭合不足致使吞咽前出现误吸患者。此姿势可利用重力将食团保留在口腔前面,防止食团在未引发吞咽反射之前滑进口腔后部;使后咽壁与会厌之间空隙减小,防止食物进入呼吸道;扩大会厌谷的间隙,使之能容纳更大的食团。

3. 仰头吞咽　食物进入口中及咀嚼时,头部先向前倾,准备好运送到舌咽时,再将头向后仰;利用重力使食物移动的姿势。适用于舌头后推食团的能力降低(舌头控制能力不足者);对于舌头无主动运动的患者,治疗师可以将食物放于其舌根部即刻仰头吞咽。

4. 头转向患侧吞咽　将头转向患侧进行吞咽,适用于一侧舌肌和咽肌麻痹(同侧口腔和咽部有残留)患者。当将头部转向患侧时,患侧梨状窝受到挤压,而健侧的喉部空间相对增大,利于食物经过健侧咽入食管,这样可充分利用健侧的咽肌对食团的推动力;同时,将头转向患侧还可促进患侧受损的声带也受到压力,向中线移动,增加声带关闭的机会,从而减少误吸。

5. 侧卧位吞咽　适用于不能维持坐立位或者半卧位的患者。重力作用下食物落至运动正常的健侧,利用健侧的吞咽肌来完成吞咽,使吞咽顺畅。

(九)结合特殊吞咽方法

在直接进食训练中结合声门上吞咽、超声门上吞咽等。

第四节　传统医学针灸治疗方法

一、体针

1. 取穴　风府、人迎、廉泉、百劳。
2. 操作　风府用 2 寸毫针,针尖朝向喉结方向,进针 1.2 寸,局部有酸胀感即可;人迎用 2 寸毫针,在喉结尖旁开 1.5 寸,颈总动脉内侧缘取穴,直刺 1.8 寸,局部要有窒息样针感;廉泉用 3 寸毫针,直刺约 2 寸;百劳用 2 寸毫针直刺 1.5 寸,局部要有酸胀针感。针刺四穴均以平补平泻手法,得气后即出针。1 次 / 日,15 日为一个疗程。

二、耳穴贴压

1. 取穴　神门、交感、皮质下、食管、贲门。
2. 操作　取上诉耳穴,每次贴压 1 耳,隔日 1 换,每日施行 1 次,10 次为一个疗程。

第五节　吞咽障碍管理

管理优先于评估与治疗。严格意义上讲,吞咽障碍治疗工作不单纯为治疗或训练,而是将一个吞咽障碍患者作为一个完整的人对待,对其进行筛选、鉴定、评估、康复、预防、咨询、教育、管理等。吞咽管理的目标是实现经口进食。吞咽管理的方法包括风险管理、口腔护理、代偿法、康复训练、营养管理和医学管理(如功能性手术)等。

一、风险管理

（一）知情同意

在进行检查及治疗之前,应先向患者及其家属说明检查及治疗的目的、方法和可能带来的风险,签署知情同意书,同意书中要包含以下内容:①诊断或症状;②检查及治疗的目的;③检查及治疗方法;④检查及治疗所伴随的风险;⑤签署时间;⑥医师或治疗师签名;⑦患者或患者监护人签名,如果是监护人签名要注明与患者的关系。获得患者的同意之后方可进行检查及治疗。

（二）紧急预案

吞咽障碍筛选、鉴定、评估、康复等工作也存在一定风险,如直接训练时由于喂食不当导致食物噎呛后窒息等,因此吞咽障碍管理要制定各类检查及治疗中的紧急预案,工作人员必须首先掌握各种意外场合急救法,风险管理贯穿整个吞咽障碍管理过程。

最常用急救法为海姆立克急救法(Heimlich's emergency),以下为具体操作方法。

1. 窒息征兆 ①突然不能说话;②欲用力咳嗽而咳嗽不出;③呼吸困难;④呼吸带有杂声,像被人扼住脖子;⑤皮肤、嘴唇和指甲发绀;⑥瞳孔散大,意识丧失;⑦大小便失禁等。

2. 意识尚清醒的窒息者 可采用站位或坐位。抢救者站在窒息者背后,双臂环抱窒息者,一手握拳,使大拇指关节突出点顶住窒息者腹部正中脐上 5~8cm 部位,另一只手的手掌压在拳头上,连续快速向内、向上推压冲击 6~10 次(注意不要伤其肋骨),直至异物被排出(图 8-33)。

3. 昏迷倒地的窒息者 采用仰卧位。抢救者按上法推压冲击肚脐上部位,使阻塞气管的食物(或其他异物)上移并被驱出。如果无效,隔几秒钟后,可重复操作一次,造成人为的咳嗽,将堵塞的食物团块冲出呼吸道。

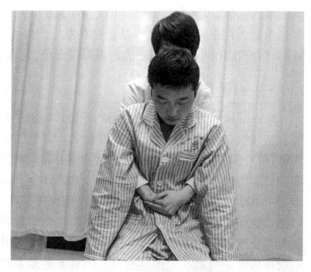

图 8-33 海姆立克急救法

4. 自救 如果发生窒息时,旁边无人,或即使有人,窒息者往往已不能说话呼救,窒息者必须迅速利用两三分钟左右神志尚清醒的时间自救。此时,可自己取站位姿势,下巴抬起,使气管变直,然后使腹部上端(腹部正中脐上 5~8cm 左右,俗称心窝部)靠在一张椅子的背部顶端或桌子的边缘,或阳台栏杆转角,突然向上方猛施力,也会将阻塞气管的食物被冲出。

二、营养管理

吞咽障碍管理的原则是保证患者足够的营养物质及水的摄入,因此,不管何种类型吞咽障碍患者,在开展训练之前首要任务就是找到正确的营养摄入方式保证其充足的营养,需要营养科医生及营养师的介入。

营养治疗是指通过消化道以内或以外的各种途径及方式为患者提供全面、充足、均衡的机体所需的各种营养物质,预防或纠正营养不良,治疗相关疾病,促进患者康复,增强机体对创伤的耐受力。

（一）营养治疗项目

营养治疗项目包括经口、肠内营养、肠外营养，营养治疗方法的选择原则为只要肠道功能存在，首选肠内营养。

1. 经口　消化道功能正常，经口摄取未经加工或加工后的自然食物，提供机体所需要的全部营养物质，维持或促进健康，是最经济、最符合生理机能的营养获取途径。

2. 肠内营养　患者不能或不愿摄取自然食物，但其胃肠道功能允许，通过口服或管饲营养制剂来提供机体代谢需要的营养基质及其他各种营养素的营养支持方式。肠内营养包括经口及管饲，管饲又分为鼻胃置管、口胃置管及造口，造口分为手术造口与非手术造口（经皮内镜胃 / 空肠造口术）。

3. 肠外营养　将人体所需的各种营养物质部分或全部经胃肠道以外的途径（静脉）提供，以保证正常代谢、促进病体康复或维持健康的营养支持方式。肠外营养包括外周静脉营养及中心静脉营养。

（二）营养支持小组

一个正规而标准的营养支持小组应该是多学科的，主要由医师（营养医师、临床医师）、营养师、药剂师和护士组成。营养支持小组的目标是为患者提供合理的营养支持，它包括识别患者是否存在营养不良，或是否存在发生营养不良的趋势；对患者进行科学的营养评价，并制订合理的营养支持方案；为患者提供安全、合理、有效的营养支持。

三、口腔管理

对吞咽障碍的患者而言，改善和维持口腔卫生是一种适宜、有效的治疗措施。有研究表明在造成吸入性肺炎相关因素的列表中，口腔卫生和龋齿的数目在七项因素中占据了第二和第三位，因为口腔的清洁度会直接影响日常的唾液误吸后是否发生肺炎的风险，但吞咽障碍的口腔管理与现在一般临床上的口腔护理是不同的，对口腔的无感染状态、清洁度、舒适度要求均要高得多，另可使用特殊的口腔管理工具及药物，工具有舌刷、刮舌器、牙间刷、开口器、牙线等，药物为口腔使用药物如口腔炎喷雾剂、含漱液、人工唾液等。因此，口腔护理和营养管理是吞咽管理的前提，康复训练只是促进功能恢复的策略，而促进功能恢复并非吞咽管理的唯一目的。上述这些需要由具有各专业相关背景的成员组成的 team 共同制定和完成。

四、进食管理

根据营养师的建议与综合患者饮食习惯、患者诊断评估结果制定其饮食计划，但这个需要吞咽团队中所有成员的密切配合，特别是各个成员及不同环境的无缝衔接，患者在治疗室的进食情况和在病房、在家中的进食情况肯定有所不同，进食受周围环境、介护因素影响很大。言语治疗师需要到患者病房观察及指导患者进食，对患者家属进行详细的进食指导，可要求患者及家属每日详细记录患者进食情况或在床头挂放进食表，包括进食前准备、进食体位、进食时间、一口量、进食时有无呛咳及呼吸变化、进食后有无呛咳及残留等，并指导患者家属进食前进行口腔清洁、适当冰刺激等。

（王如蜜　田　莉）

复习思考题

1. 吞咽分为哪几期?
2. 吞咽障碍的筛查方法有哪些?
3. 口腔运动训练分别为哪些?

案例分析题

患者,男性,46 岁,四肢活动不利、言语含糊、吞咽困难 5 年。MRI 头部平扫示:桥脑改变,考虑脑出血后遗症;双侧基底节多发腔梗。临床诊断为脑出血后遗症。

VFSS 检查示:水在口腔内移送慢,部分从唇边溢出,吞咽启动慢,吞咽幅度可,水在会厌谷有滞留,反复吞咽可基本清除,吞咽 1ml 水无误吸,吞咽 5ml 水有误吸、无呛咳,进食糊状酸奶 3ml 时反复吞咽,有会厌谷残留及口腔残留,进食糊状酸奶 5ml 时吞咽启动可,口腔内残留较多,经舌头反复从前往后方运动后方启动第二次吞咽,有会厌谷残留。进食蛋糕时无向左右的研磨运动,有下颌上下运动,口腔内移送困难,一度附着于硬腭处,蛋糕进入会厌谷和咽后壁位置滞留数秒后,经饮水吞咽后才基本清除,仍有会厌谷残留,无呛咳。三种食物食道通过均较好,未见返流。

1. 请根据病案分析该患者属于哪期吞咽障碍?
2. 请根据病情制定吞咽障碍训练计划。

第九章　言语失用和口颜面失用

 学习要点

　　言语失用的概念、临床特征、评定方法、Rosenbeke 成人言语失用八步治疗法；口颜面失用的概念、临床特征、评定方法、喉、舌、言语活动技巧。

第一节　言　语　失　用

一、定义

　　言语失用是指不能执行自主运动进行发音和言语活动，而且这种异常是排除了言语肌肉的麻痹、减弱或不协调等原因的一种运动性语言障碍。言语失用主要由脑损伤所致，大部分患者为左大脑半球第三额回损伤。言语失用常常伴随于 Broca 失语发生，单独发生较少。

二、临床特征

　　一般情况下，言语失用症患者的语言接受功能基本正常，表达能力较弱，患者的自发语具有以下特征：

1. 随着发音器官运动调节复杂性的增加，发音错误也相应增加；
2. 词的开头为辅音时比在其他位置发音错误多；
3. 重复朗读相同的材料时，发音错误倾向于一致性；
4. 模仿言语比自发性言语出现更多发音错误；
5. 患者在元音顺序模仿时出现困难，并常出现探索现象；
6. 发音错误随着词句难度的增加而增加。

三、评定

　　言语失用的评定，通过观察患者有无发音器官的摸索动作，有无元音的发音错误，有无元音顺序的错误来判断是否有言语失用，具体见表9-1。

表9-1　言语失用评定（中国康复研究中心听力语言科制）

元音顺序（1、2、3 要说五遍）	
1.（a—u—i）	3. 词序（复述"爸爸、妈妈、弟弟"）
正常顺序_____	正常顺序_____
元音错误_____	元音错误_____
摸　索_____	摸　索_____

续表

2. (i—u—a)	4. 词复述(啪嗒、洗手、你们打球、不吐葡萄皮)
正常顺序_____	正常顺序_____
元音错误_____	元音错误_____
摸　　索_____	摸　　索_____

四、治疗

案例: 患者,男,40岁,初中文化。因脑出血术后右侧肢体无力伴言语不清1月入院。经言语检查:听说理解与文字理解均正常,无自主语言,自发语含糊不清,元音顺序朗读障碍。CT检查示左半球大脑顶叶挫裂伤。

讨论:a. 该患者可能出现了哪种类型的语言障碍? 诊断依据是什么? b. 为该患者制定言语治疗方案。

(一)治疗原则

言语失用的治疗原则是纠正异常发音。对于言语失用患者来说,首先能够从听觉上判断出正确音和错误音,并且确定目标音的位置是治疗的前提条件。其次利用视觉来指导构音器官发音是治疗的关键,建立和强化视觉记忆对成人言语失用的成功治疗是最重要的。

治疗可按以下几步进行:①掌握每个辅音的正确发音位置;②迅速重复每个辅音加"啊",以每秒3~4次为标准;③用辅音加元音的方式建立音节,如 fa、fa、fa……;④一旦掌握了稳定的自主发音基础和基本词汇,便可尝试说复杂的词,原则上先学会发词中的每个音、音节,最后是词。

(二) Rosenbeke 成人言语失用八步治疗法,见表 9-2。

表 9-2　Rosenbeke 成人言语失用八步治疗法

步骤	方法
1. 视听综合刺激	"请看着我""请听我说",患者和治疗师同时发音。当一起发音时,治疗师要督促患者注意听准确,特别是正确发音时的视觉暗示
2. 视听综合刺激和伴视觉刺激的延迟发音	治疗师先发音,然后重复这个音的口型但不发音,与此同时患者大声发音。即保留视觉暗示,减弱同步听觉暗示
3. 视听综合刺激和无视觉刺激的延迟发音	即传统的"我先说,随后你说"。治疗师不给予同步暗示
4. 视听综合刺激后连续发音无干预刺激	即无听觉或视觉暗示。在治疗师发音后,患者要在无任何提示的情况下连续说该话几次
5. 文字刺激和同步发音	即患者看见卡片上的指定文字后,立即读出来
6. 文字刺激和推迟发音	即患者在拿开卡片后才念指定的文字

续表

步骤	方法
7. 提问以求适宜回答	即放弃模仿,由治疗师提出适宜问题以便患者能回答相应的靶音(词)
8. 角色扮演情景中的恰当反应	治疗师、工作人员、患者的朋友或者患者本身扮演一种与指定句子有关的角色,用这些句子来进行表演

第二节　口颜面失用

一、定义

口颜面失用是指在非言语状态下,虽然与言语产生活动相关的肌肉自发活动仍存在,但舌、唇、喉、咽、颊肌执行自主运动困难。通常颜面下半部的障碍比上半部严重,病变部位多在优势大脑半球额叶。在临床上,有言语失用不一定伴有口颜面失用,但多数口颜面失用伴有言语失用。

二、临床特征

患者不能按指令执行或模仿检查者完成面部动作,Arosen(1980)的研究认为口颜面失用存在以下特征:

(1) 患者无发音或喉发声运动;

(2) 有非发声气流所产生的发音,如耳语;

(3) 不伴有呼气运动的发音运动。

在这些患者中,即使为了维持生命目的能反射性的呼气、吸气,但是他们却不能按指令自主的呼气、吸气或模仿声音。

知识链接

言语失用与口颜面失用区别

言语失用和口颜面失用患病部位不同,言语失用病灶多位于 Broca 区,左侧额颞顶回,岛叶的左上前部位,左侧皮质下区域,特别是基底核;口颜面失用病灶多位于左侧半球的额叶、弓状束、中央前回的颜面区、左前运动区的胼胝体纤维。

言语失用和口颜面失用的发病机制不同,言语失用的发病机制为不能将所需的产生语言的意识运动编成程序;口颜面失用则为运动指令传输障碍。

三、评定

口颜面失用的评定可通过以下的检查可以判断,具体见表9-3(中国康复研究中心听力语言科制)。

表 9-3　口颜面失用评定

1. 鼓腮 　　正常_____ 　　摸索_____	4. 缩拢嘴唇 　　正常_____ 　　摸索_____
2. 呼气 　　正常_____ 　　摸索_____	5. 摆舌 　　正常_____ 　　摸索_____
3. 咂唇 　　正常_____ 　　摸索_____	6. 吹口哨 　　正常_____ 　　摸索_____

四、治疗

口颜面失用的治疗包括喉活动技巧、舌活动技巧、言语活动技巧。具体内容见表 9-4。

表 9-4　口颜面失用的治疗

训练项目	训练方法
喉活动技巧	1. 治疗人员与患者面对镜子而坐,治疗者发"ɑo"的音,让患者边听边看,然后模仿。 2. 治疗人员与患者面对镜子而坐,治疗者发"ɑo"的音,并把患者的手放在自己的喉部让其感觉振动,让患者模仿。治疗师亦可用手帮助患者张口成为发声的口形。 3. 利用反射性的声音来诱导发声,例如咳嗽、叹气等都可以促进"ɑi"的发声,这种声也可以通过患者自己用手使双唇形成口形得到促进。 4. 利用唱歌、数数等训练初始音。
舌活动技巧	1. 治疗师通过用单音节"lɑ"唱一支流行歌曲表示舌如何活动,患者以同样方法唱,并对着镜子看舌是如何运动的。 2. 用压舌板帮助训练患者伸舌、缩舌、向侧方及上下运动。
言语活动技巧	1. 让患者唱熟悉的歌曲,如"祝你生日快乐""学习雷锋好榜样"等,可以促进自主言语。 2. 利用序列数,让患者从 1 数到 10、从星期一说到星期日等作为自发性言语来促进完整的言语活动。 3. 治疗师与患者一起说话,和治疗时的声音逐渐降低,最后在没有帮助的状态下由患者自己说。

（刘　芳）

❓复习思考题

1. 言语失用患者的自发语言特征有哪些?
2. 口颜面失用的治疗方法有哪些?

🔍案例分析题

1. 吴某,男,40岁。在工地做事不慎从高空坠落,送至医院急救,CT检查显示:颅脑损伤。当日行开颅术,术后两天意识转清。经言语检查:听说理解与文字理解能力正常,无自主语言,元音顺序朗读障碍。

　　问题:

（1）该患者最可能是哪种类型的言语障碍? 诊断依据是什么?

（2）对该患者的治疗最重要的是什么？

2. 黄某,男,55岁,脑出血术后一月余。临床诊断:左侧基底节区脑出血(术后)。经言语检查:交流态度可,理解能力可,言语呈非流畅性,表达以"dadada"为主,检查鼓腮不行,不能完成吹气,舌头活动不协调,能模仿发音。

问题：

（1）该患者最可能存在哪种类型的言语障碍？诊断依据是什么？

（2）针对该患者如何进行康复治疗？

附录一　西方失语症成套测验

西方失语症成套测验（westem aphasia battery，WAB），原是英语语种失语症的评定方法，是目前广泛用于失语症检查的方法之一，在一些非英语语种的国家已翻译后应用，其特点是省时并提供了失语商，可以鉴别患者是否有失语症，并可用来衡量训练效果。现介绍如下：

一、自 发 言 语

包括信息量检查和流畅度、语法能力、错语检查 2 个亚项。

（一）信息量检查

1. 问题

（1）你今天好吗？

（2）你以前来过这里吗？

（3）你叫什么名字？

（4）你住在哪里？

（5）你做什么工作？

（6）你为什么来这里？

（7）请你告诉我，你在这画中看见些什么？试试用句子说给我听。

2. 评分标准

0分：完全没有信息

1分：只有不完全的反应，如仅仅说出姓或名等

2分：前 6 题中，只有 1 题回答正确

3分：前 6 题中，只有 2 题回答正确

4分：前 6 题中，有 3 题回答正确

5分：前 6 题中，有 3 题回答正确，并对图画有一些反应

6分：前 6 题中，有 4 题回答正确，并对图画有一些反应

7分：前 6 题中，有 4 题回答正确，对图画至少有 6 项说明

8分：前 6 题中，有 5 题回答正确，对图画有不完整的描述

9分：前 6 题中，全部回答正确，对图画几乎能完全描述，即至少能命名出人、物或动作共 10 项，可能存在迂回说法

10分：前 6 题中，全部回答正确，有正常长度和复杂的句子来描述图画，对图画有合情合理的描述

（二）流畅度、语法能力和错语检查

1. 问题

同信息量检查

2. 评分标准

0分：完全无词或仅有短而无意义的言语

1分：以不同的音调反复刻板的言语，有一些意义

2分：说出一些单个的词，常有错语、费力和迟疑

3分：流程反复的话或咕哝，有极少量奇特语

4分：踌躇，电报式的言语，大多数为单个的词，常有错语，但偶尔有动词和介词短语，仅有"哦，我不知道"等自发语

5分:电报式的、有一些文法结构的较为流畅的言语,错语仍很明显,有少数陈述性的句子

6分:有较完整的陈述句子,可出现正常的句型,错语仍有

7分:流畅,可能滔滔不绝,在6分的基础上有句法和节律与汉语相似的音素奇特语,伴有不同的音素错语和新词

8分:流畅,句子完整,但可与主题无关,有明显的找词困难和迂回说法,有语意错语

9分:大多数是完整的与主题有关的句子,偶有踌躇、错语、找词困难,可有一些发音错误

10分:句子有正常的长度和复杂性,无确定的缓慢、踌躇或发音困难,无错语

二、听理解检查

(一)是/否问题

1. 说明及评分标准　向患者说明将向他提一些问题,他要用"不是"或"是"(或"对"或"不对")回答。如口语表达有困难,可用手势语表达或闭眼表示"不是"。

如需要,提问可重复一次,将患者实际回答的方式在相应的项目下打"√"。答对3分,经自我修正后正确者也为3分,如回答模棱两可,可再问一次,如仍模棱两可计0分

2. 问题

(1)你叫张明华吗?("不"为正确答案)

(2)你叫李飞翔吗?("不"为正确答案)

(3)你叫 ×××(患者真姓名)吗?

(4)你住在乌鲁木齐吗?("不"为正确答案)

(5)你住在 ×××(患者所住地址)吗?

(6)你住在郑州吗?("不"为正确答案)

(7)你是男(女)的吗?

(8)你是治疗师吗?("不"为正确答案)

(9)我是男(女)人吗?(根据治疗师实际情况)

(10)这房间有灯吗?

(11)门是关着的吗?

(12)这是旅馆吗?

(13)这是医院吗?

(14)你穿着红睡衣吗?

(15)纸能在火中燃烧吗?

(16)3月比6月先到吗?

(17)香蕉不剥皮就能吃吗?

(18)7月份下雪吗?

(19)马比狗大吗?

(20)你用斧子割草吗?

(二)听词辨认

1. 说明及评分标准　将实物和图片随机放在患者面前,若患者偏盲,要确保物品放在他完整的视野内,对患者说:"这儿有些东西(或图),请您指一下哪个是 ××"。将画有物体、形状、字母、数字和颜色的卡片向患者出示,让他指向相应的物体,可重复出示一次。若患者指两项以上的物体,计0分,一次指正确以及自我修正后正确者计1分,共60分。

2. 内容

实物	1分	0分	图片	1分	0分	图形	1分	0分	字母	1分	0分
杯子			火柴			正方形			J		
火柴			杯子			三角形			F		

实物	1分	0分	图片	1分	0分	图形	1分	0分	字母	1分	0分
铅笔			梳子			圆形			D		
花			螺丝刀			箭头			K		
梳子			铅笔			十字			M		
螺丝刀			花			圆柱体			D		

数字	1分	0分	颜色	1分	0分	家具	1分	0分	手指	1分	0分
5			蓝			窗户			拇指		
61			棕			椅子			无名指		
500			黄			桌子			食指		
1867			绿			电灯			小指		
32			红			门			中指		
5000			黑			房顶					

身体部位	1分	0分	身体左右	1分	0分
耳			右肩		
鼻			左膝		
眼			左踝		
胸			右腕		
颈			左肘		
颊			右颊		
			右耳		

（三）指令性检查

1. 说明及评分标准　在患者面前按顺序放上笔、梳子和书,并向患者说"看清这些东西吗? 请按照我说的做,准备好了吗?"。进行中,如患者要求重复或表现出迷惑,可将整个句子重复 1 次,各部分的评分见下,共 80 分。

2. 指令和评分

（1）举起你的手（2分）

（2）闭上你的眼睛（2分）

（3）指向椅子（2分）

（4）先指向窗（2分）,然后指向门（2分）

（5）指向笔（2分）和书（2分）

（6）用笔（2分）指书（2分）

（7）用书（4分）指笔（4分）

（8）用笔（4分）指梳（4分）

（9）用书（4分）指梳（4分）

（10）将笔（4分）放在书的上面（4分）,然后给我（4分）

（11）将梳（5分）放在笔的另一侧（5分）,并将书（5分）翻过来（5分）

三、复述的检查

1. 说明及评分标准　告诉患者"请你跟我学,我说什么你也说什么",如患者要求重复或者患者未听懂,可重复一次。1~5题以单词为单位,每复述正确一个词记2分,6~15题以单字为单位,每复述正确一个单字记2分。如复述不完全,有轻微的构音错误或口语发音错误不扣分。词序错误或每一个语音性错误均扣1分,共100分。

2. 题目
（1）床
（2）鼻子
（3）烟斗
（4）窗户
（5）香蕉
（6）雪球
（7）四十
（8）百分数
（9）六十二点五
（10）电铃响了
（11）他不回来了
（12）师傅很高兴
（13）一门野炮
（14）假如或但是
（15）给我的箱子装6瓶涂料

四、命 名 检 查

（一）物体命名

1. 说明及评分标准　按顺序出示实物,问患者"这是什么"让他命名,若无正确反应可让他用手摸一下物体,若仍无正确反应而物体名为一个词的,给以词的偏旁或部首提示,若为复合词的给以首词提示,每项不得超过20秒。每项正确记3分,有可认出的音素错误记2分,若同时需触觉和音素提示的记1分。

2. 内容记录

实物	反应	触摸	提示	实物	反应	触摸	提示
枪				锤子			
球				牙刷			
刀				橡皮			
杯				挂锁			
别钉				铅笔			

实物	反应	触摸	提示	实物	反应	触摸	提示
螺丝刀				橡皮筋			
钥匙				汤匙			
纸夹子				透明胶纸卷			
烟斗				叉			
梳子				火柴			

（二）自发命名

1. 说明　让患者在 1 分钟内尽可能多说动物的名称,若有迟疑,可给予提示,如"请想想牛等家畜",在 30 秒内可对他进行催促。

2. 评分标准　除举例的外,每种动物记 1 分,有语义错语不影响计分,共 20 分。

（三）完成句子

1. 说明及评分标准　让患者完成检查者说出的不完整的句子。每句正确 2 分,有音素错语记 1 分,合情合理的替换词按正确计分,共 10 分。

2. 句子

（1）草是_____的。

（2）糖是_____的。

（3）玫瑰是红的,紫罗兰是_____的。

（4）他们打架打得像猫和_____一样。

（5）腊八是在农历____月。

（四）反应命名

1. 说明及评分标准　让患者用物品名称回答问题。每题正确记 2 分,有音素错语记 1 分,共 10 分。

2. 问题及答案

问题	答案
（1）你用什么写字?	钢笔、铅笔或毛笔
（2）雪是什么色的?	白色
（3）每星期有几天?	7 天
（4）护士在哪里工作?	医院
（5）你在哪里买邮票?	邮局、商店

五、结 果 分 析

1. 根据评定结果确定有无失语　通过失语商(aphaasia quotient,AQ)先确定患者有无失语,失语商是反映失语症严重程度的指标,可作为评价病情变化的重要标准。最高分 100 分,正常值 98.4~99.6 分,低于 93.8 分可评定为失语,93.8~98.4 可能为弥漫性脑损伤或皮质下损伤。失语商的求法为自发言语分数、听理解分数、复述分数、命名分数这四项之和乘以 2,具体折算见表 1。

表1　失语商的折算及评分

项目	折算	评分
1. 自发言语(20 分)		
（1）信息量		10
（2）流畅度、语法能力和错语		10
2. 听理解(10 分)		
（1）是非题	60/20	3
（2）听词辨认	60/20	3
（3）相继指令	80/20	4
3. 复述(10 分)	100/10	10
4. 命名(10 分)		
（1）物体命名	60/10	6

项目	折算	评分
（2）自发命名	20/10	2
（3）完成句子	10/10	1
（4）反应命名	10/10	1

2. 主要类型失语症的评分结果（表 2）。

表 2　主要类型失语症的 WAB 评分

失语症类型	言语流畅性	理解	复述	命名
完全性失语	0~4	0~3.9	0~4.9	0~6
孤立性失语	0~4	0~3.9	5~10	0~6
Broca 失语	0~4	4~10	0~7.9	0~8
经皮质运动性失语	0~4	4~10	8~10	0~8
Wernicke 失语	5~10	0~6.9	8~10	0~9
经皮质感觉性失语	5~10	0~6.9	8~10	0~9
传导性失语	5~10	7~10	0~6.9	0~9
命名性失语	5~10	7~10	7~10	0~9

附录二 简式（36 项目）Token 测验

标记测验（token test）是 1962 年 De Renzi 和 Vignolo LA 设计发表的，它是一种检查口语听理解能力的敏感测验，被国外研究失语症者广泛使用。原版的标记测验（token test）由 61 个项目组成，包括两词句、三词句、四词句、六词句各 10 项，以及 21 项复杂指令。由于原版本太长，测验费时长，因此，1978 年 De Renzi 与 Faglioni 在原版的基础上编制了简式（36 项目）Token 测验。

测验的材料由两种大小（半径分别为 25mm 和 15mm），两种形状（圆形和正方形），5 种颜色（红黄蓝白黑）的 20 个标记物（塑料片）组成，检查者给予患者 36 个逐渐加长和逐渐增加难度的指令，以标记物的大小、颜色、形状 3 种属性为基础，由仅包含一个属性的最简单指令开始，过渡到包括 2 个和 3 个属性的复合指导语，最后是包含有介词、连词和副词等更复杂的语义关系的指令，让患者指出、触摸或挑出相应的标记物。简式（36 项目）Token 测验操作简单、省时，适合综合医院康复科应用。

简式（36 项目）Token 测验使用说明如下：

1. 20 个标记物摆放顺序

大圆：	红	黑	黄	白	绿
大方：	黑	红	白	绿	黄
小圆：	白	黑	黄	红	绿
小方：	黄	绿	红	黑	白

2. 测验说明

（1）将 20 个标记物按顺序摆放在患者面前，告诉患者："请看，这儿有 20 个塑料片，一些是方形（检查者把手放在两行方形上），另外一些是圆形（检查者把手放在两行圆形上），一些是大的，一些是小的（检查者用同样的方法指出来），它们的颜色是红、黑、黄、白、绿（当说一种颜色时，同时指向相应的颜色）。现在，请你摸一摸这些塑料片中的一个，请摸一下圆形。"如果患者询问"哪一个"，检查者回答："任何一个，只要是摸一下圆形就行。"除了在第 34 项检查时，检查者在说"白方形"之前的"不"有强调语气和简短的停顿以外，其他的指令词句应流畅，不应有任何特殊音韵上的强调。

（2）如果 1~5 部分中每一个指令在 5 秒内无反应，或反应错误，检查者可以重复一遍指令，但第 6 部分中检查者不可重复指令。

（3）如果前 5 部分连续错 5 项，测验中止。但如果前 5 部分患者的操作符合要求，第 6 部分即使连续错 5 项，也必须全部测验。

（4）评分标准　在第一次指令下，患者正确反应计 1 分，重复指令后，患者正确反应计 0.5 分。得分情况随教育程度有相应的调整换算，见表 1；失语症理解障碍程度依据得分的情况而确定，见表 2。

表 1　简式 Token 测验的教育换算

受教育年数	换算
3~6	量表分 +1
10~12	量表分 –1
13~16	量表分 –2
17 以上	量表分 –3

表 2 失语症理解障碍程度

得分	程度
36~29	无
28~25	轻度
24~17	中度
16~9	重度
8~0	极重度

3. 简式 Token 测验检查表

指令	得分

（一）放 20 个塑料片

1. 摸一下圆形

2. 摸一下方形

3. 摸一下黄的

4. 摸一下红的

5. 摸一下黑的

6. 摸一下绿的

7. 摸一下白的

（二）把小塑料片拿走

8. 摸黄色的方形

9. 摸黑色的圆形

10. 摸绿色的圆形

11. 摸白色的方形

（三）把小塑料片放回

12. 摸小的白色圆形

13. 摸大的黄色方形

14. 摸大的绿色方形

15. 摸小的黑色圆形

（四）把小塑料片拿走

16. 摸红色圆形和绿色方形

17. 摸黄色方形和绿色方形

18. 摸白色方形和绿色圆形

19. 摸白色圆形和红色圆形

（五）把小塑料片放回

20. 摸大的白色圆形和小的绿色方形

续表

指令	得分
21. 摸小的黑色圆形和大的黄色方形	
22. 摸大的绿色方形和大的红色方形	
23. 摸大的白色方形和小的绿色圆形	
（六）把小塑料片拿走	
24. 把红色圆形放在绿色方形上	
25. 把红色方形碰黑色圆形	
26. 摸黑色圆形和红色方形	
27. 摸黑色圆形或者红色方形	
28. 把绿色方形从黄色方形旁边拿开	
29. 如果有蓝色圆形,摸红色方形	
30. 把绿色方形放在红色圆形旁边	
31. 慢慢地摸那些方形,很快地摸那些圆形	
32. 把红色圆形放在黄色方形和绿色方形之间	
33. 摸除了绿色之外的所有圆形	
34. 摸红色圆形,不是白色方形	
35. 摸黄色圆形,不是白色方形	
36. 除了摸黄色圆形还要摸黑色圆形	

附录三　汉语标准失语症检查表

（中国康复研究中心听力语言科制）

检查前,通过问患者以下问题,了解患者的一般言语状况:

言语症状的一般情况	
1 姓名:	7 学历:
2 住址:	8 爱好:
3 出生日期(年、月):	9 主诉:
4 年龄:	10 发病前后语言状况:
5 家庭成员:	11 发病时状况:
6 职业史:	12 方言:

一、听

I　听
1. 名词的理解

说明:"请指出来是哪个图"?

误答或 15 秒后无反应重复提问一次。

6 分:3 秒内回答正确。

5 分:15 秒内回答正确。

3 分:提示后回答正确。

1 分:提示后回答不正确。

中止 A:3 分以下,连续错两题。

问题	得分
1. 西瓜	
2. 鱼	
3. 自行车	
4. 月亮	
5. 椅子	
6. 电灯	
7. 火	
8. 钟表	
9. 牙刷	
10. 楼房	

中止 B:全检

I　听
2. 动词的理解

说明和打分同"名词的理解"。

问题	得分
1. 飞	
2. 睡	
3. 喝水	
4. 跳舞	
5. 穿衣	
6. 敲	
7. 坐	
8. 游泳	
9. 哭	
10. 写	

中止 B:全检

Ⅰ 听
3. 句子的理解

说明:"请指出来是哪个图"？

误答或 15 秒后无反应重复提问一次。

6 分:3 秒内回答正确。

5 分:15 秒内回答正确。

3 分:提示后回答正确。

1 分:提示后回答不正确。

中止 A:3 分以下,连续错 5 题。

问题	得分	问题	得分
1. 水开了		6. 两个孩子在讨论书上的图画	
2. 孩子们堆了一个大雪人		7. 男孩子在湖上划船	
3. 男孩洗脸		8. 小男孩的左臂被车门夹住了	
4. 男孩付钱买药		9. 一个男演员边弹边唱	
5. 老人拄着拐杖独自过人行道		10. 护士准备给男孩打针	

中止 B:全检

Ⅰ 听
4. 执行口头命令

（患 者）
钢笔　　剪子　　牙刷　　镜子　　盘子
手帕　　牙膏　　钱(硬币)　梳子　　钥匙
（检查者）

说明:"请按我说的移动物品,请注意听"。超过两单位错误或 15 秒后无反应需提示(重复提问一次)。

6 分:3 秒内回答正确。

5 分:15 秒内回答正确。

4 分:15 秒内回答但有错误。

3 分:提示后回答正确。

2 分:提示后不完全反应。

1 分:提示后回答不正确。

中止 A:4 分以下,连续答错 5 题。

问题	得分
1. 把梳子 和 剪刀 拿起来	
2. 把钢笔 放 在 盘子 旁边	
3. 用牙刷 碰 三下 盘子	
4. 把牙膏 放在 镜子上	
5. 把钥匙 和 钱 放在 手帕上	
6. 把盘子 扣过来,再把 钥匙 拿起来	
7. 摸 一下 镜子 然后 拿起 梳子	
8. 把钱 放在 牙膏 前面	

213

续表

问题	得分
9. 把<u>剪刀</u>　和　<u>牙刷</u>　<u>换个位置</u>,<u>再</u>把　<u>镜子</u>　<u>翻过来</u>	
10. 把<u>钢笔</u>　<u>放</u>在　<u>盘子里</u>,<u>再</u>　<u>拿出来</u>　<u>放</u>在　<u>牙膏</u>　和<u>钱</u>　<u>之间</u>	

中止 B:分项目 2 中 6 和 5 分在 6 题以下,或分项目 3 中 6 和 5 分在 5 题以下。

二、复　　述

Ⅱ　复述
5. 名词

Ⅱ　复述
6. 动词

说明:"请模仿我说的话,我只说一遍,请注意听"。

说明和打分同"名词复述"

6 分:3 秒内复述正确。

5 分:15 秒内复述正确。

4 分:15 秒复述出,不完全反应。

3 分:提示后复述正确。

2 分:提示后回答同 4 分结果。

1 分:提示后反应在 2 分以下。

中止 A:4 分以下,连续错 3 题。

问题	得分
1. 自行车	
2. 楼房	
3. 西瓜	
4. 月亮	
5. 电灯	
6. 牙刷	
7. 钟表	
8. 鱼	
9. 椅子	
10. 火	

问题	得分
1. 坐	
2. 哭	
3. 睡	
4. 游泳	
5. 穿衣	
6. 喝水	
7. 写	
8. 飞	
9. 敲	
10. 跳舞	

中止 B:分项目 2 中 6 和 5 分在 6 题以下,或分项目 3 中 6 和 5 分在 5 题以下。

Ⅱ　复述
7. 句子

说明:"请模仿我说的话,我只说一遍,请注意听"。

6 分:10 秒内复述正确。

5 分:30 秒内复述正确。

4 分:30 秒内复述出,不完全反应。

3 分:经提示后复述正确。

2 分:经提示后不完全反应。

1 分:提示后低于 2 分结果。

中止 A:4 分以下,连续错 3 题。

问题	得分
1. 护士 / 准备 / 给男孩 / 打针。	
2. 男孩 / 洗 / 脸。	
3. 一个 / 男演员 / 边弹 / 边唱。	
4. 孩子们 / 堆了 / 一个 / 大雪人。	
5. 水 / 开 / 了。	
6. 小男孩 / 的左臂 / 被 / 车门 / 夹住了。	
7. 男孩子 / 在湖上 / 划船。	
8. 两个 / 孩子 / 在讨论 / 书上的 / 图画。	
9. 男孩 / 付钱 / 买药。	
10. 老人 / 拄着 / 拐杖 / 独自过 / 人行横道。	

中止 B:分项目 5 中或 6 中和 5 分在 6 题以下

三、说

Ⅲ　说
8. 命名

说明:"这个是什么"?

6 分:3 秒内回答正确。

5 分:15 秒内回答正确。

4 分:15 秒内回答,不完全反应。

3 分:提示后回答正确。

2 分:提示后不完全反应。

1 分:提示后回答不正确。

中止 A:4 分以下,连续错 3 题。

问题	得分
1. 月亮	
2. 电灯	
3. 鱼	
4. 火	
5. 椅子	
6. 牙刷	
7. 楼房	
8. 自行车	
9. 钟表	
10. 西瓜	

中止 B:全检

Ⅲ　说
9. 动作说明

说明:"这个人(他、它)在干什么"?

(其他同上)

问题	得分
1. 喝水	
2. 跳舞	
3. 敲	
4. 穿衣	
5. 哭	
6. 写	
7. 睡	
8. 飞	
9. 坐	
10. 游泳	

中止 B:全检

Ⅲ 说

10. 画面说明

说明:"这幅画描写的是什么?"

6分:10秒内回答正确。

5分:30秒内回答正确。

4分:30秒内回答,不完全反应。

3分:提示后回答正确。

2分:提示后不完全反应。

1分:提示后回答不正确。

中止A:4分以下,连续错4题。

问题	得分
1. 男孩付钱买药。	
2. 孩子们堆了一个大雪人。	
3. 水开了。	
4. 男孩洗脸。	
5. 老人拄着拐杖独自过人行横道。	
6. 一个男演员边弹边唱。	
7. 护士准备给男孩打针。	
8. 小男孩的左臂被车门夹住了。	
9. 男孩子在湖上划船。	
10. 两个孩子在讨论书上的图画。	

中止B:分项目8或9中6和5分在5题以下。

Ⅲ 说

11. 漫画说明

说明:"请把这个画描述出来"限时5分钟

6分:基本含义包括(撞、起包、锯、高兴等)流畅、无语法错误。

5分:基本含义包括,有少许语法错误,如形容词,副词等。

4分:三个图基本含义正确,有一些语法错误。

3分:两个图基本含义正确,有一些语法错误。

2分:一个图基本含义正确,只用单词表示。

1分:以上基本含义错误,相关词均无。

中止A:1分钟未说出有意义的词语。

问题	反应
①	
②	
③	
④	

中止B:分项目8或9中6和5分在6题以下,或分项目10中6和5分在2题以下。

	得分	

Ⅲ 说
12. 水果列举

说明:请在一分钟内尽可能多的说出水果的名字,例如:苹果、香蕉…

打分:每说出一个水果名字 1 分。限时:1 分钟。

_____

_____

_____

_____

中止 B:分项目 8 或 9 中 6 分和 5 分在 3 题以下,或分项目 10 中 6 和 5 分在 2 题以下。

	得分	

四、出 声 读

Ⅳ 出声读
13. 名词

说明:"请读出声"。

6 分:3 秒内读正确。

5 分:15 秒内读正确。

4 分:15 秒内读,不完全反应。

3 分:提示后读正确。

2 分:提示后不完全反应。

1 分:提示后读错。

中止 A:4 分以下,连续错两题。

问题	得分
1. 楼房	
2. 牙刷	
3. 钟表	
4. 火	
5. 电灯	
6. 椅子	
7. 月亮	
8. 自行车	
9. 鱼	
10. 西瓜	

中止 B:全检

Ⅳ 出声读
15. 句子

说明:"请读出声"

Ⅳ 出声读
14. 动词

说明和打分同左。

问题	得分
1. 写	
2. 哭	
3. 游泳	
4. 坐	
5. 敲	
6. 穿衣	
7. 跳舞	
8. 喝水	
9. 睡	
10. 飞	

中止 B:全检

6分:10秒内读正确。

5分:30秒内读正确。

4分:30秒内读,不完全反应。

3分:提示后读正确。

2分:提示后不完全反应。

1分:提示后错读。

中止A:4分以下,连续错2题。

问题	得分
1. 水 / 开 / 了。	
2. 男孩 / 洗 / 脸。	
3. 男孩 / 付钱 / 买药。	
4. 孩子们 / 堆了 / 一个 / 大雪人。	
5. 老人 / 拄着 / 拐杖 / 独自过 / 人行横道。	

中止B:分项目13或14中6和5分在5题以下

五、阅　读

V　阅读	V　阅读
16. 名词的理解	17. 动词的理解

说明:"这个卡片上写的是哪个图"?　　　　说明和打分同上

6分:3秒内正确指出。

5分:15秒内正确指出。

3分:提示后正确指出。

1分:提示后指错。

中止A:3分以下,连续错2题。

问题	得分
1. 鱼	
2. 西瓜	
3. 电灯	
4. 月亮	
5. 火	
6. 钟表	
7. 自行车	
8. 椅子	
9. 睡	
10. 牙刷	

中止B:全检

V　阅读
18. 句子的理解

问题	得分
1. 敲	
2. 游泳	
3. 跳舞	
4. 喝水	
5. 穿衣	
6. 坐	
7. 飞	
8. 哭	
9. 楼房	
10. 写	

中止B:全检

说明:"这个卡片上写的是哪个图?"

6分:10秒内正确指出。

5分:20秒内正确指出。

3分:提示后正确指出。

1分:提示后指错。

中止A:3分以下,连续错5题。

问题	得分	问题	得分
1. 水开了		6. 男孩子在湖上划船	
2. 两个孩子在讨论书上的图画		7. 小男孩的左臂被车门夹住了	
3. 孩子们堆了一个大雪人		8. 老人拄着拐杖独自过人行道	
4. 男孩付钱买药		9. 护士准备给男孩打针	
5. 男孩洗脸		10. 一个男演员边弹边唱	

中止B:分项目16或17中6和5分在5题以下

V 阅读 19. 执行文字命令		(患 者) 钢笔 剪子 牙刷 镜子 盘子 手帕 牙膏 钱(硬币) 梳子 钥匙 (检查者)

说明:"请按文字命令移动物品"。

6分:10秒内移动物品正确。

5分:20秒内移动物品正确。

4分:20秒内移动,不完全反应。

3分:提示后移动正确。

2分:提示不完全反应。

1分:提示后移动错误。

中止A:4分以下,连续错5题。

问题	得分
1. 把梳子 和 剪刀 拿起来	
2. 把钢笔 放 在 盘子 旁边	
3. 把镜子 扣过来,再把钥匙 拿起来	
4. 用牙刷 碰 三下 盘子	
5. 把钥匙 和 钱 放在手帕上	
6. 把牙膏 放在 镜子上	
7. 摸 一下 镜子 然后 拿起梳子	
8. 把剪刀 和 牙刷 换个位置,再把镜子 翻过来	
9. 把钱 放在 牙膏 前面	
10. 把钢笔 放在盘子里,再 拿出来放在牙膏 和 钱 之间	

中止B:分项目17中 6和5分在6题以下,或分项目18中6和5分在5题以下

六、抄　写

VI　抄写
20. 名词

VI　抄写
21. 动词

说明:"请看好这些次并记住,然后写下来"

6分:3秒内抄写正确。(非利手可延长时间)

5分:15秒内抄写正确。

4分:15秒内抄写不完全正确。

3分:提示后抄写正确。

2分:提示后不完全反应。

1分:提示后抄写错误。

中止A:4分以下,连续错2题。

问题	得分
1. 西瓜	
2. 自行车	
3. 楼房	
4. 牙刷	
5. 月亮	

中止B:全检

说明和打分同左

问题	得分
1. 游泳	
2. 飞	
3. 睡	
4. 写	
5. 喝水	

中止B:全检

VI　抄写
22. 句子

说明:同分项目20和21,只是反应时间延长10秒(6分)和30(5分)。

问题	得分
1. 男孩 / 洗 / 脸。	
2. 水 / 开 / 了。	
3. 孩子们 / 堆了 / 一个 / 大雪人。	
4. 男孩 / 在湖上 / 划船。	
5. 老人 / 拄着 / 拐杖 / 独自过 / 人行道。	

中止B:分项目21或22中6和5分在3题以下。

七、描　写

VII　描写
23. 命名书写

VII　描写
24. 动作描写

说明:"这个图是什么,用文字写下来"。

6分:10秒内书写正确。(非利手可延长时间)

5分:30秒内书写正确。

4分:30秒内不完全反应。

3分:提示后书写正确。

说明:"这个人(他、它)在干什么"?

打分同"命名书写"

2分：提示后不完全正反应。

1分：提示后书写错误。

中止 A：4 分以下，连续错 2 题。

问题	得分
1. 电灯	
2. 月亮	
3. 楼房	
4. 自行车	
5. 钟表	
6. 牙膏	
7. 椅子	
8. 鱼	
9. 火	
10. 西瓜	

中止 B：全检

问题	得分
1. 跳舞	
2. 喝水	
3. 睡	
4. 飞	
5. 坐	
6. 写	
7. 哭	
8. 敲	
9. 穿衣	
10. 游泳	

中止 B：全检

Ⅶ　描写
25. 画面描写

说明："用一句话描写出这幅图"

6分：15 秒内书写正确。（非利手可延长时间）

4分：30 秒内书写不完全反应。

2分：提示后书写不完全反应。

中止 A：4 分以下，连续错 2 题。

5分：30 秒内书写正确。

3分：提示后书写正确。

1分：提示后书写错误。

问　题	得分	问　题	得分
1. 孩子们堆了一个大雪人		6. 一个男演员边弹边唱	
2. 男孩付钱买药		7. 水开了	
3. 护士准备给男孩打针		8. 男孩洗脸	
4. 小男孩的左臂被车门夹住了		9. 两个孩子在讨论书上的图画	
5. 男孩子在湖上划船		10. 老人拄着拐杖独自过人行道	

中止 B：分项目 23 或 24 中 6 和 5 分在 5 题以下。

Ⅶ　描写
26. 漫画说明

说明："请按照漫画的意思写出"

6分：基本含义包括（撞、起包、锯、高兴等）流畅、无语法错误。

5分：基本含义包括，有少许语法错误，如形容词、副词等。

4分：三个图基本含义正确，有一些语法错误。

3分：两个图基本含义正确，有许多语法错误。

2分：一个图基本含义正确，只用单词表示。

1分：以上基本含义及相关词均无。

中止 A:此题无限制时间,但 1 分钟未写出有意义的文字中止。

问题	反应
①	
②	
③	
④	

中止 B:分项目 23 或 24 中 6 和 5 分在 6 题以下,或分项 25 中 6 和 5 分在 2 题以下。

得分	

八、听 写

VIII 听写
27. 名词

VIII 听写
28. 动词

说明:"请将我说的话写出来"。

6 分:10 秒内书写正确。(非利手可延长时间)

5 分:30 秒内书写正确。

4 分:30 秒内书写不完全反应。

3 分:提示后书写正确。

2 分:提示后不完全反应。

1 分:提示后书写错误。

中止 A:4 分以下,连续错 2 题。

说明和打分同"名词听写"

问题	得分
1. 楼房	
2. 钟表	
3. 电灯	
4. 月亮	
5. 鱼	

问题	得分
1. 写	
2. 游泳	
3. 敲	
4. 跳舞	
5. 睡	

中止 B:全检

中止 B:分项目 27 中 6 和 5 分在 3 题以下

VIII 听写
29. 句子

说明:同 27。

限定的时间由 10 秒延长至 15 秒(6 分)。

问题	得分
1. 水 / 开 / 了。	
2. 男孩 / 洗 / 脸。	
3. 男孩 / 在湖上 / 划船。	
4. 一个 / 男演员 / 边弹 / 边唱。	
5. 老人 / 拄着 / 拐杖 / 独自过 / 人行道。	

中止 B:分项目 27 中 6 和 5 分在 3 题以下。

九、计 算

| IX 计算 |
| 30. 计算 |

说明:对 1 题给 1 分。

中止 A:+,-,×,÷ 各项错 2 题中止该项。

1 + 2	4 + 7	27 + 5	35 + 27	135 + 267
4 - 1	16 - 7	32 - 9	87 - 38	306 - 186
2 × 4	3 × 5	16 × 3	52 × 32	57 × 26

得分	

附录四　格拉斯哥昏迷量表（GCS）

项目	试验	患者反应	正常评分	实际得分
睁眼反应（E）	自发	自己睁眼	4	
	言语刺激	大声向患者提问时患者睁眼。	3	
	疼痛刺激	捏患者时能睁眼	2	
	疼痛刺激	捏患者时不睁眼	1	
运动反应（M）	口令	能执行简单命令	6	
	疼痛刺激	捏痛时患者拨开治疗师手	5	
	疼痛刺激	捏痛时患者撤出被捏的部分	4	
	疼痛刺激	捏痛时患者身体呈去皮质强直（上肢屈曲、内收、内旋；下肢伸直，内收内旋，踝跖屈）	3	
	疼痛刺激	捏痛时患者身体呈大脑强直（上肢伸直、内收内旋，腕指屈曲，下肢与去皮质强直同）	2	
	疼痛刺激	捏痛患者毫无反应	1	
言语反应（V）	言语	能正确会话，并告诉治疗师他在哪？他是谁？以及年和月	5	
	言语	言语错乱，定向障碍	4	
	言语	说话能被理解，但无意义	3	
	言语	发出声音，但不能理解	2	
	言语	不发声	1	

GCS= E分 + M分 + V分
　　　最小为3分，最大为15分。
　　　≤8分示有昏迷
　　　≥9分示无昏迷
　　　<8分——严重损伤
　　　9~11分——中度损伤
　　　≥12分——轻度损伤

《言语治疗技术》教学大纲
（供康复治疗技术专业用）

一、课程性质与任务

言语治疗技术是康复医学的重要组成部分，是一门康复治疗的专业技能基础课程。言语治疗以教给学生言语治疗基础知识和基本技能为主，是对各种言语障碍和交流障碍进行评定、诊断、治疗和研究的学科。

主要任务是通过言语治疗的基本知识、基本原理、评定方法、康复训练等教学与训练，使学生理解并掌握言语治疗技术，为学生将来从事言语治疗的社会实践工作，奠定良好的专业基础。

二、课程目标

本大纲适用于康复类专业三年制大专学生使用，依据"为农村基层、城镇社区和各康复中心培养德才兼备的专科层次的康复治疗技术专门人才"的培养目标，本课程的教学目标：使学生掌握言语治疗的基本概念、基本原理及其在康复工作中的具体应用，培养学生具备从事言语治疗的基本技能和技巧，具备初步的言语治疗方向的专业工作能力。具体的知识、能力、素质目标分列如下：

【知识教学目标】

1. 掌握言语治疗技术中的基本概念，掌握言语与语言的定义和区别，掌握常见言语—语言障碍听力障碍、失语症、儿童语言发育迟缓、构音障碍、嗓音（发声）障碍、吞咽障碍的病因、分类、临床特征、评定、诊断和治疗技术。

2. 熟悉言语器官的解剖生理学基础、言语治疗原则、言语治疗方法及治疗过程、言语治疗的辅助设备、言语治疗的要求与注意事项，熟悉口吃、言语失用、口颜面失用的病因、评定及治疗技术。

3. 了解言语治疗学发展史，言语的产生、传递、处理过程，现代汉语特征，言语障碍的传统康复治疗方法。

【能力培养目标】

1. 熟练掌握言语治疗的评定、诊断及治疗技术。

2. 具备运用常见的康复评定方法对临床言语障碍患者进行康复评定、诊断，并结合临床制定康复计划，进行康复治疗的能力。

3. 能进行传统康复治疗的基本操作，最大限度的恢复或改善患者的言语功能。

【素质教育目标】

1. 培养严谨认真、刻苦钻研的学习态度，具备独立思考、开拓进取的学习能力。

2. 培养良好的职业道德和爱岗敬业的工作态度，具备治病救人、全心全意为人民服务的职业精神。

3. 培养较强的与人沟通能力，具有良好的社会适应能力。

三、教学内容及要求

第一章 引 论

【知识教学目标】

1. 掌握言语和语言、听力和听觉的基本概念、言语治疗方法及治疗过程。

2. 熟悉言语的产生与感知，言语器官的解剖生理学基础，现代汉语特征。

3. 了解言语治疗的发展史、言语治疗原则及辅助设备。

【教学内容】

第一节 概述

1. 基本概念

2. 言语的产生与感知

3. 言语治疗的发展史

第二节 言语器官的解剖生理学基础

1. 与言语相关的神经系统

2. 构音器官的解剖与生理

3. 听觉器官的解剖与生理

4. 吞咽器官的解剖与生理

第三节 现代汉语特征

1. 汉语语音

2. 词汇

3. 语法

第四节 言语治疗

1. 言语治疗原则

2. 言语治疗方法及治疗过程

3. 言语治疗的辅助设备

4. 言语治疗的要求与注意事项

第二章 听力障碍

【知识教学目标】

1. 掌握听力障碍的基本概念,听力障碍儿童的听觉言语康复评定,听觉训练,构音训练、语言训练。

2. 熟悉听力障碍的行为观察测听法、纯音听阈检查法、游戏测听主观测听技术,听性脑干反应、耳声发射、声导抗测试等客观测听技术,助听器的适应证及选配。

3. 了解听力障碍的病因与分类、早期预防及分级诊断,助听器的类别,人工耳蜗植入,传统医学治疗方法。

【能力培养目标】

1. 熟练掌握听力障碍的听觉言语功能评估方法、诊断及言语治疗技术。

2. 具备运用常见的听觉言语功能评估方法对临床听力障碍儿童进行评定、诊断,并结合临床制定康复计划,进行康复治疗的能力。

3. 能进行传统康复治疗的基本操作,最大限度的恢复或改善患者的言语功能。

【教学内容】

第一节 概述

1. 定义

2. 听力障碍的分类及病因

3. 听力障碍的早期预防

第二节 听力障碍的诊断

1. 基本概念

2. 听力检查技术

3. 听力障碍的分级诊断

第三节 听力障碍的干预

1. 助听器

2. 人工耳蜗植入

第四节 听力障碍儿童的听觉言语康复评定

1. 听觉功能评估

2. 言语功能评定

第五节　听力障碍儿童的听觉言语功能训练

1. 训练原则

2. 听觉训练

3. 构音训练

4. 语言理解训练

5. 语言表达训练

6. 语言环境的调整

第六节　传统医学治疗方法

1. 体针

2. 耳针

3. 头针

4. 水针

第三章　失　语　症

【知识教学目标】

1. 掌握失语症的定义和分类,失语症的语言症状,失语症类型的鉴别诊断,Schuell 刺激疗法、交流效果促进法;代偿手段的训练;失语症的对症治疗

2. 熟悉失语症严重程度的评定,失语症的评定报告,常见失语症类型的病灶以及临床表现。

3. 了解国际国内常用的失语症评定方法,传统医学针灸治疗方法。

【能力培养目标】

1. 熟练掌握失语症的评定、诊断及治疗技术。

2. 具备运用常用的康复评定方法对失语症患者进行康复评定、诊断,并结合临床制定康复计划,进行康复治疗的能力。

3. 能进行传统康复治疗的基本操作,最大限度的恢复或改善患者的言语功能。

【教学内容】

第一节　概述

1. 定义

2. 病因

3. 失语症语言症状

第二节　失语症的分类

1. 汉语失语症分类法

2. 失语症二分法

3. 常见失语症类型的病灶部位及主要临床特征

第三节　失语症的评定

1. 国际常用的失语症评定方法

2. 国内常用的失语症评定方法

3. 失语症严重程度的评定

4. 失语症的鉴别诊断

5. 失语症的评定报告

第四节　失语症的基础治疗方法

1. Schuell 刺激疗法

2. 促进实用交流能力的训练

3. 阻断去除法

4. 旋律语调治疗

5. 功能性交际治疗

6. 代偿手段的训练

第五节　失语症的对症治疗

1. 听理解障碍治疗技术
2. 阅读理解障碍治疗技术
3. 口语表达障碍治疗技术
4. 书写障碍治疗技术

第六节　传统医学针灸治疗方法

1. 体针
2. 头针

第四章　儿童语言发育迟缓

【知识教学目标】

1. 掌握儿童语言发育迟缓的定义,儿童语言发育迟缓的评估流程及评估方法,儿童语言发育迟缓的治疗原则、训练技巧、训练内容及方法。

2. 熟悉语言的组成要素及正常儿童的语言发育,儿童语言发育迟缓的临床表现,儿童语言发育迟缓的训练原则。

3. 了解儿童语言发育迟缓的原因,量表评定,传统医学治疗的常用方法。

【能力培养目标】

1. 熟练掌握儿童语言发育迟缓的评定、诊断及治疗技术。

2. 具备运用常见的康复评定方法对儿童语言发育迟缓者进行康复评定、诊断,并结合临床制定康复计划,进行康复治疗的能力。

3. 能进行传统康复治疗的基本操作,最大限度的恢复或改善患者的言语功能。

【教学内容】

第一节　概述

1. 语言的组成要素
2. 正常儿童语言发育的阶段
3. 儿童语言发育迟缓的定义
4. 儿童语言发育迟缓的原因
5. 儿童语言发育迟缓的主要表现

第二节　儿童语言发育迟缓的评估

1. 评估流程
2. 行为观察
3. 语言样本分析
4. 量表评定

第三节　儿童语言发育迟缓训练

1. 训练原则
2. 训练目标及计划
3. 训练技巧
4. 训练内容及方法
5. 家庭环境调整
6. 辅助沟通技术的应用

第五章　构音障碍

【知识教学目标】

1. 掌握构音障碍的定义,Frenchay构音障碍评定法,运动构音障碍的治疗,功能性构音障碍的治疗,腭裂的构音训练。

2. 熟悉中康汉语构音障碍评定法,功能性构音障碍的评定方法。

3. 了解构音障碍的分类及言语症状,器质性构音障碍的评定。

【能力培养目标】

1. 掌握构音障碍的评定、诊断及治疗技术。

2. 具备运用常见的康复评定方法对构音障碍患者进行康复评定、诊断,并结合临床制定康复计划,进行康复治疗的能力。

3. 能进行传统康复治疗的基本操作,最大限度的恢复或改善患者的言语功能。

【教学内容】

第一节　概述

1. 定义

2. 分类及言语症状

第二节　运动性构音障碍的评定与治疗

1. Frenchay 构音障碍评定法

2. 中康汉语构音障碍评定法

3. 运动性构音障碍的治疗

第三节　功能性构音障碍的评定与治疗

1. 功能性构音障碍的评定

2. 功能性构音障碍的治疗

第四节　器质性构音障碍的评定与治疗

1. 器质性构音障碍的评定

2. 腭裂的构音训练

第六章　嗓音(发声)障碍

【知识教学目标】

1. 掌握嗓音(发声)障碍的定义,言语呼吸功能的评定,嗓音障碍的基本训练、针对性训练。

2. 熟悉发声功能的评定,嗓音障碍患者自我评估,嗓音障碍的治疗目标。

3. 了解嗓音障碍的分类及临床表现,预防与嗓音保健。

【能力培养目标】

1. 掌握嗓音障碍的评定、诊断及治疗技术。

2. 具备运用常见的康复评定方法对嗓音障碍患者进行康复评定、诊断,并结合临床制定康复计划,进行康复治疗的能力。

【教学内容】

第一节　概述

1. 定义和分类

2. 嗓音障碍的临床表现

第二节　嗓音(发声)障碍的评定

1. 言语呼吸功能的评定

2. 发声功能的评定

3. 嗓音障碍患者自我评估

第三节　嗓音障碍的康复治疗

1. 嗓音障碍的治疗目标

2. 嗓音功能康复训练

3. 预防与嗓音保健

第七章　口　　吃

【知识教学目标】

1. 掌握口吃的定义,初发性口吃的治疗,顽固性口吃的治疗。

2. 熟悉口吃的症状,初发性口吃的检查与评定,顽固性口吃的检查与评定。

3. 了解口吃的病因,口吃的治愈标准。

【能力培养目标】

1. 熟练掌握口吃的评定、诊断及言语治疗技术。

2. 具备运用常见的康复评定方法对临床口吃患者进行康复评定、诊断,并结合临床制定康复计划,进行康复治疗的能力。

3. 能进行口吃治疗的基本操作,最大限度的恢复或改善患者的言语功能。

【教学内容】

第一节　概述

1. 定义

2. 病因及症状

第二节　口吃的评定

1. 初发性口吃的检查与评定

2. 顽固性口吃的检查与评定

第三节　口吃的治疗

1. 口吃治愈的标准

2. 初发性口吃的治疗

3. 顽固性口吃的治疗

第八章　吞咽障碍

【知识教学目标】

1. 掌握吞咽障碍的定义,吞咽功能的筛查,吞咽障碍的临床功能评估,吞咽障碍的间接训练法、直接训练法。

2. 熟悉吞咽的分期,吞咽障碍的分类,吞咽障碍的辅助性检查,吞咽失用的治疗。

3. 了解吞咽障碍管理,传统医学针灸治疗方法。

【能力培养目标】

1. 熟练掌握吞咽障碍的评定、诊断及治疗技术。

2. 具备运用常见的康复评定方法对吞咽障碍患者进行康复评定、诊断,并结合临床制定康复计划,进行康复治疗的能力。

3. 能进行吞咽障碍治疗的基本操作,最大限度的恢复或改善患者的言语功能。

【教学内容】

第一节　概述

1. 定义

2. 吞咽的分期及吞咽障碍的分类

3. 病因及临床表现

第二节　吞咽障碍的评定

1. 吞咽障碍的筛查

2. 吞咽障碍的临床功能评估

3. 辅助性检查

4. 吞咽失用

第三节　吞咽障碍的治疗

1. 间接训练法

2. 直接训练法

第四节　传统医学针灸治疗方法

1. 体针

2. 耳穴贴压

第五节　吞咽障碍管理

1. 风险管理

2. 营养管理

3. 口腔管理

4. 进食管理

第九章 言语失用和口颜面失用

【知识教学目标】

1. 掌握言语失用的概念,Rosenbeke 成人言语失用八步治疗法,口颜面失用的概念,喉、舌、言语活动技巧。

2. 熟悉言语失用的评定,口颜面失用的评定方法。

3. 了解言语失用的临床特征,口颜面失用的临床特征。

【能力培养目标】

1. 掌握言语失用和口颜面失用的评定、诊断及治疗技术。

2. 具备运用常见的康复评定方法对言语失用和口颜面失用患者进行康复评定、诊断,并结合临床制定康复计划,进行康复治疗的能力。

【教学内容】

第一节 言语失用

1. 定义

2. 临床特征

3. 评定

4. 治疗

第二节 口颜面失用

1. 定义

2. 临床特征

3. 评定

4. 治疗

四、实践教学环节与要求

教学内容	实验实训内容与能力培养要求	教学方式
第二章 听力障碍 第四节 听觉功能评估	听觉功能评估	模拟情景
第二章 听力障碍 第五节 听觉言语功能训练	听觉言语训练 培养学生对听力障碍患者进行听觉语言训练的能力	模拟情景
第三章 失语症 第三节 失语症的评定	失语症的评定方法(CRRCAE/WAB)任选一种 培养学生对临床失语症患者进行评定的能力	分组为临床失语症患者进行评定
第三章 失语症 第四节 失语症的基础治疗	Schuell 刺激疗法 培养学生对临床失语症患者进行言语训练的能力	分组为临床失语症患者进行训练
第三章 失语症 第四节 失语症的基础治疗	实用交流能力训练 培养学生对临床失语症患者进行言语训练的能力	模拟情景
第四章 儿童语言发育迟缓 第二节 儿童语言发育迟缓的评估	儿童语言发育迟缓检查法(s-s 法) 培养学生对儿童语言发育迟缓患者进行评定的能力	分组为儿童语言发育迟缓患者进行评定
第四章 儿童语言发育迟缓 第三节 儿童语言发育迟缓训练	儿童语言发育迟缓训练 培养学生对儿童语言发育迟缓进行言语训练的能力	分组为儿童语言发育迟缓患者进行训练

续表

教学内容	实验实训内容与能力培养要求	教学方式
第五章　构音障碍 第二节　运动性构音障碍的评定与治疗	任选 Frenchay 构音障碍评定法 / 中康汉语构音障碍评定法的一种,培育学生对构音障碍的评定能力	分组为临床构音障碍患者进行评定
	运动性构音障碍的治疗 培养学生对构音障碍患者进行言语训练的能力	分组为临床构音障碍患者进行训练
第六章　嗓音障碍 第三节　嗓音障碍的康复治疗	嗓音功能康复训练 培养学生对嗓音障碍患者进行训练的能力	模拟情景
第八章　吞咽障碍 第二节　吞咽障碍的评定	吞咽障碍的筛查、吞咽功能评估 培育学生对吞咽障碍的评定能力	分组为临床吞咽障碍患者进行评定
第八章　吞咽障碍 第三节　吞咽障碍的治疗	吞咽障碍的治疗 培养学生对吞咽障碍患者进行间接及直接训练的能力	分组为临床吞咽障碍患者进行训练

五、教学时间分配

教学内容	总时数	理论时数	实践时数
引论	6	6	0
听力障碍	7	3	4
失语症	9	3	6
儿童语言发育迟缓	6	3	3
构音障碍	7	3	4
嗓音(发声)障碍	6	3	3
口　吃	3	2	1
吞咽障碍	7	3	4
言语失用和口颜面失用	3	1	2
合计	54	27	27

六、大纲说明

1. 本大纲适用于全国中医药高职高专院校康复治疗技术专业,共计 54 学时,其中理论教学 27 课时,实践教学 27 课时。

2. 教学中应充分利用挂图、实物、幻灯片和多媒体课件等,尽量为学生创造实践环境,加强实训指导,培养学生的实践能力。

3. 采用课堂表现、学生作业、读书笔记、实际操作、笔试等多种考核方式,综合评价学生的成绩,重点考核学生综合应用知识的能力。

主要参考书目

1. 李胜利 . 语言治疗学[M]. 北京:人民卫生出版社,2013.

2. 万萍 . 言语治疗学[M]. 北京:人民卫生出版社,2012.

3. 柏树令 . 系统解剖学[M]. 第7版 . 北京:人民卫生出版社,2008.

4. 南登昆 . 康复医学[M]. 北京:人民卫生出版社,2008.

5. 贾建平 . 神经病学[M]. 北京:人民卫生出版社,2008.

6. 王维治,罗祖明 . 神经病学[M]. 北京:人民卫生出版社,2004.

7. 王茂斌 . 康复医学[M]. 北京:人民卫生出版社,2009.

8. 柴铁劬 . 康复医学[M]. 上海:上海科学技术出版社,2008.

9. 诸毅晖 . 康复评定学[M]. 上海:上海科学技术出版社,2008.

10. 唐朝阔 . 现代汉语[M]. 北京:高等教育出版社,2012.

11. 王汉生 . 现代汉语实用教程[M]. 安徽:中国科学技术大学出版社,2009.

12. 姜泗长 . 临床听力学[M]. 北京:北京医科大学、中国协和医科大学联合出版社,1999.

13. 孙喜斌 . 听力障碍儿童听觉、语言能力评估标准及方法[M]. 北京:三辰影库音像出版社,2009.

14. 韩东一 . 临床听力学[M]. 北京:中国协和医科大学出版社,2008.

15. 孙喜斌,刘巧云,黄昭鸣 . 听觉功能评估标准及方法[M]上海:华东师范大学出版社,2007.

16. 李靖,陈雪清,吴燕君,等 . 耳聋程度对选配助听器婴幼儿言语产出能力的影响[J]. 听力学及言语疾病杂志,2013,21(4):391-393.

17. 刘巧云,黄昭鸣,陈丽,等 . 人工耳蜗儿童、助听器儿童与健听儿童音位对比识别能力比较研究[J]. 中国特殊教育,2011,2:25-29.

18. 范佳露 . 3~5岁听障儿童与健听儿童连续语音重复能力的比较研究[J]. 听力学及言语疾病杂志,2013,21(4):394-397.

19. 李胜利 . 语言治疗学[M]. 北京:人民卫生出版社,2008.

20. 高素荣 . 失语症[M]. 北京:北京大学医学出版社,2008.

21. 吴海生,蔡来舟 . 实用语言治疗学[M]. 北京:人民军医出版社,1995.

22. 锜宝香 . 儿童语言障碍:理论、评量与教学[M]. 台北:心理出版社,2006.

23. 锜宝香 . 儿童语言与沟通发展[M]. 台北:心理出版社,2009.

24. Rhea Paul,Courtenay F.Norbury.Language disorders from infancy through adolescence (4th edition).Elsevier Mosby,St.Louis,Missouri,2012.

25. Robert E.Owens,JR.Dale Evan Metz,Kimberly A.Farinella.Introduction to communication disorders (4th edition).Pearson,Boston,2011.

26. 韦小满 . 特殊儿童心理评估[M]. 北京:华夏出版社,2006.

27. 黄迪炎,朱国雄,腭裂术后语音训练实用手册[M]. 北京:人民军医出版社,2007.

28. 黄昭鸣,杜晓新 . 言语障碍的评估与矫治[M]. 上海:华东师范大学出版社,2006.

29. 金星,朱群怡,黄昭鸣,等 . 言语矫治手册—共鸣障碍的促进治疗[M]. 上海:华东师范大学出版社,2011.

30. 张磊,施雅丹,黄昭鸣,等 . 言语矫治手册—发声障碍的促进治疗[M]. 上海:华东师范大学出版社,2011.

31. 周跃先 . 口吃病及其矫治[M]. 海南:南海出版社,1995.

32. 李福胜,张婷,曾西.言语治疗技术[M].武汉:华中科技大学出版社.2012.

33. 窦祖林.吞咽障碍评估与治疗[M].北京:人民卫生出版社,2009.

34. 王拥军.脑卒中吞咽障碍临床手册[M].北京:人民卫生出版社,2008.

35. 尚克中,程英升.吞咽障碍诊疗学[M].北京:人民卫生出版社,2005.

36. 大幸西子,孙启良.摄食·吞咽障碍康复实用技术[M].北京:中国医药科技出版社,2000.

37. 强刚,陈更新.中医临床备要[M].北京:人民军医出版社,2008.